実録4コママンガ

こうすればできるモン

そうだったのか！発達障害2

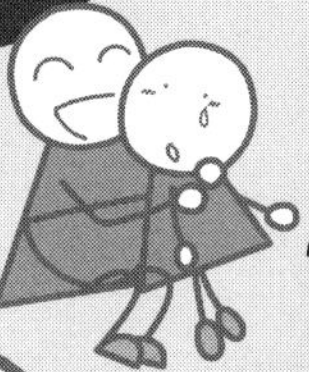

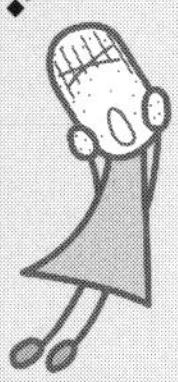

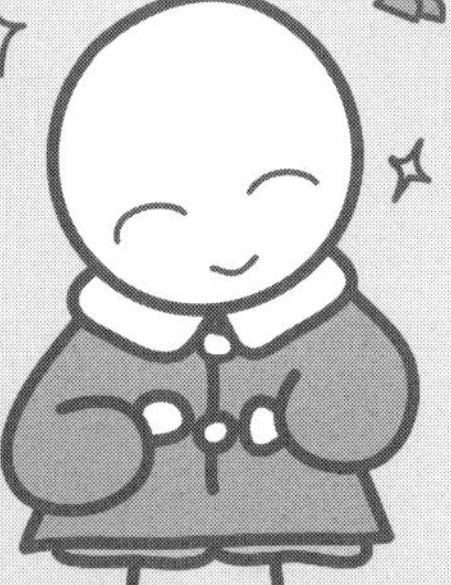

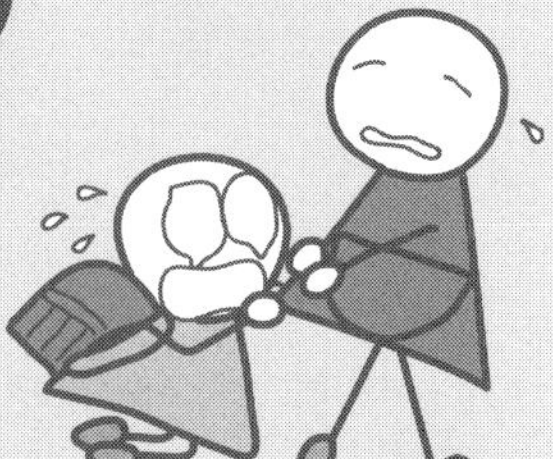

NPO法人
発達障害を考える会・TRYアングル〔編〕
斗《と》希《き》典《のり》裟《さ》〔著〕

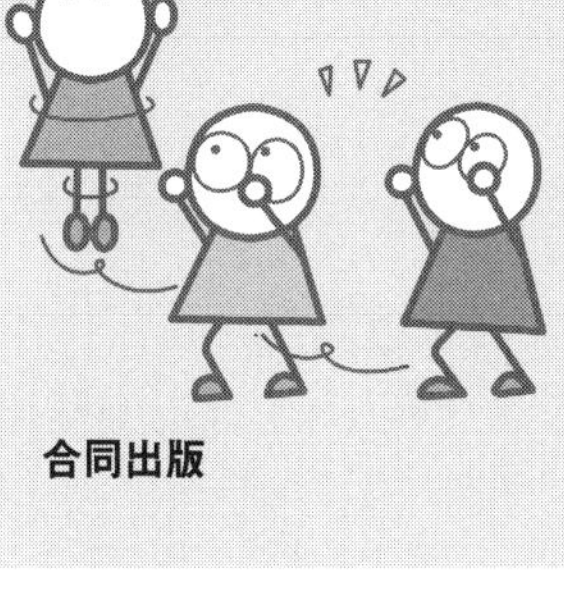

合同出版

もくじ

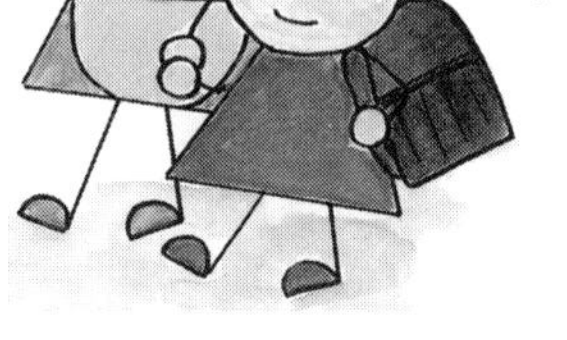

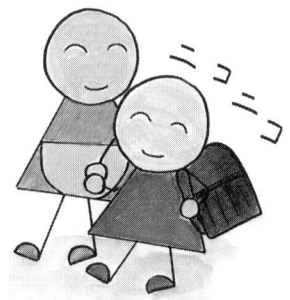

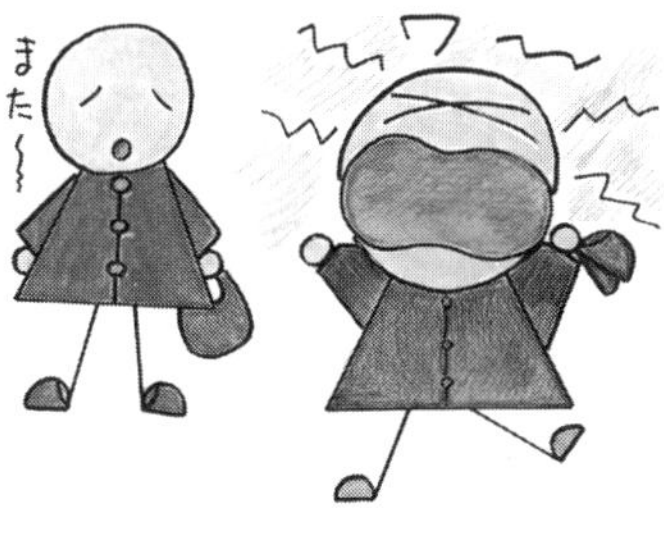
また〜〜

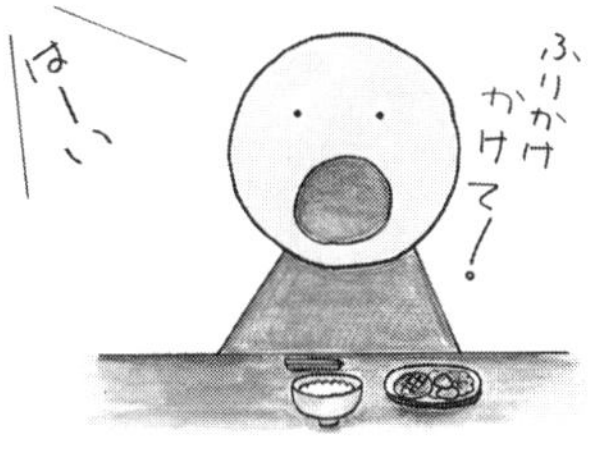
はーい
ふりかけかけて!

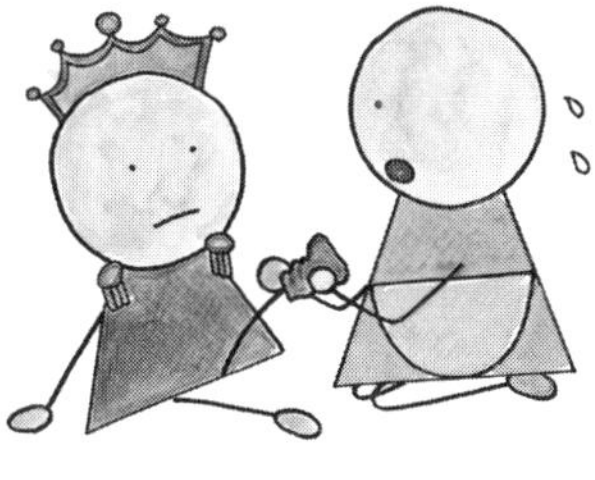

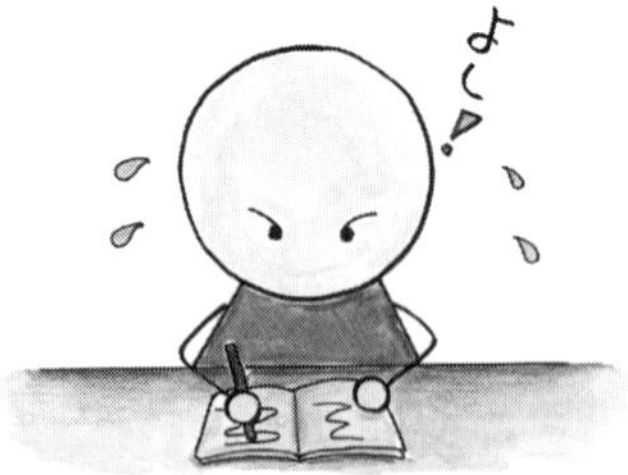
よし!

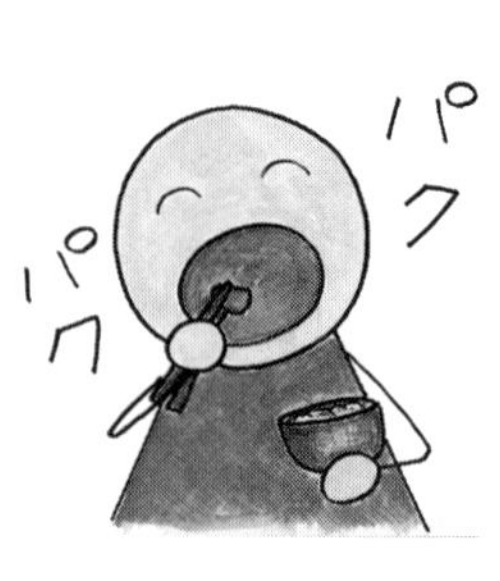
パク
パク

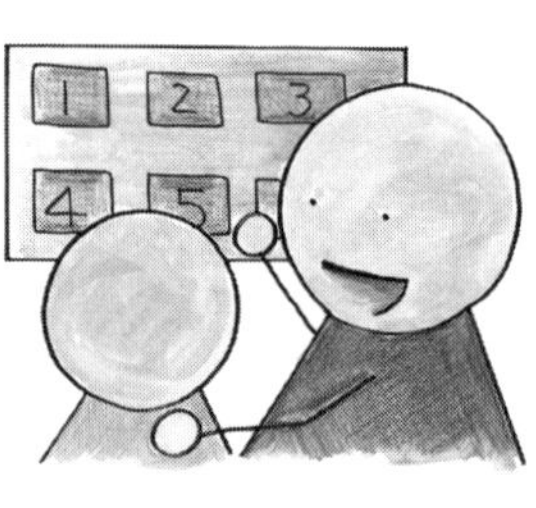
1
2
3
4
5

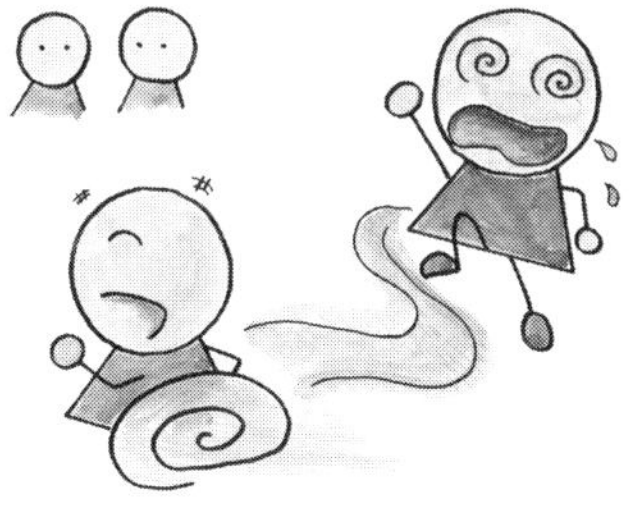

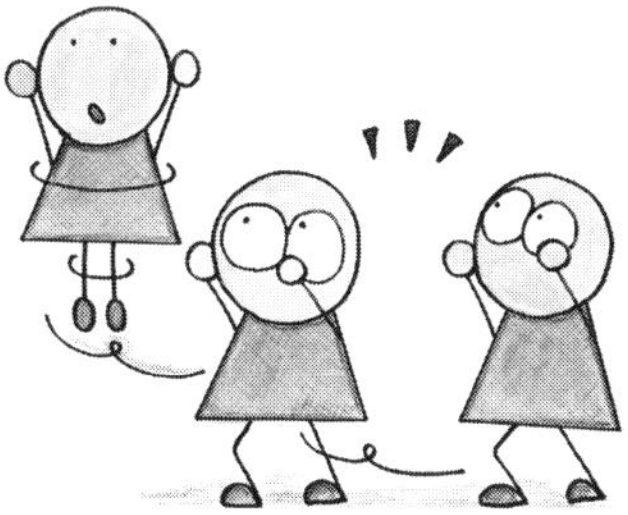

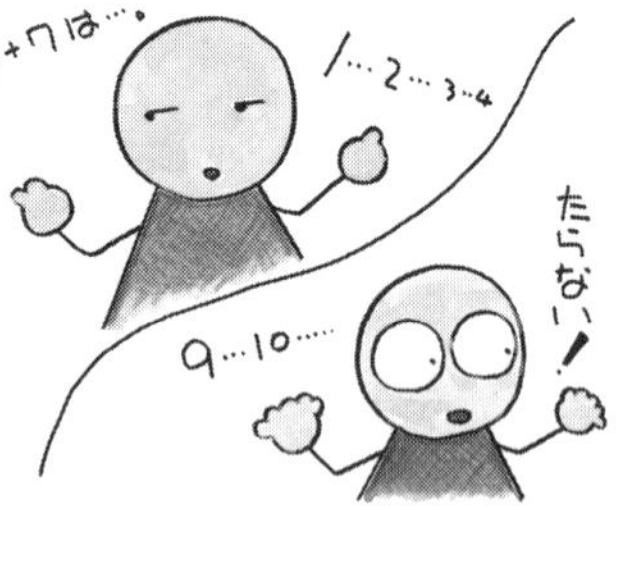

7+7は…。
1…2…3…4
9…10……
たらない！

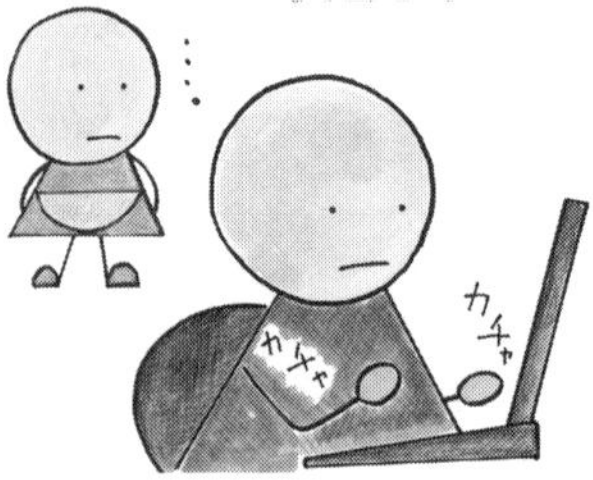

カチャ
カチャ

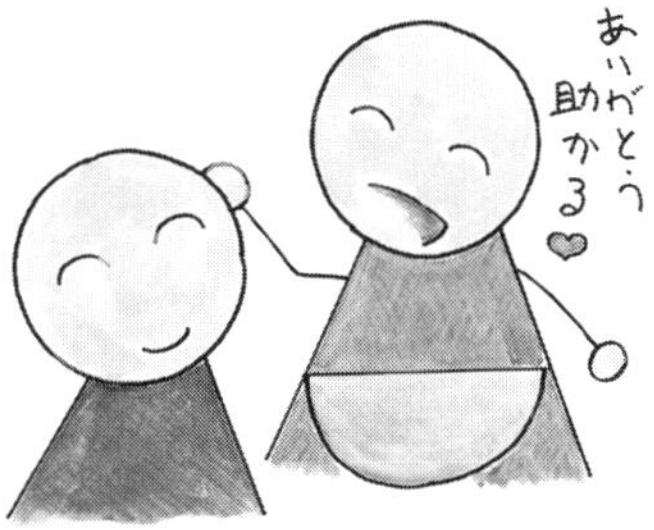
ありがとう
助かる

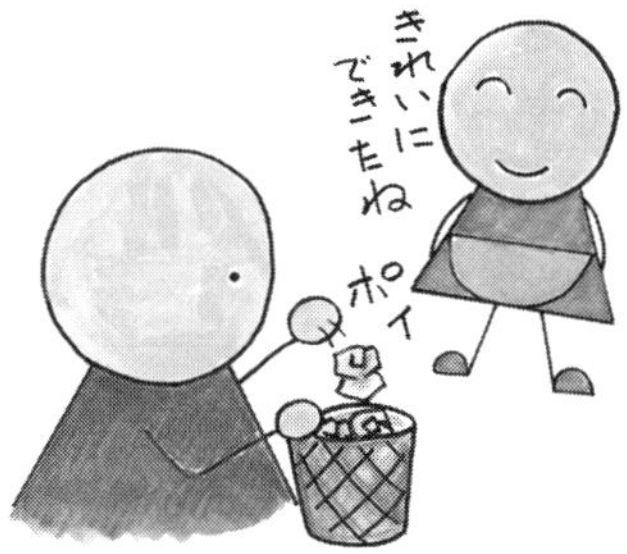
きれいに
できたね
ポイ

はじめに

２００９年１月に合同出版から『実録４コマ漫画　そうだったのか！　発達障害わざとじゃないモン』を出版したＮＰＯ法人発達障害を考える会「ＴＲＹアングル」です。

本を読んでくださったみなさま、お久しぶりです。まだのみなさま、はじめまして。

ＴＲＹアングルは、発達障害を持つ子どもの保護者が発起人となって２００４年10月に立ち上げました。大きくわけて次の２つの活動をおこなっています。

●発達障害を持つ方やその家族の相談、個々に応じた身体や学習のトレーニングの実施、子どもへのかかわり方の指導、交流会の開催などのサポート活動。

●発達障害を多くの方に理解してもらうための講演会やパネル展、冊子作り、講師派遣などの啓発活動。

発達障害ってどんな障害だと思いますか？

見た目にはあんまりわからないのですよ。

授業中ちょっとした音で注意がそれたり、教室内をウロウロしたり、反対に

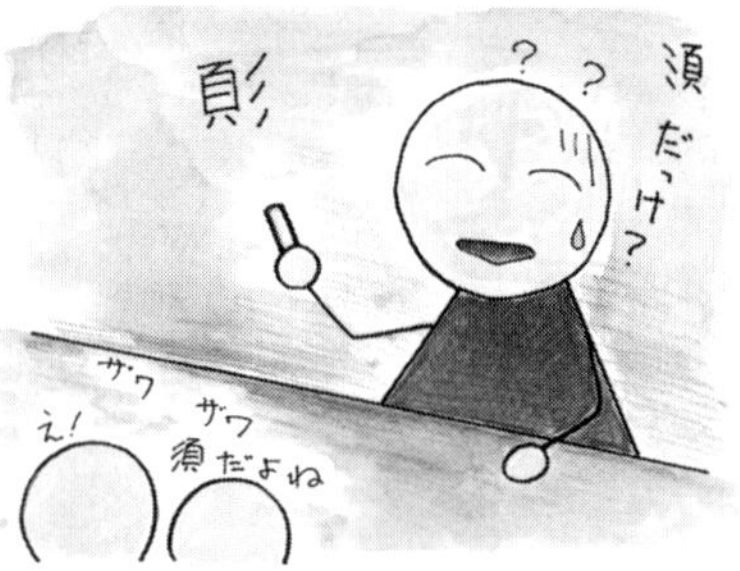

漢字が書けなかったり……。

ボーッとして話を聞いていなかったりと行動のコントロールがうまくいかないADHD（注意欠陥多動性障害）。

漢字が書けなかったり、計算だけできなかったりと学習面での偏りがあるLD（学習障害）。

自分の興味のあることだけをとうとうと話す、場の雰囲気が読めない、言葉の意味を字義通りに捉えてしまい隠れた意味がわからない……そんなコミュニケーションや社会性にしんどさを抱える広汎性発達障害（アスペルガー症候群・高機能自閉症）などなど。

もちろん、障害の特性はこれだけではありません。10人いれば10人それぞれ苦手や困難が違います。脳にうまく機能しない部分があり、知的には遅れはないのだけど、できることとできないことに偏りがあったりして、周囲にわかってもらいにくいところがときどき生じます。

前著では、そんな発達障害のさまざまな特性を日常の出来事からピックアップして、4コママンガとエッセイで綴りました。発達障害を理解するための入門書として、多くの人に読んでいただいています。

本を読んでくださったみなさまから、実際に発達障害を持つ子どもとかかわる方法を教えてほしいという声が多く届きました。ちょうどその頃、毎日新聞神戸版で

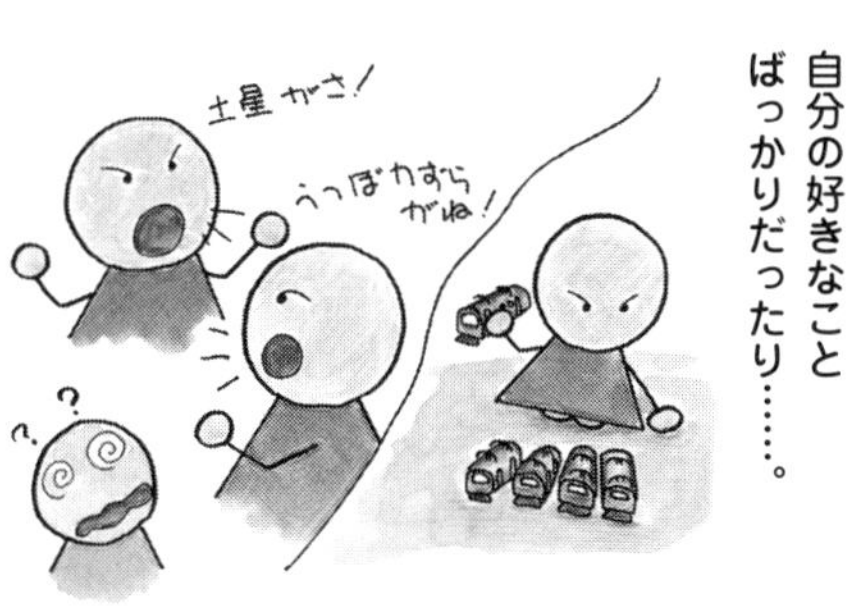
自分の好きなことばっかりだったり……。
土星かさ！
うつぼかずらがね！

のコラム連載の話があり、テーマを「発達障害の子どもの子育て」としたのです。
この本は、その連載に加筆をしてまとめたものです。
ＴＲＹアングルでおこなっている子どもへの療育・学習支援・母親のかかわり方支援などの活動から生まれたエピソードや、私自身がわが子の子育てで直面した問題から、発達障害を持つ子どもの「困ったこと」「できなかったこと」を取り上げ、「こんな工夫でこんなふうに成長したよ」「できるようになったよ」という方法をマンガで紹介しました。

その改善ぶりに注目です！

私たちは、子どもが大人になった時に一人で社会に立てるようにと願っています。そのためには、どうしてできないのか？　を考えることも重要だけど、**どうすればできるようになるのか？**　が、もっと大切かな、と思っています。ちょっとした子育てのヒントになれば幸いです。
たぶん、これって発達障害だけじゃなくて、すべての子育てのヒントになるのかも、なんて思ったりしているのですが……。

ＮＰＯ法人発達障害を考える会「ＴＲＹアングル」理事長　斗希典裟（ときのりさ）

勉強会、やってます！

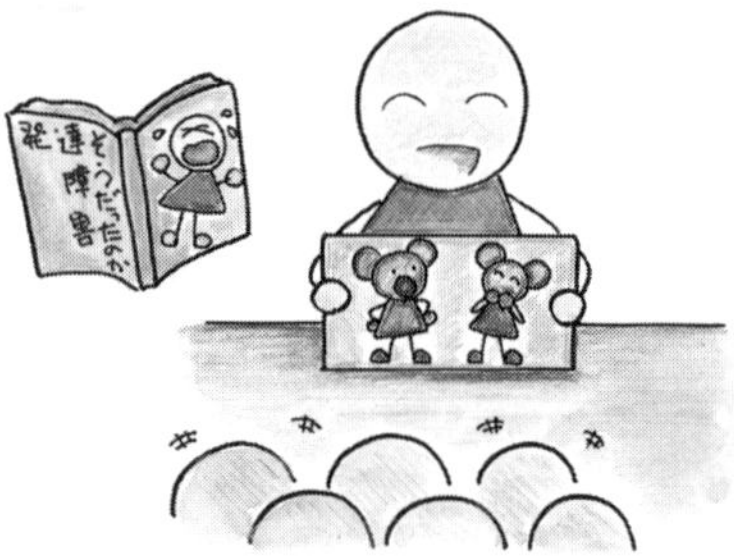

本をかいたのは……

文章担当の、斗希典裟（ときのりさ）です

現在21歳と17歳の息子を持つ、2児の母親です。なぜか周りからは「超個性的」といわれますが、自分ではいたって平凡な主婦だと思っています。NPO法人発達障害を考える会・TRYアングルの理事長として一日中走り回っている感じです。

家事はどちらかというとあまり……。でも、子どもが小さい時には家もきれいだったし、お料理も手の込んだものを作っていたし、できないわけじゃなくて、他に興味があると「まぁ、いっか」になっちゃうみたいです。第一印象は「怖い」感じだそうです。自転車に乗るのが下手で、車とすれ違う時に吸い寄せられそうになります（ボディイメージが……）。

イラスト担当の、尼ひかるです

現在18歳の男の子と16歳の女の子の2児の母親。普段は寡黙でまじめそう。でもいろいろやらかしてくれます。もともと、写実的な絵を描いていたのですが、TRYアングルで、○△の4コマ漫画を描きはじめました。イラストからも垣間見えるように、温かくて優しい女性です。しかしながら、走っている車を自転車で追い越していくすごい人です（加減が……）。

出会いは10年ほど前。親の会で私が話しかけたのがはじまりで、その時「怖ッ」と思ったそうです。意気投合した私たちは、天然ボケの彼女に私がツッコミを入れる関係になりました。関西ですから珍しくありませんが絶妙のタイミングの仲です。

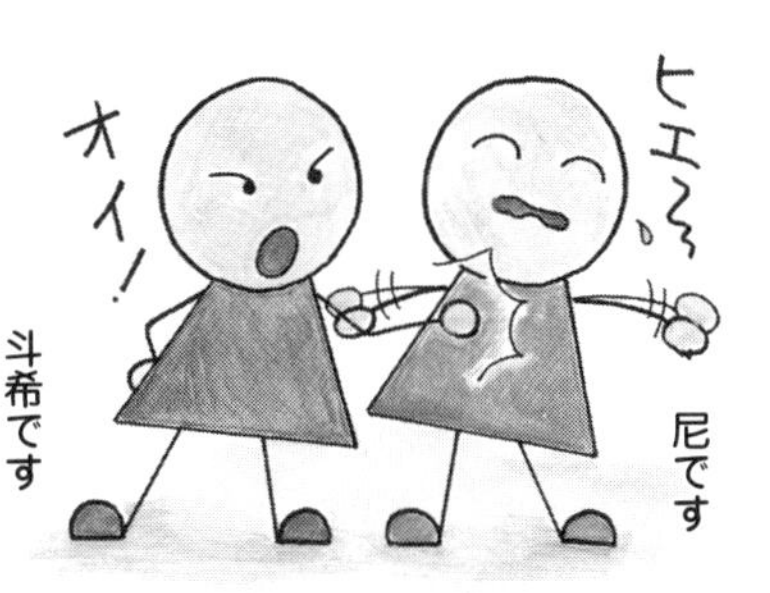

1 朝起きれない その1

朝はいつもダラダラ

子どもが小さな頃は何をしてもかわいくて、ついつい、手を出してしまっていたなぁ。

これって私だけじゃないみたい。とくに朝は、一人で身の回りのことをさせづらく、幼稚園、小学校に入っても、ダラダラしてしまうお子さんが多いようです。

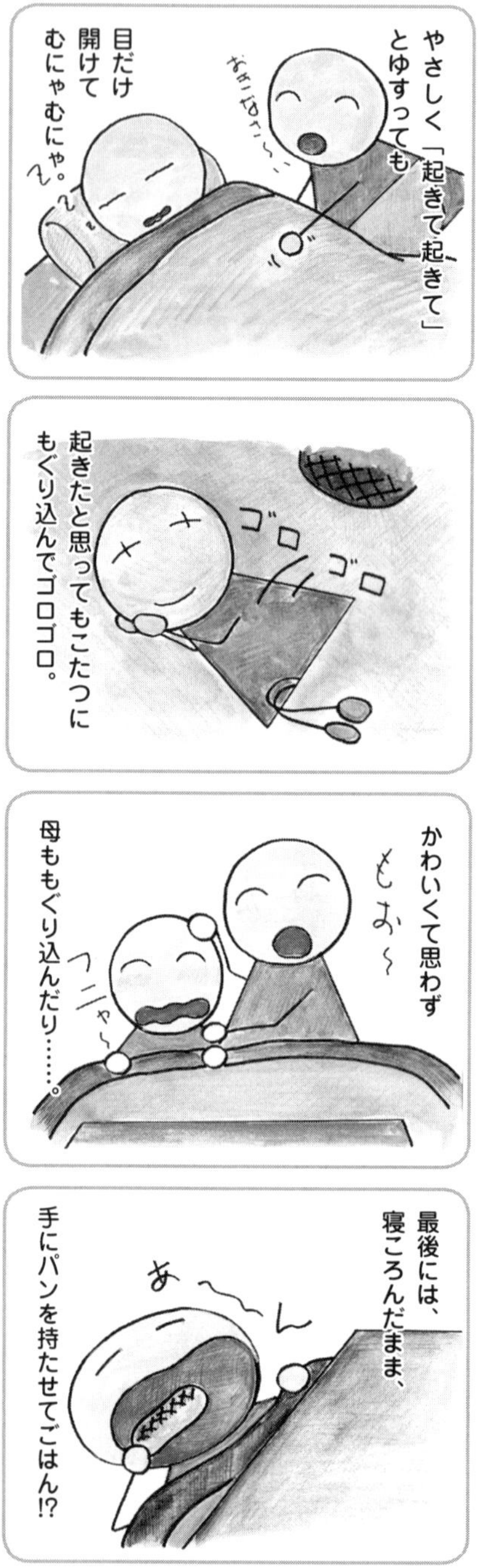
やさしく「起きて起きて」
とゆすっても
目だけ
開けて
むにゃむにゃ。
ゴロ
ゴロ
起きたと思ってもこたつに
もぐり込んでゴロゴロ。
かわいくて思わず
もお〜
フニャ〜
母ももぐり込んだり……。
最後には、
寝ころんだまま、
あ〜ん
手にパンを持たせてごはん!?

5歳のAちゃんは、お母さんが朝やさしく「起きて、起きて」とゆすっても、目だけ開けてぜんぜん起きません。

起きた姿を確認してやれやれと思って、安心して朝ごはんの用意をしていると……あれ？　いなくなっています。

気がつくとこたつにもぐり込んでゴロゴロしてるし。でもまだ小さいから、「まぁいいかぁ」ってなってしまう。寝ぼけてゴロゴロしている様子がかわいいものだから、思わず母もこたつにもぐり込んでしまって、抱っこしたり、コチョコチョしたり……。少しは怒ったりもするのだけど、結局、こたつから出てこない。とうとう母は、寝ころんだままの子どもの手にパンを持たせて食べさせる……。

私も、子どもが小さい頃、なかなか起きないので、子どものふとんにもぐり込んでじゃれたり、怒ったり、というのを小学校低学年までしていたような気がします。

発達障害の有る無しにかかわらず、子どもを朝起こすのって大変ですね。とくに発達障害など、ちょっとしんどさを持っていると、**親も「この子はしんどいから」という理由をつけて甘やかしてしまいがちです。**

本当は、Aちゃんのお母さんも、私も、この朝のダラダラを何とかしようと一生懸命なのです。でも、うまくいかなくて結果、ダラダラな朝を繰り返していました。

問題の原因を取り除く

Aちゃんは、「まぶしい」と言って、毎朝なかなかふとんから出られないそうです。お母さんは、「朝、起きれないのは、**感覚の過敏さ***に原因がある」ということを発達障害に関する学習会で聞いたことがあり、気になっていました。

たしかに、発達障害のある人に感覚の過敏さを持つ人が多いと言われています。その感覚は本人にしかわかりません。だからお母さんは、感覚が違うんだから仕方がないと、なかなかAちゃんをふとんから出すことができなかったんです。

発達障害の子どもを持つお母さんの中には、自分で学習したことや講演会でちょっと耳にした言葉にとらわれて、身動きがとれなくなっている人がけっこういるんです。

子どもが障害を持っている、しんどさを抱えているとなると、ついついそれが気になって……。

私もそうでした。子どものすべてを受け入れようと思っていましたから。でも、それでは子どもが社会に出て自分の足で一人立つことができなくなると気がついたんです。今、**子どもに本当に必要なのは何かを、きちんと見極めることが大切なんですよ。**

Aちゃんの場合、まず本人が何時に起きなければいけないのかを理解できているのかが不確かでした。そこで、朝一人で起きることに挑戦する前の日、何時に起きてごはんを食

＊感覚の過敏さ
何かに触れた時や人との接触など、普通何も感じないのに、発達障害を持つ人の中には身体的不快感を覚えることがあります。感覚統合理論では感覚調整障害に含まれるとされます。
・触覚：他の人からの接触や歯磨き、耳掃除などをいやがります。手に汚れがつくのもいやがります。〔私も子どもの頃、人と手をつなぐのがいやでした。ベタベタした感触もいやで、汗をかいた手で触られると身震いしていたようです。自分では、母親がきれい好き過ぎたのだと思っていました〕
・聴覚：運動会のピストルや金属の触れ合う音など、自分でコントロールできない音、特

べはじめるのか、お母さんと約束しました。そして、その時間を紙に書いてテレビの横に貼ってもらったんです。

するると、あら不思議。初日からきちんと一人で朝起きられました。Aちゃんは感覚の過敏さというよりも時間の感覚がないために起きられなかったのです。いつまでもまだまだ時間があると思っていたのですね。

ところが数日後、この紙に抵抗があったのか、「もう、自分でできるから貼らなくていいよ」と言い出しました。しかし、貼らなかった日は、やはりこたつにもぐり込みゴロゴロしてしまいます。私たち大人だってまだ時間があったら、ましてや寒い日など目の前にこたつがあれば、ついついもぐり込んで二度寝したくなりますよね。

貼り紙がだめなら、こたつを撤去することに。それと同時に、お母さんにAちゃんがちょっとでも自分で起きようとした時にほめてもらうようにしました。

「そうそう、えらいね！　起きれるねー」

と、いつもより、ちょっとテンション高めに、明るい声で。

すると、「もう、起きる時間だよ」と、声をかけるだけで起きてきて、ちゃんとごはんも食卓に座って食べるようになりました。

1カ月ほどすると、もう起こさなくても自分で起きてくるようになったそうです。

環境を少し変えるだけ、この場合こたつを撤去したこと。それと周りがちゃんと認める

定の音、周波数をいやがります。〔私は、黒板を爪でひっかく音は平気ですが、鉄琴の音は耳をふさぎます〕
・視覚：特定の明るさ、色、模様をいやがったり逆に好んだりします。〔太陽の光で涙が出て目が開けられません。光が目に刺さるようです〕
・臭覚・味覚：特定の味、においに敏感で極端にいやがります。〔中学まで肉は食べられませんでした〕
・身体バランス：揺れ、回転、高いところ、スピードなどをいやがったり、逆に好んだりします。〔私は、遊園地でほとんどの乗り物に乗れません〕

こと。それだけで子どもってできることがどんどん増えていくんですよ。

何がその子の問題行動を引き起こしているのかを見極めることは、とってもだいじなんです。

●テンションあげてほめます

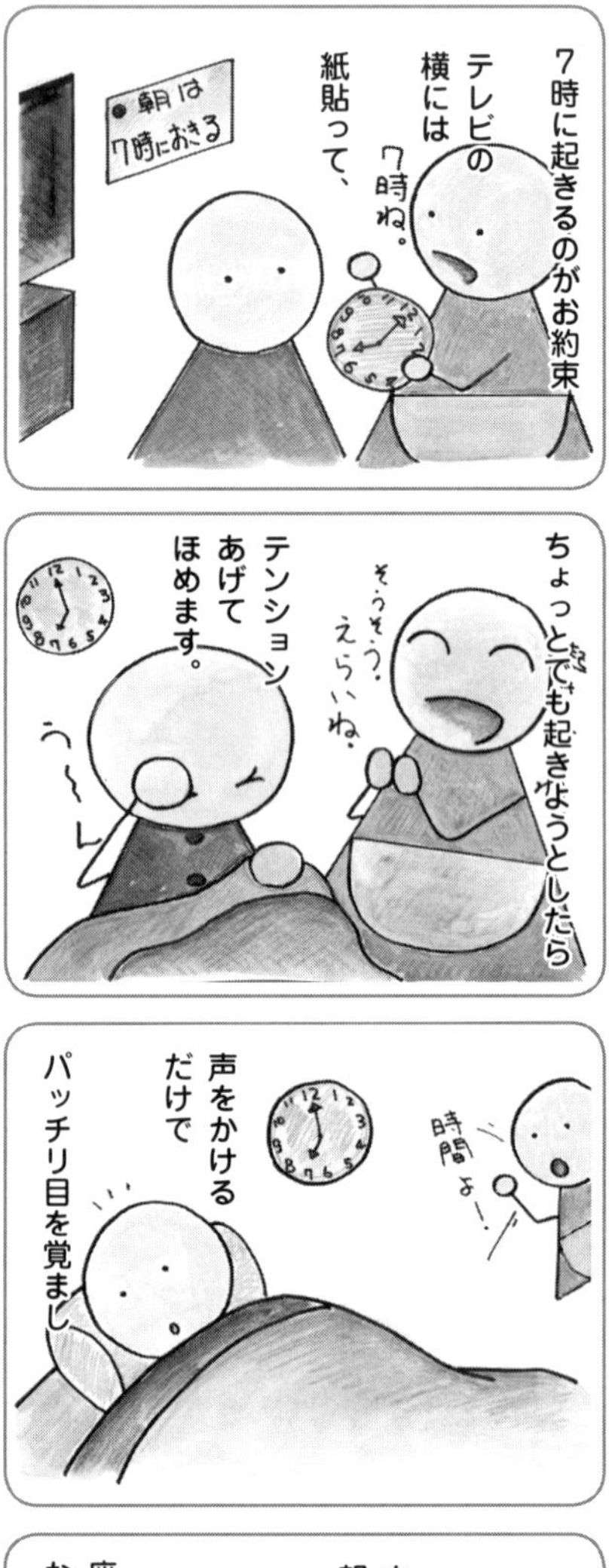

7時に起きるのがお約束
テレビの横には紙貼って、
7時ね。
朝は7時におきる
ちょっとでも起きようとしたら
そうそう。えらいね。
テンションあげてほめます。
う〜ん
時間よ！
声をかけるだけでパッチリ目を覚まし
ちゃんと朝ごはんを座って食べるようになりました。

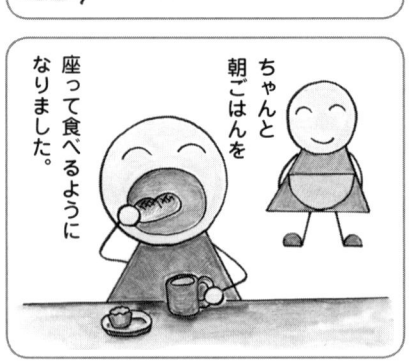

2 朝起きれない その2

毎朝の風景

B君は小学校1年生。2学期になって運動会も終わり、何とか学校にも慣れたみたいです。ところがお母さん、なんだかちょっと困った様子。

どうやら、B君、朝が弱いみたいなんです。

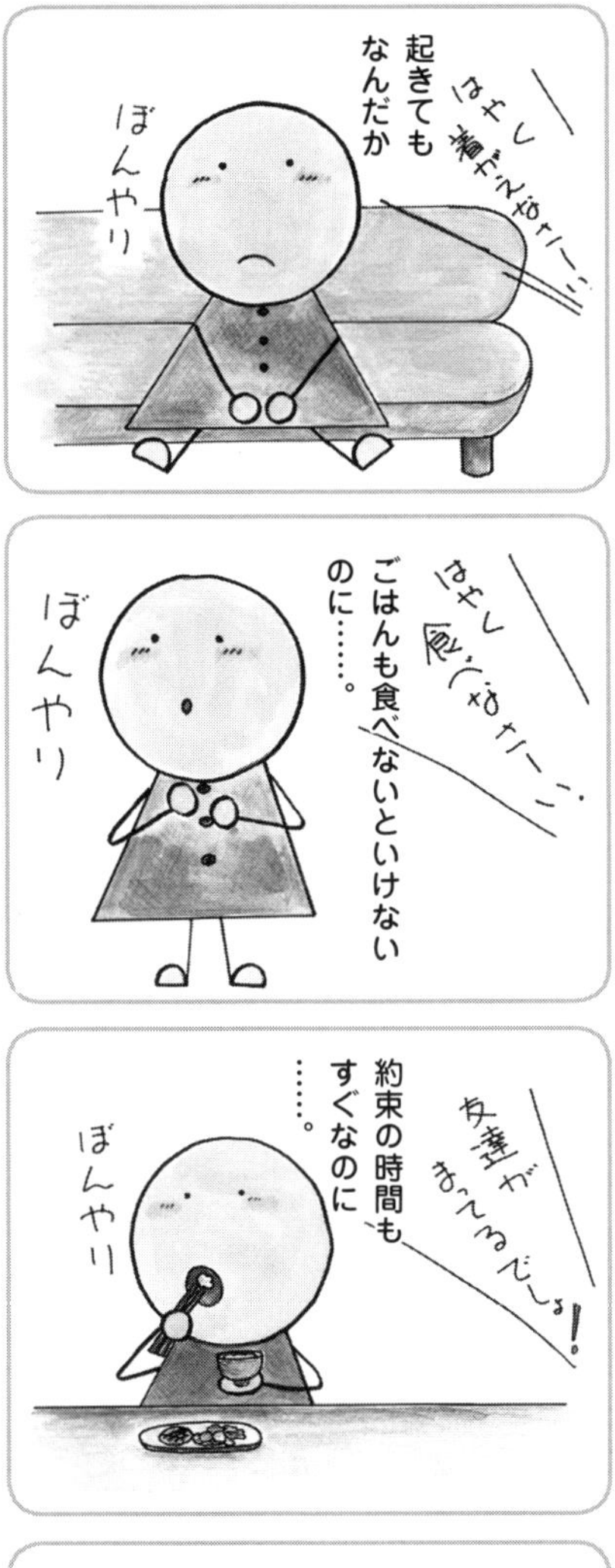

はやく着がえなさーい
起きてもなんだか
ぼんやり
はやく食べなさーい
ごはんも食べないといけないのに……。
ぼんやり
友達がまってるでしょ!
約束の時間もすぐなのに……。
ぼんやり
無事に出かけた後は
バタン
ドタバタ!
息を切らした母が一人。
ハァハァ

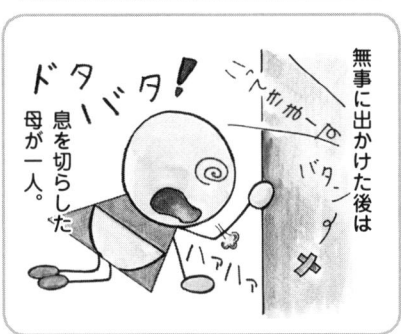

う～ん……。弱いというより、なんだかぼんやりしてるらしい。

お母さんは発達障害のことをよく勉強されていて、**視覚支援**＊をしないといけないと、毎日頑張っています。

①7時00分　あさおきたらすぐきがえます

②7時20分　ごはんをたべはじめます

③7時47分　いえをでます

と、しっかり貼り紙もしてあるようです。それなのに、どうしてもぼんやりしてしまって……。

B君は、朝起きると自分でリビングまで出てくるのですが、そこでソファーに座ってただぼんやりテレビを見ているようです。テレビの横には、予定の貼り紙が貼ってあります。ところが、まったく焦る様子もなく、ボーーッとしたままです。

お母さんに「早く着替えなさい」と言われて、ボーーッとしたままゆっくりと着替えはじめます。何とか着替えが終わったと思ったら、またボーーッとしてしまう。

「早くごはん食べて！　早く早く！」とお母さんは焦っているんだけど、B君はいっこうに焦る様子もなく、ぼんやりとごはんをゆっくり食べている。そんな悠長な時間が過ぎ、7時47分になると、お母さんが

「早く早く！　お友だちが待ってるよ！」

＊視覚支援
発達障害を持つ子どもたちの中には、環境空間の意味がわからず混乱することがあります。特性の視覚的機能の優位性に合わせて「視覚的物理的構造化」を図ることがあります。例えば、絵カードや写真、スケジュールなどを用い個人に合わせて支援します。子どもによって大きさ、並べ方、指示の出し方などを考慮しておこないます。

と焦って送り出す。

B君が無事に出かけた後には、はぁはぁ、息を切らした母が残る……。

これが毎朝の風景になっていたのです。

かかわり方を変えてみる

B君には、お母さんが頑張って作った貼り紙が見えなかったのでしょうか。

いえいえ、B君はよく見ていました。ただ、そのスケジュール通りにしてもしなくても、別に何も変わりはないし、最終的に家を出る時間には間に合ってるし……と、そこまでわかっていたんです。

そこで、もう一度お母さんと朝のスケジュールを確認し、お母さんとB君をほめるタイミングとポイントを確認をしました。

①着替えをはじめた瞬間にほめる（正確にはB君が服に手をかけたその瞬間）。

②着替えている間、ときどき「そうそう」と声をかける（「そうそう」は、B君の行為を認めている合図）。

③ごはんを食べはじめた瞬間にほめる。

今までお母さんは、待ち合わせしているB君のお友だちに迷惑をかけてはいけない、集団登校の時近所のお母さんたちに迷惑かけてはいけない、という思いが先だって、B君を

ほめてなかったんです。理屈ではわかっているんですよ。ほめて育てないといけないってね。周りに気を遣うのはたしかに大事だけど、そのせいで大切なことを忘れていることって多くないですか？

そこで、Ｂ君が着替えはじめたその瞬間、

「おー!! Ｂ選手、早いぞ、早いぞ。もう着替えをはじめています」

と、まるでスポーツ番組の中継のようにほめたんです。すると、今までのことがうそのようにノリノリになって、ボーーッとすることもなく、さっさとごはんも食べて学校へ行く用意もできるようになりました。

これまでお母さんは、Ｂ君は時間の感覚がわかりづらく、自分で見通しを立てて行動することができないだろうと思っていたのですが、何とほめはじめて２週間ほどたったある日、自分から、

「あのな、47分に家出るんは長く待つから、ぼく、50分に出るわ」

と言い、次の日からは、ちゃんと自分で時計を見て50分に家を出て行くようになりました。

これにはお母さん、もうびっくり！　だって、発達障害

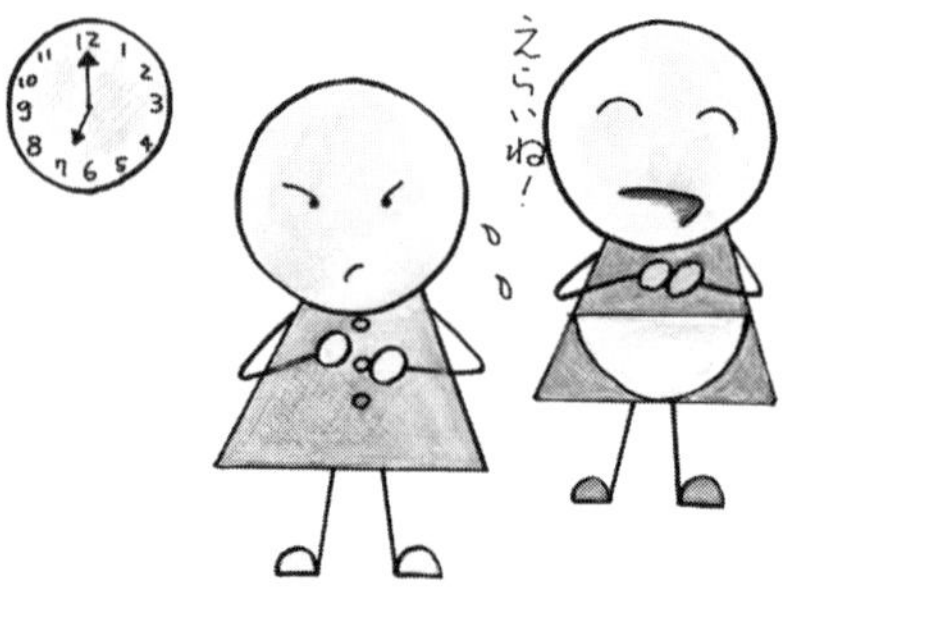

＊障害の特性
広汎性発達障害の特性の一つに、「先の見通しを立てること（さまざまな情報から推論すること）」が苦手で見通しがつかないことに対する不安が高い、また、「時間を見計らって行動すること」が、苦手とあります。

で、時間の見通しが立ちにくい、おおよその見当をつけるのもむずかしいと思っていたんですものね。

もしかしたら**障害の特性***だから仕方がないと思っていることも、お母さんがちょっとほめたり、声かけを工夫したりと、周りのかかわりを変えるだけでできるようになったりするかもしれませんね。

●ほめるタイミングが大事

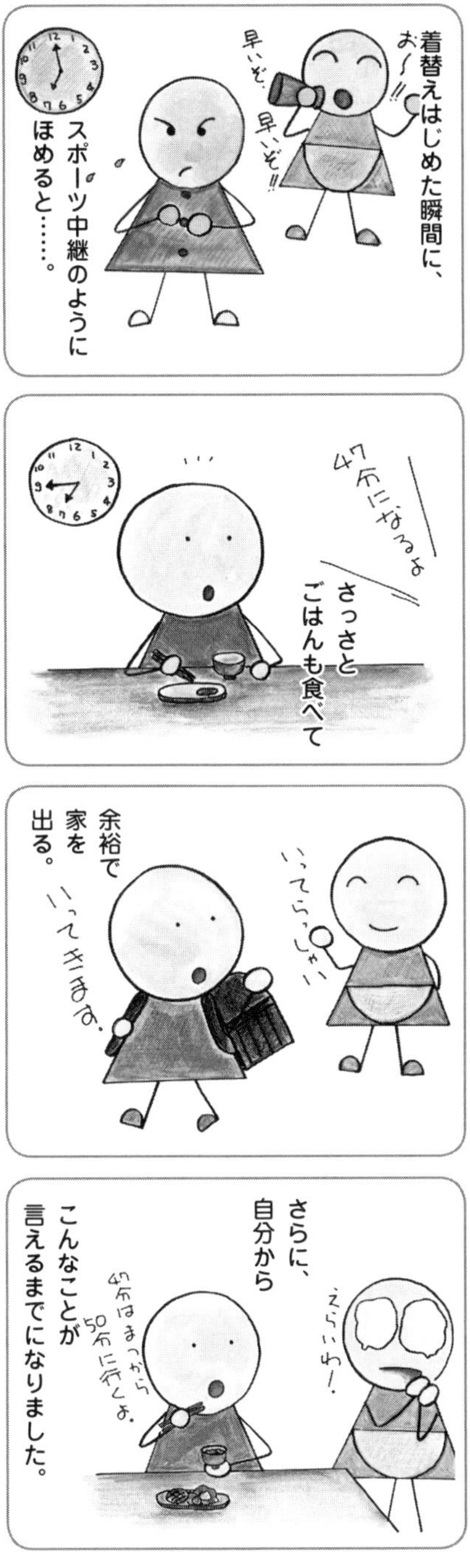
着替えはじめた瞬間に、
お〜!!
早いぞ。
早いぞ!!
スポーツ中継のように
ほめると……。
47分になるよ
さっさと
ごはんも食べて
余裕で
家を
出る。
いってらっしゃい
いってきます。
さらに、
自分から
えらいわ!
47分はまっから
50分に行くよ。
こんなことが
言えるまでになりました。

3 着替えが遅い

早く！ 早く！ 早く！

朝、子どもがなかなか準備しなくて、いつもいつも「早くしなさい、早く早く！」とせかす毎日。にっこり笑顔で送り出したいのに、なぜか毎朝鬼のような顔になっていませんか。

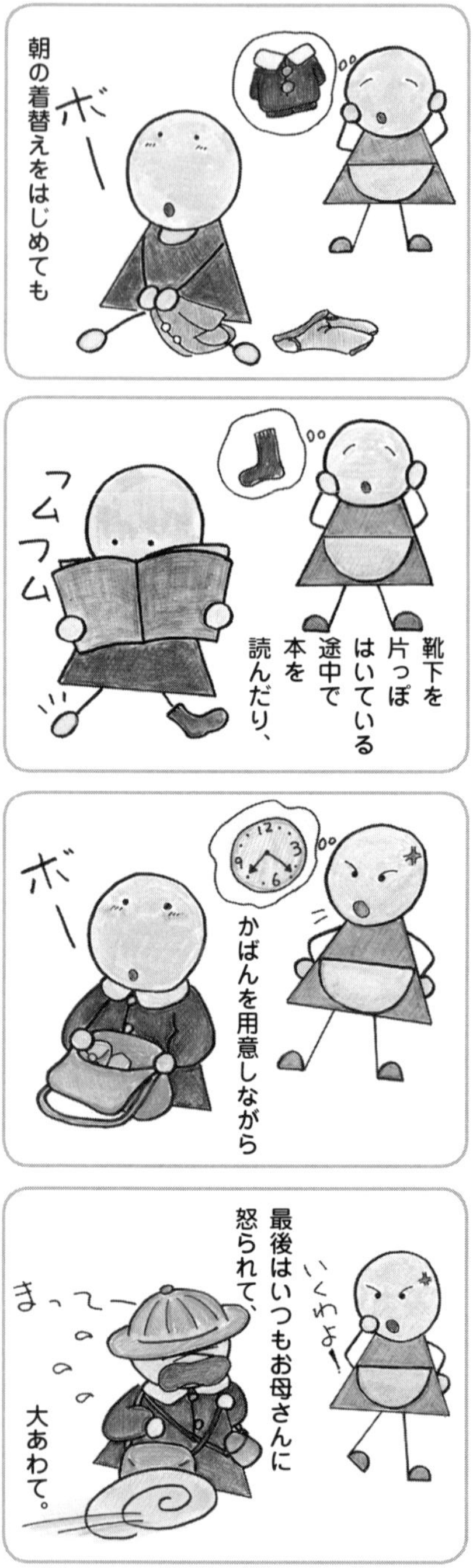
朝の着替えをはじめても
ボー
靴下を片っぽはいている途中で本を読んだり、
フムフム
かばんを用意しながら
ボー
最後はいつもお母さんに怒られて、
いくわよ！
まって〜
大あわて。

幼稚園の年中さん、C君は本が大好きです。朝、自分でちゃんと時間になったら2階の部屋から1階のリビングまで下りてきます。

ところが、パジャマを脱いだところで座り込んでボーーッ。

お母さんが「着替えは？」と声をかけると、思い出したように上の服を着て、そこでまたボーーッ。

しばらく様子を見ていてもいっこうに動く気配もなく……。

仕方なく「着替えは？」ともう一度声をかけると、はっとして、今度は下のズボンをはいて、でも靴下を片方はいたあたりでまたまたボーーッ。

ボーーッとしていない時は**準備はそっちのけで本**[*]を読んでいます。かばんに幼稚園のお道具を入れる時も途中で手が止まっている。結局、行く時間になって、せかされて、あわてて家を出るようになってしまうんですよね。

発達障害の子どもって時間の概念を理解しにくかったり、順序立てて物事を考えるのが苦手だったりします。しかも、先の見通しが立ちにくい特性もあります。

C君の場合、まだ年中さんということもありますが、本（というより活字なら何でも）が大好きだから、朝の準備中に注意が本の方に向いてしまったりします。それに、発達障害のあるなし関係なく、大人の私たちは長年の経験で10分がだいたいこのぐらいと時間感覚が身についているけれど、子どもにはまだまだなんですよね。

＊準備そっちのけで本
リトル・プロフェッサー（Little Professor）と呼ばれる子どもたちがいます。幼稚園の年中さん（4歳）くらいなのに、本が大好きで、夢中になってしまう。学習支援に来ていた子どもたちの中にも、私と背中合わせで図鑑を読みながら「これは扇状地ね」「地下のマントルがね……」と言葉を巧みに操る子がいます。なのに、身の回りの順序立てては、「はてな？」になってしまうんです。

朝の準備をひと工夫

C君は、お着替えをはじめてから終わるまで長い時だと90分ぐらいかかっていました。でも、最終的には幼稚園に間に合っているのでお母さんは気になりながらもそのまま毎日を送っていたんです。

そこで、まずは朝の準備を①、②、③と紙に書いて見せるようにしてみました。と同時に、①で使うものは①のカゴにと、準備とカゴを対応させました。

朝の準備①着替え＝Tシャツ・ズボン・靴下のカゴ
朝の準備②幼稚園の準備＝かばん・給食セット・お手ふきタオル・水筒のカゴ
朝の準備③幼稚園に行く用意＝幼稚園の上着・帽子のカゴ

で、はじめてみると、何と2、3日でボーッとすることがなくなってしまったんです。お母さんが指示をしなくても自分でさっさとお着替えができるようになりました。

お母さんもこれにはちょっとびっくり！　感激！　もちろん、お母さん、C君がきちんと準備できたらすっごくほめました。また、C君に自己確認させるため、ほめると同時にC君の動作に合わせて、できた項目に**シールを貼る**[*]ようにしました。

できたよシール
・服の着替えが時間通りにできた。

***シールを貼る**
トークンエコノミー（token economy）という方法です。適切な行動に対してトークン（代用貨幣）を与え、目的行動の生起頻度を高める技法です。トークンには、一定量に達すると特定物品との交換や特定の活動が許されるという二次的強化の機能を持たせます。使う時には、事前に子どもと代替する物品・活動を約束することが大切です。お店のポイントカードもそうですよね。私は、近所のスーパーのポイントカードとマイレージのトークンエコノミーシステムには見事にはまってしまっています。一般にもよく使われ消費者行動に影響を与えている方法です。

・かばんの準備（かばんの中に必要なものを入れる）が時間通りにできた。
・上着と帽子を時間になったら身につけることができた。

このちょっとした工夫で90分かかっていた朝の準備が、なんと今では着替えはじめてから10分程度で終わるようになりました。お母さんは、朝イライラすることがなくなって、C君も準備が終わって時間がある時はゆっくり図鑑を見たり、説明書を見たりできるようになって、親子でニコニコの一日のスタートを切ることができるようになりました。

何をするのか明確に＋自己確認

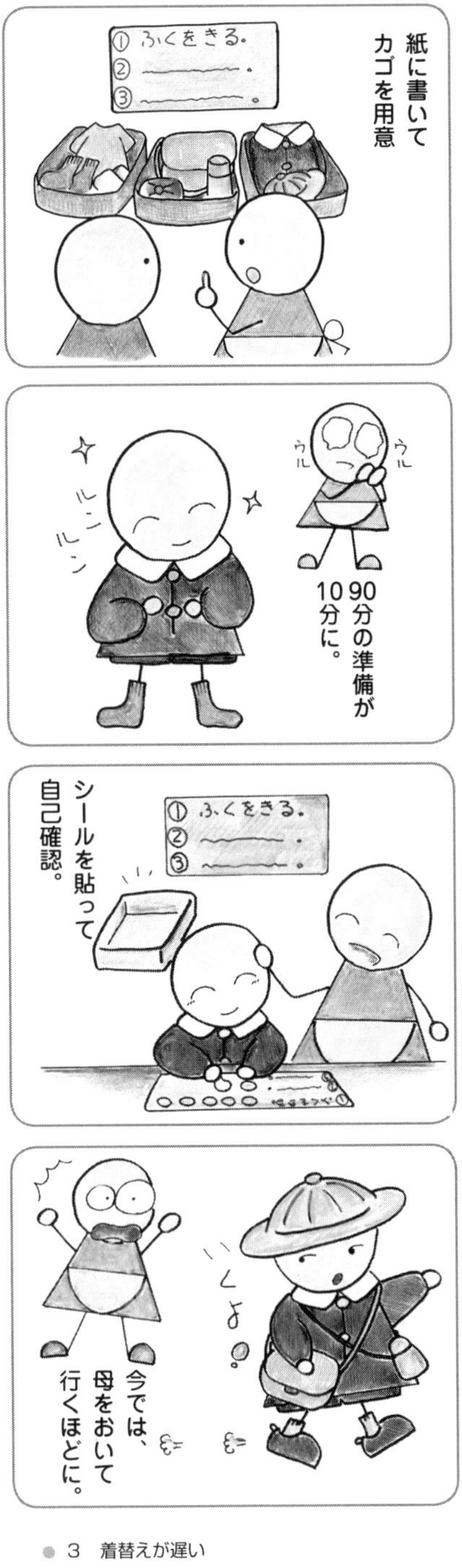
紙に書いて
カゴを用意
① ふくをきる。
②
③
ウル
ウル
ルンルン
90分の準備が
10分に。
シールを貼って
自己確認。
① ふくをきる。
②
③
いくよ
今では、
母をおいて
行くほどに。

4 顔が洗えない

ほっぺにペチペチ

Dちゃんは今、小学校4年生です。

朝なかなかちゃんと顔が洗えないようです。

ボーーッとして顔が洗えない……、とお母さんがとっても心配しています。

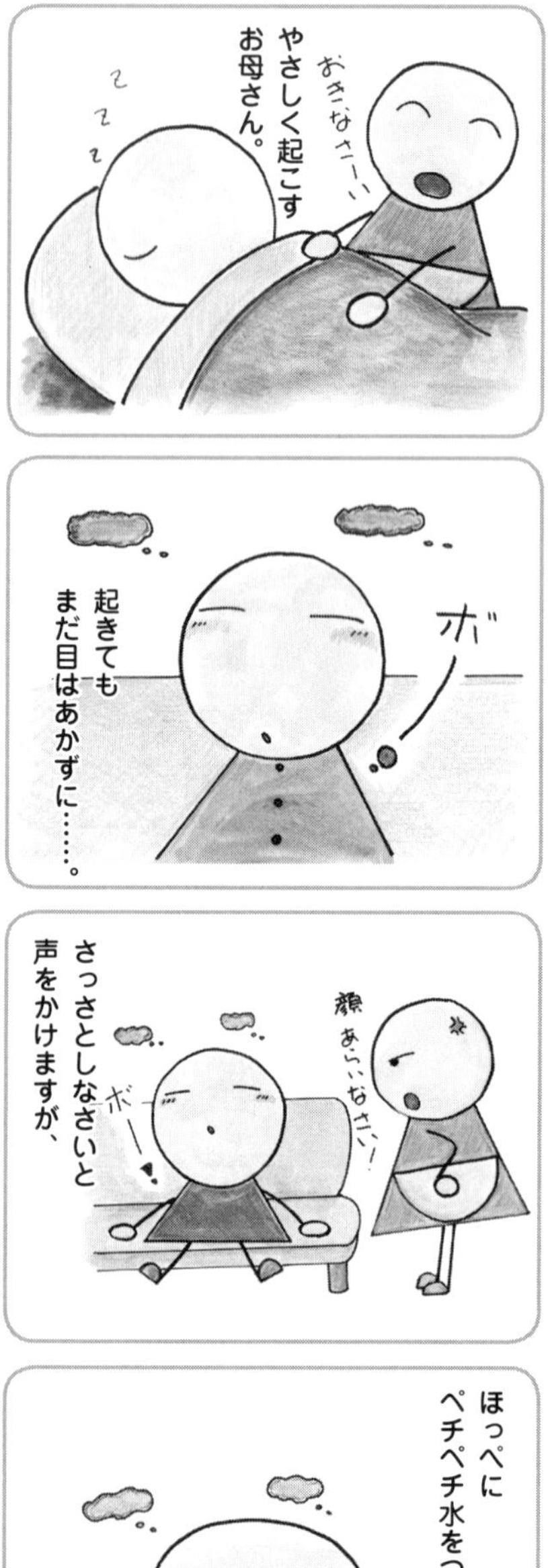
おきなさーい
やさしく起こす
お母さん。
起きても
まだ目はあかずに……。
ボー
顔あらいなさい!
さっさとしなさいと
声をかけますが、
ボー
ほっぺに
ペチペチ水をつけるだけ。
ペチャ
ペチャ

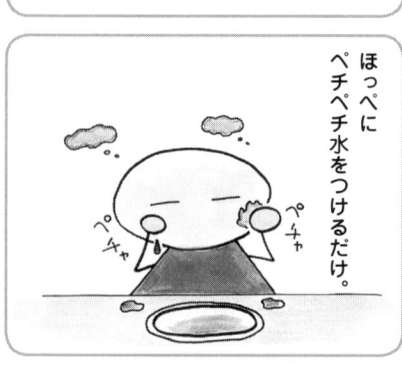

小学校1、2年生の頃は朝ボーーッとしていなかったようで、どうやら3年生の時にちょっと学校に行きにくくなってからはじまったようです。それと同時に、顔も洗えなくなってしまいました。

朝になりました。やさしくお母さんがDちゃんを起こします。

何とか起きては来たものの、リビングにやってきてソファーに座ってボーーッとしています。

お母さんが「何ボーーッとしているの。さっさと顔を洗いに行って来なさい」と声をかけます。

すると、重い腰を上げ、何とか洗面台まで行きますが、ほっぺたにペチペチと、水をつけるだけ。当然まだ目が開きません。でも、お母さんは、あんまりうるさくは言わないようです。

「この子は3年生の時にいろいろ辛い思いもしたし、今は学校に行ってるだけでもよしとしなくては……」

お母さんが、そう思ってしまうのは仕方がないのです。でもお母さん、うるさくは言わないけれどそれでよいとも思っていない……。

私もね、長男が不登校になった時には、何ごとも大目に見ていました。子どもが辛い目に遭うと、母親はついついかばう気持ちが前面に出てきます。かばって、かばって、気がついたら、かばわなくてもよいことまで大目に見てしまう癖がついてしまいました。

でもそれって、だれも責められることではないと思います。母親としては本当に仕方がないことだと思います。

だいじなのは、**かばい過ぎたんだと気がついた時に、軌道修正する勇気を持つことなんです。**

ほめてほめてほめる

お母さんは、Dちゃんをやさしく起こした後、一緒に洗面台まで行くようにしました。小学校4年生にもなって、お母さんが一緒に顔を洗いに行くのってどうだろう？　と思うかもしれませんが、今、実際にちゃんと顔が洗えていないのです。だから、ちょっと過保護のような気もしますが、二人で顔を洗いに行ってもらうことをすすめたんです。そして、洗えたらほめるように言いました。

最初はそれこそペチペチと水をつけるだけでも、「おっ、顔洗ったね」と、一言必ずほめてもらいました。

小学校4年生ですから、1年生のように「えらい、えらい」と頭をなでなでするとむしろいやがることもありますので、そこは、Dちゃんがどんなふうにほめられるとうれしいのかを、お母さんと一緒に考えて実際に練習してから実行してもらいました。すると、3

日ほどでしっかり自分で顔を洗えるようになったのです。

じつは、最初Dちゃんのお母さんがTRYアングルにもちかけてきた相談は宿題のことでした。ワーワーさわいでなかなかスムーズに宿題ができないということでしたが、生活全般のお話をうかがって、まずは「自分で顔を洗う」ことを目標にしたんです。

Dちゃんをほめはじめて2週間目のこと、お母さんから報告がありました。

「びっくりすることがあるんです。宿題に手こずらなくなったんです。なんだか自分でさっさとしているんです。最初にこちらで『顔を洗えるようにしましょう』って言われた時には、正直、本当に困っているのは宿題で、顔なんてどうでもいいのに、と思っていたんですけど……。

実際に顔を洗った時にほめることを何度も何度もこちらで練習していたら、今まで自分は子どものことほめてなかったな……とつくづく感じて、顔を洗った時に一生懸命ほめたんです。そうしたら、最初はけげんな顔をしていたDが、だんだんほめられるのがうれしそうになって……。

Dのことは何もかも理解しているつもりで本当は何もわかっていなかったんです。気がついたら何にも言っていないのに宿題まで自分でできるようになって。子どもって、私が変わったら何にも変わるんですね」

はい、そうなんです。

「ほめる」ことが親子関係を見直していくきっかけになり、いろんなことがうまく回るようになるんですよ。Dちゃんのお母さん、台所の棚の見えないところに、「ほめる」「具体的に」「伝わるように」って、今も紙を貼っているそうです。

●具体的に、伝わるように、ほめる

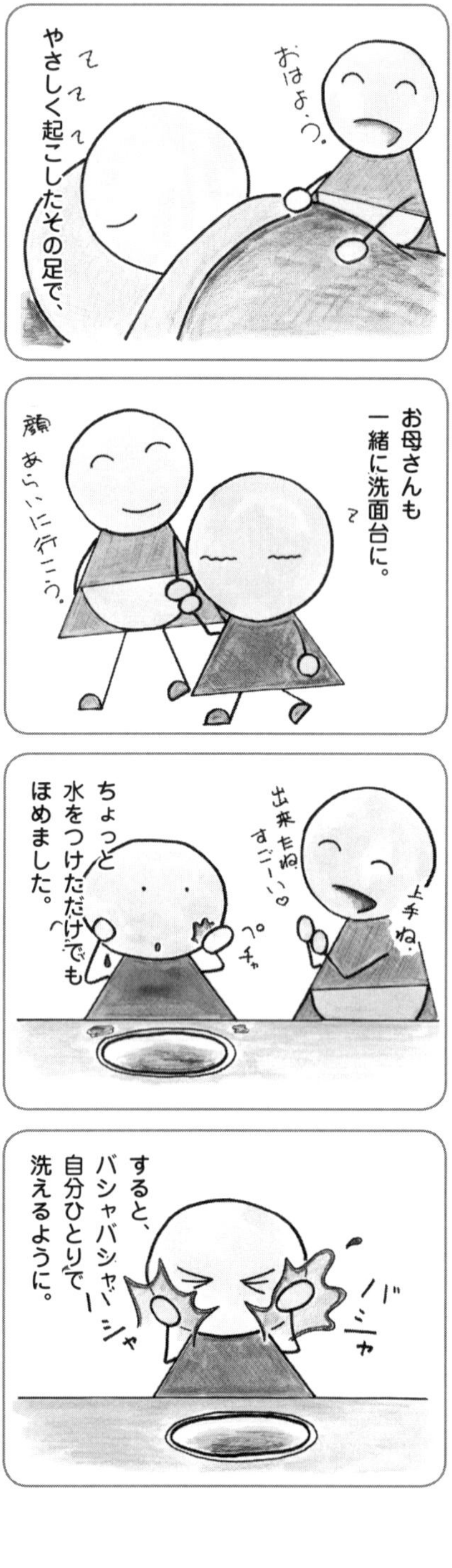
おはよう。
ててて
やさしく起こしたその足で、
お母さんも一緒に洗面台に。
顔あらいに行こう。
出来たね。すごーい♡
上手ね。
プチャ
ちょっと水をつけただけでもほめました。
すると、バシャバシャ自分ひとりで洗えるように。
バシャ
バシャバシャ

5 パジャマがそのまま

パジャマの観察

うちの子はパジャマがどうしても片づけられないと、Ｅ君のお母さんがＴＲＹアングルに相談に来ました。

パジャマの相談は意外に多いのですが、じつはとてもよいトレーニングになるんです。

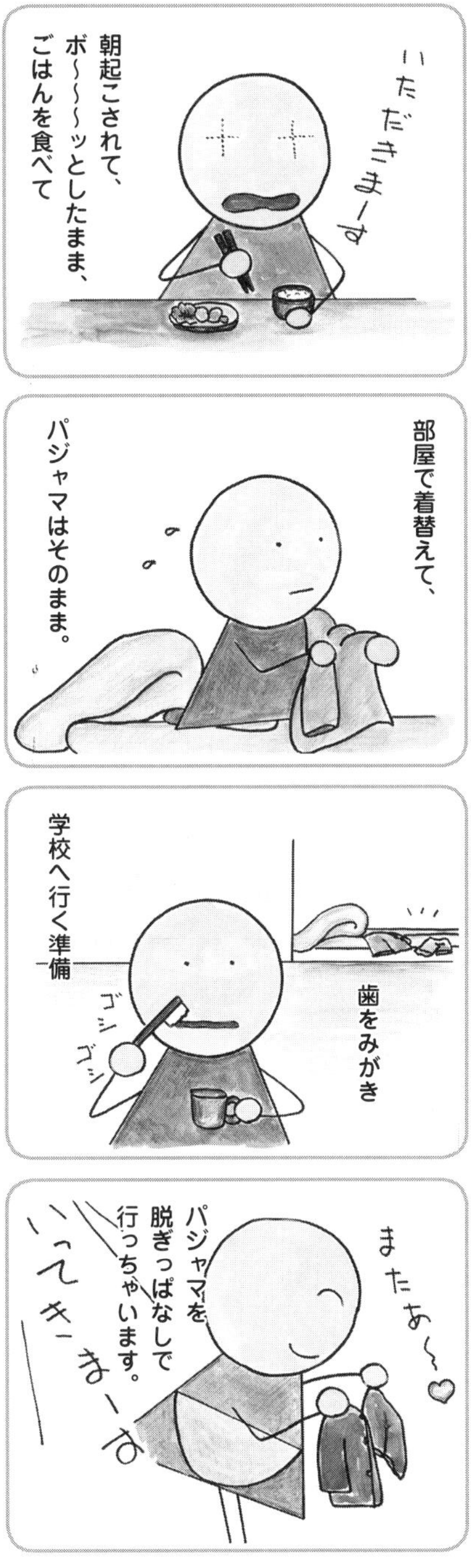

いただきまーす
朝起こされて、ボ〜〜〜ッとしたまま、ごはんを食べて
部屋で着替えて、
パジャマはそのまま。
歯をみがき
ゴシゴシ
学校へ行く準備
またあ〜
パジャマを脱ぎっぱなしで行っちゃいます。
いってきまーす

ＴＲＹアングルがおこなっている**ペアレントトレーニング***（保護者のかかわり方講座）では、参加された保護者の方々に、今、子どもの日常で一番気になることは何ですか？とアンケートをとり、その改善を目標にしています。

アンケートの段階では、「ちゃんと自分の気持ちを言えるようになってほしい」といった抽象的なことだったり、「グズグズ言わないで自分でさっさと宿題ができるようになってほしい」みたいな理想的なことだったりしますが、実現可能なことを目標にスタートします。

目標は何でもよいというわけではなく、
①お母さんが必ずかかわること
②できるだけ毎日起こること
③だれが見ても正確にわかること
④簡単に観察や記録ができること
この４つを満たしているものに設定します。

すると、改善したい目標の上位が、これまでお話した朝起きや洗顔、宿題、そしてパジャマの片づけ。

お母さんたちには、２週間観察ノートをつけてきてもらいます。朝起きてからのタイムスケジュールはもちろん、どんなふうに着替えるかも書いてもらいます。お母さんと、子

＊ペアレントトレーニング（Parent Training）
広義には、親が子どものしつけのために訓練を受けることですが、狭義には、ＡＤＨＤやＬＤを持つ子どもの親が子どものさまざまな行動上の問題に対処するために、一定期間トレーナーから訓練を受けることを指します。

どもの動線や、家の見取り図を書いてもらうこともあります。

さて、朝起こされたE君は、若干ボーーッとしたままごはんを食べて、その後着替えに部屋に戻るようです。感心なことに、部屋に戻ってももう一度寝ることもなく、ちゃんと着替えて部屋から出てくると歯みがきをし、バタバタと準備をしていると学校へ行く時間になり、パジャマはそのままで「いってきま〜す」と元気よく出ていくようです。

その後、お母さんは脱ぎっぱなしのパジャマを「もう、またぁ、仕方がないわね」と、洗濯機まで持って行き、毎朝洗濯機を回します。

ほめる練習をします

ちょっと巻き戻してみましょう。

まず、E君はパジャマを脱いでからどうすればいいのかわかっているのでしょうか。お母さんに確認をしてみると、毎日ではないけど、気がついた時には注意をしている。でも、朝はバタバタしてるし、お友だちが迎えに来て待っているから、いつも二の次三の次、とのことでした。もしかしたらD君には、パジャマをどうしないといけないのかはっきりとわかってないのかもしれません。

パジャマを脱ぎっぱなしで困るという声は多いのですが、けっこうな割合で**パジャマの定位置***が決まってないんですよね。

***パジャマの定位置**
例えば、スーパーに自転車で買い物に行って自転車置き場がなかったらどうしますか？　その辺に置いてしまいますよね。それと一緒です。

ということで、最初にお母さんとE君の間で約束をします。

「パジャマは脱いだら、洗濯機の前のカゴに入れてね」

具体的に約束するのがポイントです。素直なE君ですから、文句も言わずに「いいよ」と返事をしてくれました。そして、数日間は、部屋で着替えた後、パジャマを持って出てくるかどうかをお母さんにチェックしてもらうことにしました。

さあ、次の日。やはり、約束しただけではそうそう今までの習慣が変わるはずもありません。何にも持たずに部屋から出てくるようです。そこで、E君が部屋を出てくるその瞬間に、「パジャマ、忘れてるよ」と思い出させるような声かけをします。

E君は「あっ！」と思い出し、パジャマを持ってきて洗濯機の前のカゴに入れます。

そこで、すかさず、お母さんは
「ありがとう、助かるわぁ」

と、E君がパジャマをカゴまで持ってきたことをほめます。「ありがとう。助かるわ」という言葉も、「ほめ言葉」なんですよ。「ほめる」とは、子どもを「認める」ことなんです。「お母さんは、今のあなたの行動を認めていますよ」「それはよいことですよ」とお子さんに伝えることなんです。

だから、**お母さんの心の中でほめても意味がないんです。**しっかりと相手（子ども）に何をほめられているのかが伝わるようにほめないといけません。これってけっこう簡単な

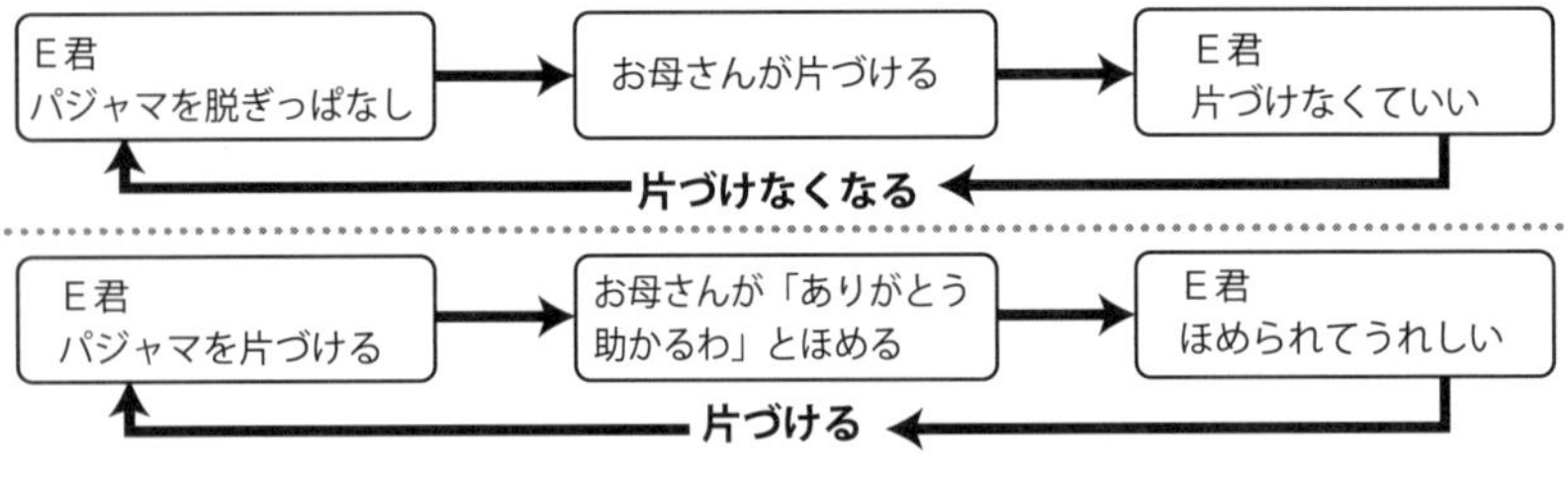
E君
パジャマを脱ぎっぱなし
お母さんが片づける
E君
片づけなくていい
片づけなくなる
E君
パジャマを片づける
お母さんが「ありがとう
助かるわ」とほめる
E君
ほめられてうれしい
片づける

ようでむずかしいことなんですよ。だから、練習が必要です。

多くのお母さんたちがＴＲＹアングルのペアレントトレーニングに通って一緒にどんなふうにほめよう、どこをほめよう、どのタイミングでほめようと、一生懸命に練習しています。

こうして少しずつ親子関係が変わっていきます。

心の中でほめても意味がない（ほめることは、認めること）

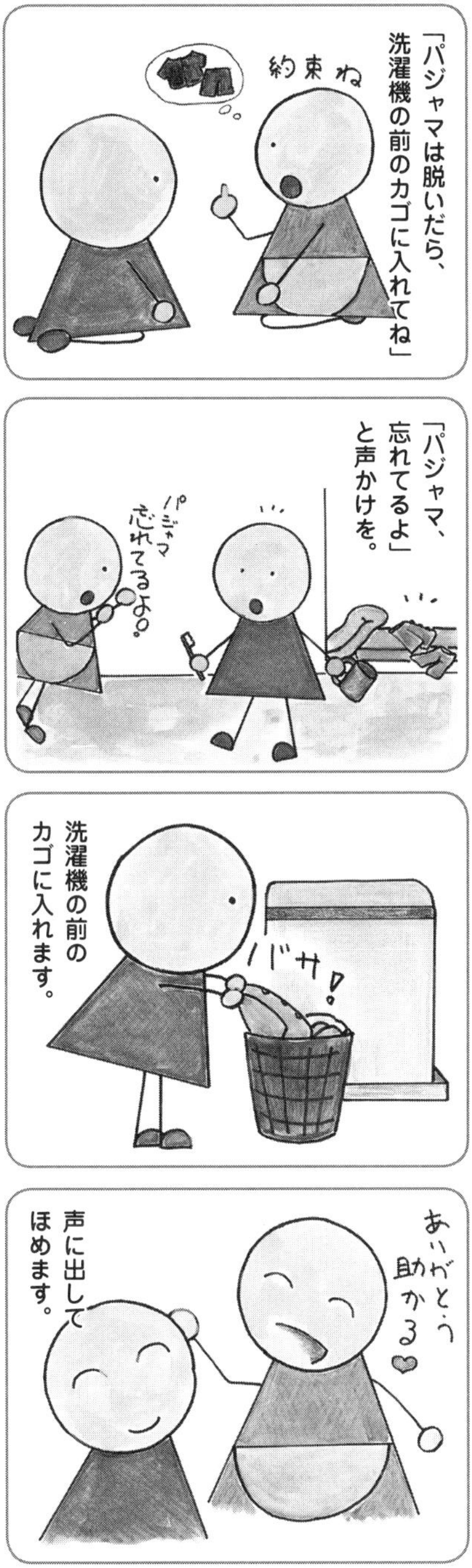

「パジャマは脱いだら、洗濯機の前のカゴに入れてね」
約束ね
「パジャマ、忘れてるよ」と声かけを。
パジャマ忘れてるよ。
洗濯機の前のカゴに入れます。
バサ！
声に出してほめます。
ありがとう 助かる

6 幼稚園に行きたくない

F君の不安とお母さんの不安

F君は幼稚園の年中さん。なんだか最近、幼稚園に行きたくないみたいなんです。

朝、「幼稚園は行かないといけないの？ ○君にたたかれるの。△君にいやなこと言われるの」と、何だかんだ理由をつけて「休みたい」をアピールしています。

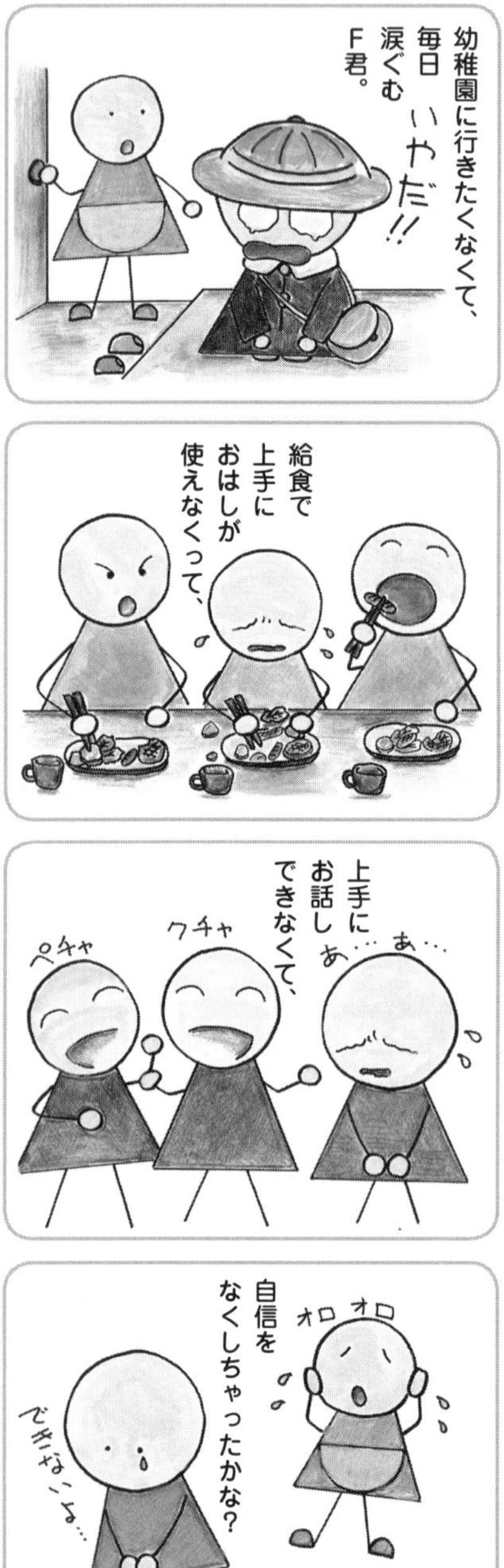
幼稚園に行きたくなくて、毎日涙ぐむF君。
いやだ!!
給食で上手におはしが使えなくって、
上手にお話しできなくて、
あ… あ…
ペチャ
クチャ
自信をなくしちゃったかな？
オロ オロ
できないよ…

Ｆ君のお母さんはとっても子どものことをよく見ているお母さんで、家でのいろいろな作業の様子や、身辺自立の様子、Ｆ君が興味を持っていることなど、しっかり把握されていました。

お母さんが気になっていたことの一つが、給食の時間です。Ｆ君の幼稚園は年中さんからおはしを使って給食を食べていますが、Ｆ君はあまり**上手におはしが使えません**＊。毎日の給食がちょっと苦痛の時間になっていたようです。

さらに、Ｆ君は言いたいことがいっぱい頭の中にあるけど、みんなのように早くはっきり話せず、お母さんも不安に感じているようでした。Ｆ君のお母さんは、子どもにきちんと向き合い、けっして焦らせたり、上手に話をするように強要したりすることはなかったお母さんだったのですが、Ｆ君の苦手意識はどんどん強くなっていったようです。

お母さんは、Ｆ君が数字には強い興味を持ち、文字にはまったく興味を持たないことも、心配していました。幼稚園に行きたくなくなったり、興味が偏っていたり、自信をなくしていくわが子を見て、お母さんはオロオロするばかりでした。

「どうすればよいか」がだいじです

ところで、子どもが数字には強い興味を持つのに文字にはまったく興味を持たないなどの**興味の偏り**＊があることに気づくと、「もしかして発達障害？」と思ってしまうかもしれ

＊**上手におはしが使えません**
発達障害の「勉強ができない」、「多動がある」「社会性が乏しい」などの問題に見えかくれするこの不器用。「発達性協調運動障害」という診断がつくこともあります。87ページ参照。〔私も子どもの頃は運動会が大きらい！　逆上がりはできたことないし、ぶら下がることさえ難しい。習字も手の肘まではきれいな字のイメージが来てるけど、手先が頭の指令通りに書けない。今でもちょうちょ結びはタテ結びです〕

＊**興味の偏り**
広汎性発達障害では、イギリスのローナ・ウィングが自閉症の中核症状として「ウィングの３つ組」と定義しています。
・対人関係（社会性）の障害
・コミュニケーション（言

ませんが、**まず子どもが何に困っていて、どうすれば困らずに「ニコニコ」できるかを考えてみましょう。**

発達障害への理解は大切ですが、「発達障害だから……」だけで片づけてしまうのはちょっとね……。「どうすればよいか」が重要なのです。

さて、おはしを使う幼稚園の給食が苦痛になっていたF君ですが、まずはおはしの持ち方の練習しました。どうやら指先がぎこちなく、スプーンも得意じゃないみたいです。

どうしてもうまくスプーンで食べ物をすくえません。ついつい、左手で食べ物をつまんでスプーンにのせて食べてしまいます。

だから、まずはスプーンの使い方だけを、お母さんと一緒に楽しく練習して、上手にできた時や頑張ろうとした時に思いっきりほめられる体験をいっぱいしてもらいました。

①最初は左手を器に添える練習だけです。器に左手を添えている時に「えらい、ちゃんと左手でお椀持ってるね」とほめます。

②次に、スプーンを持って、手首を返す練習をします。まずは、何も入れないで、手首を回すだけです。ダミーの食べ物ですくえた瞬間に「すご～い、すくえてる～、すごく上手よ」と大袈裟にほめます。

③お母さんと、器に入っているダミーをスプーンですくって別の器に移す競争です。ちょっとの差でお母さん、負けてあげてね。「うわ～～、すごい、すごい、かっこい

語機能の発達）の障害
・イマジネーションの障害
（こだわり・行動と興
味の偏り・固執性）

い」とほめまくり。

④最後の仕上げは、プリンや、小さくカットしたケーキを実際にお母さんと一緒に食べます。すごく緊張してるけど、必死で、器に左手を添えてスプーンだけで食べようと努力します。そこでまたほめます。

すると、1カ月半ぐらいで自分からおはしにも挑戦しはじめたのです。同時に、お風呂で遊びながら手首のトレーニングをしました。

子どもの手のひらの大きさに合ったふた付きのびんの入れ物を開けたり閉めたり、中に水を入れたり出したりして、手首の力の入れ方や柔軟性を身につけます。また、全身の筋肉を鍛えるためにスイミングもはじめました。

次に「ひらがな」です。毎朝、お母さんと一緒に家で「あいうえお表」を一行だけ読むことをはじめ、う〜〜んとほめてもらいました。

それと並行して、TRYアングルで週1回、F君の話をしっかり聞く時間をつくりました。話している内容がわかりにくくてもどんなにまどろっこしくても、一切F君の話を遮らず、F君に「この人はわかってくれる」とリラックスして話せるように。自分の話は聞いてもらえるんだと自信が持てるように。すると、年長でひらがなが読めるようになり、小学校入学までに書く練習も少しずつできるようになりました。

ときどき電話をかける祖父母に「最近、Fの言ってることがわかるようになった」とほめられたと、お母さんがとても喜んでいました。子どもだけでなくお母さんも認められることがだいじなんですよね。

子どもの発達する力、成長する力は子どもの中にあります。周りの人間はその力をどうすれば引き出すことができるか、どうすれば子どもがニコニコ笑顔で過ごすことができるかを考え、それを実践していけばいいって思います。

●ニコニコになろう

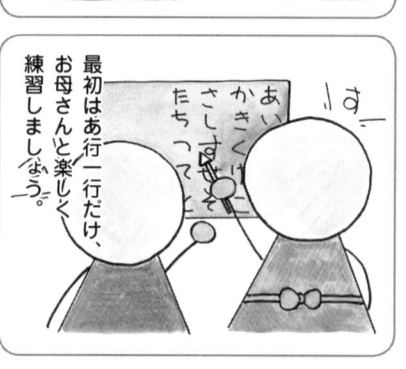

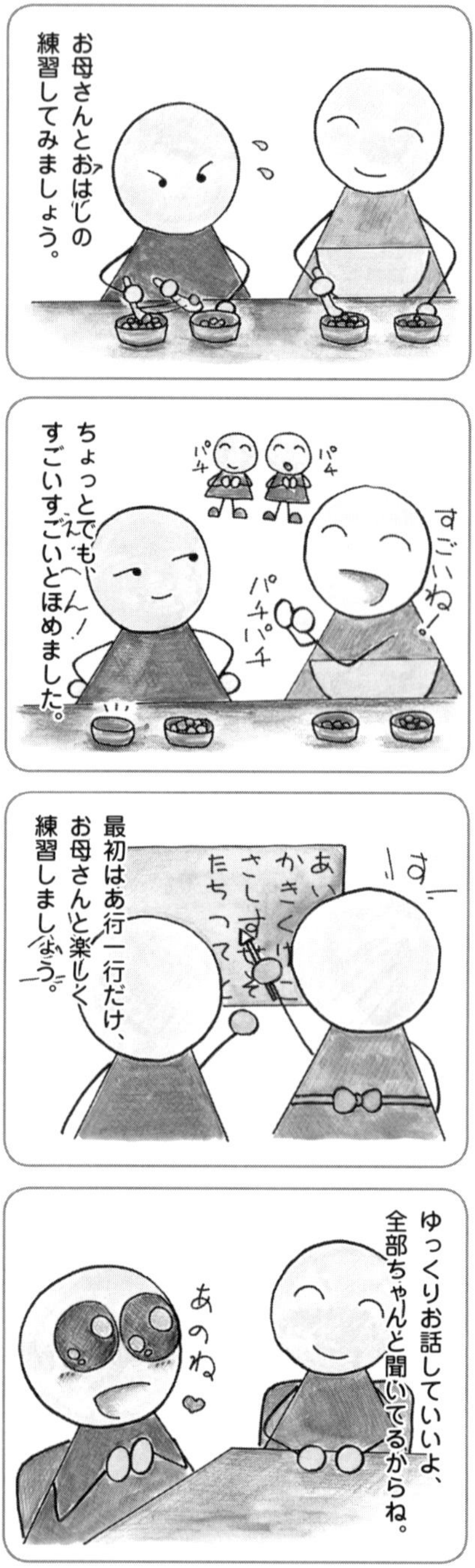

お母さんとおはじの練習してみましょう。
ちょっとでもすごいすごいとほめました。
すごいね！
パチパチ
最初はあ行一行だけ、お母さんと楽しく練習しましょう。
ゆっくりお話していいよ、全部ちゃんと聞いてるからね。
あのね

7 一人で学校に行けない

まるでこの世の終わりのように

新学期、とくに新1年生の時は発達障害の有る無しにかかわらず、保護者はちょっとだけ、いいえ、とっても心配になりますよね。私も上の子の時に、つきそい登校をしたり、こっそり後をつけたりしていました。

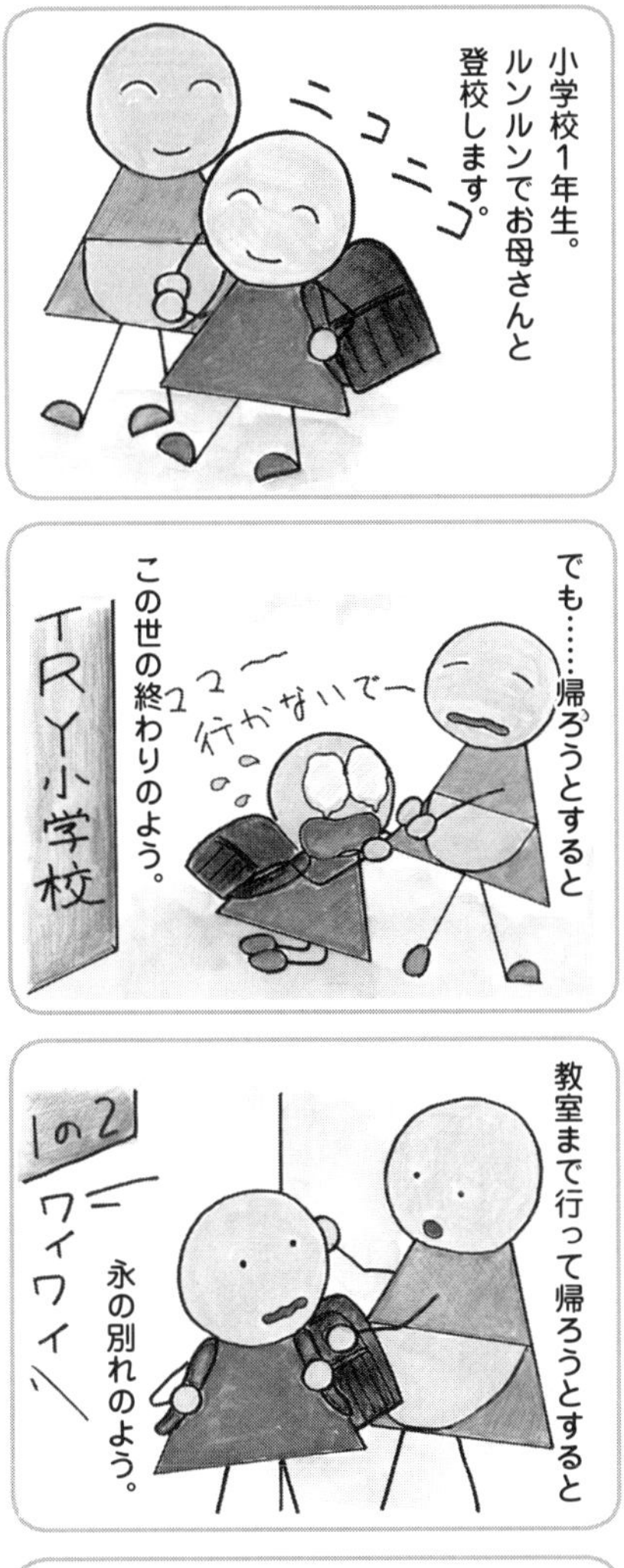
小学校1年生。ルンルンでお母さんと登校します。
ニコニコ
でも……帰ろうとすると
この世の終わりのよう。
ママ〜 行かないでー
TRY小学校
教室まで行って帰ろうとすると
永の別れのよう。
1の2
ワイワイ
でも教室では楽しく過ごします。
はーい

G君のお母さんも、1年生になったG君が心配で心配でたまりません。というのも、G君ははじめてのことに関してとても不安感が強かったのです。いつもお母さんと一緒でないと何もできないのです。

当然のように、毎朝お母さんが学校の教室まで送って行きます。G君は学校へ行くのをいやがる様子もなく、ルンルンでお母さんと登校します。で、お母さんが教室の手前でバイバイしようとすると、この世の終わりのように、

「マァマァ～～」

と、なってしまいます。教室の外まで行って帰ろうとすると

「必ず迎えに来てね。きっと来てね。ここまで来てね」

と、永の別れのような状態です。お母さんが帰った後は教室でちゃんと楽しく過ごせるようなのですが。発達障害のある子どもの中には、はじめてのことに対して「えっ？ そんなに必死にならなくても」と思うぐらい不安になる子がいます。周りの状況をつかんだり、順序立てて物事を考えたり、次に起こることを想像したり、推測したりすることがちょっとだけ苦手なんです。

行ったこともない、言葉もわからない国にポンと放り込ま

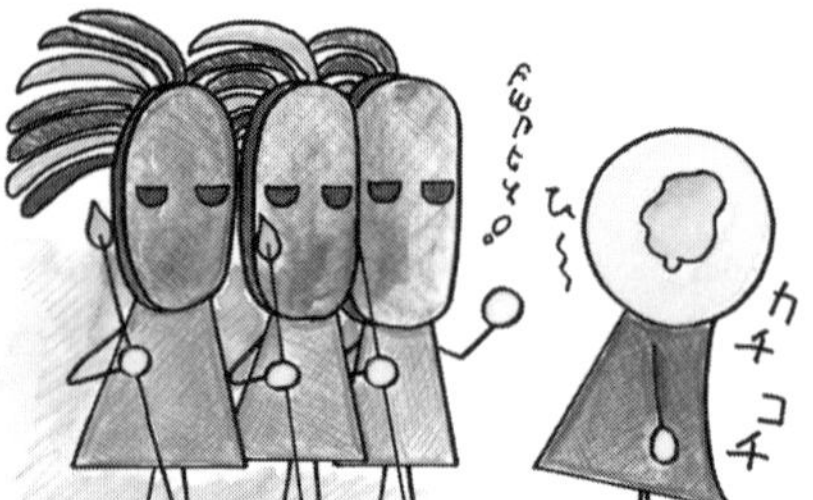

れたと想像してください。しかも、その国ではみんなが仮面を被っていたとしたら？　ものすごく緊張と不安に包まれませんか？

そんな思いが、新しい挑戦に二の足を踏ませるのかもしれません。

子離れしてみませんか

G君のお母さんも学校にいつまで一緒に行けばいいのか悩んでいました。家庭での様子をうかがうと、お母さんが隣に回覧板を持って行く間さえG君には耐えられないようです。

そこで、「お母さんが玄関ドアの外に出て10秒間ドアを閉めていられるか」という「10秒留守番」のトレーニングからはじめました。本番前に**ロールプレイング***をしてみると、お母さんはなぜかG君から離れた所から「行ってくるね」と声をかけています。G君の近くで声をかけられないのはどうしてだと思いますか？　怖いんですよ。G君が泣いちゃうのが。

でも、一生懸命遊んでいるG君に遠くから声をかけても、お母さんの言っていることはしっかりと届きません。だから、G君にしてみれば急にお母さんがどこかに行ってしまうと思ってしまいがちなんです。なのでG君の近くに行ってちゃんと顔を見て「お母さんは今からお隣に回覧板を持って行きます、10秒待っててね」と声かけしてもらいます。

＊ロールプレイング(Role Playing)
現実に起こる場面を想定して、それぞれの役を演じる疑似体験を通じて、実際にその場面になった時に適切に対応できるようにする学習方法の一つです。ロールプレイングするお父さん、お母さんたちは、照れもあり、最初はぎこちなく、「ほめる」タイミングも言葉もテンションもずれているのですが、何度も何度も繰り返していくうちに、とっても自然に「ほめる」ことができるようになります。親自身がトレーナーにほめられることで、ほめられることのうれしさ、心地よさを思い出すんです。

するとどうやらG君には10秒という感覚がわかりにくいらしいので、10カウントの練習も何度かしてもらいました。G君と一緒に「1、2、3、……10」と数え、これが10秒だよと繰り返し練習します。

いよいよ「10秒留守番」本番です。案の定、お母さんが「10秒だけね」と言った先から大泣きです。でも、泣きながらでも、10秒ドアを閉めることができたので、入ったその瞬間にG君を思いっきり抱きしめてほめちぎりました。その時は涙でグダグダの顔のまま「へっ?」って感じのG君でしたが、その日を境に、お留守番の時間がどんどん伸びて、2週間後にはお母さんが30分ぐらい買い物に行けるようになりました。いよいよ登校で挑戦です。

まずは、①教室の後ろのドアの前、②教室の前のドア、③ゲタ箱のところ、とお母さんがついて行く距離を縮めていきます。もちろん、「ここから行ける」と言うG君を「すごいね。かっこいいね」と、思いっきり毎回ほめます。

すると、お母さんの言葉かけにも変化が表れます。

①迎えに来るね、大丈夫ぅ～?　わかったぁ～?（お母さん、心配で心配で）

②迎えに来ます。大丈夫。（お母さん自身に言い聞かせ）

③あら?　いけるんや?（お母さん、意外と大丈夫なことに気づき）

④行けるね。（お母さん、自信を持って送り出す）

お気づきですか？　お母さんはG君との距離を取りはじめています。この言葉の変化についても、お母さんにフィードバックします。子どもを心配するあまり、転ばぬ先に、頭を打つ前にと、先回りをして子どもの周りに座布団を敷いて回っていたお母さん。じつはそのことが、子どもがいろいろなことに挑戦する機会を奪ってしまっていたんですね。

G君は、3学期からは自分一人で学校へ元気よく通っています。お母さんも「行ってらっしゃい」と何の心配もなく送り出せています。

●心配しすぎないで

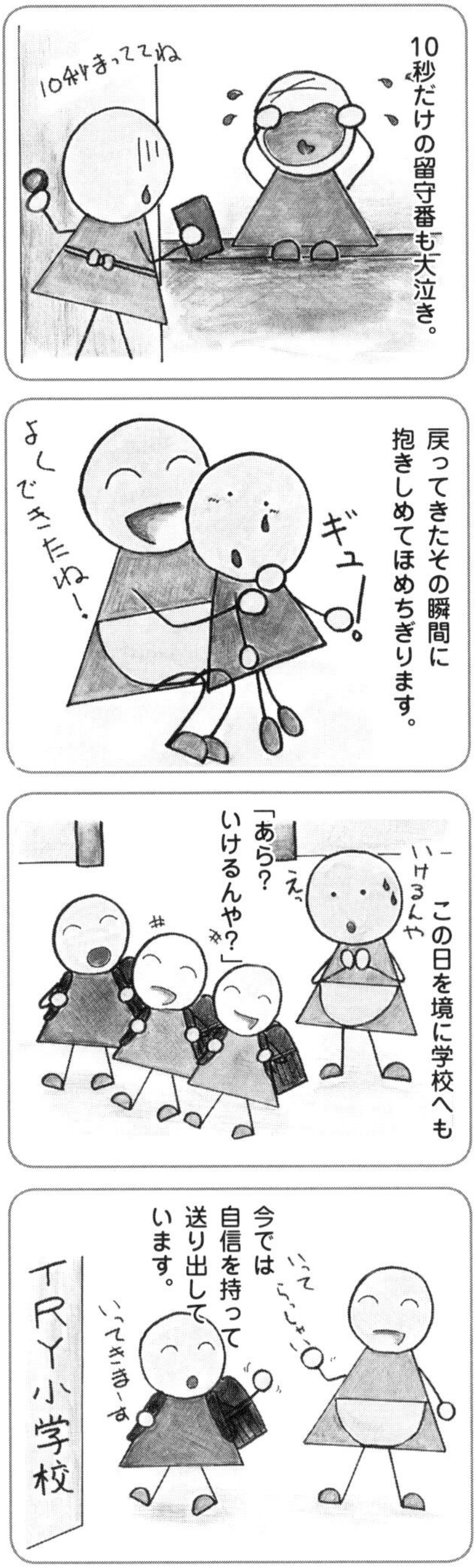

8 宿題をしない

もう宿題せんでええわ!

「帰ってきたら宿題をしましょう」というのは、H君とお母さんとの約束です。ところが、H君は、机には向かうけれども、なかなか勉強をはじめません。お母さんが「連絡帳出し～や」と言っても、知ら～ん顔をしています。

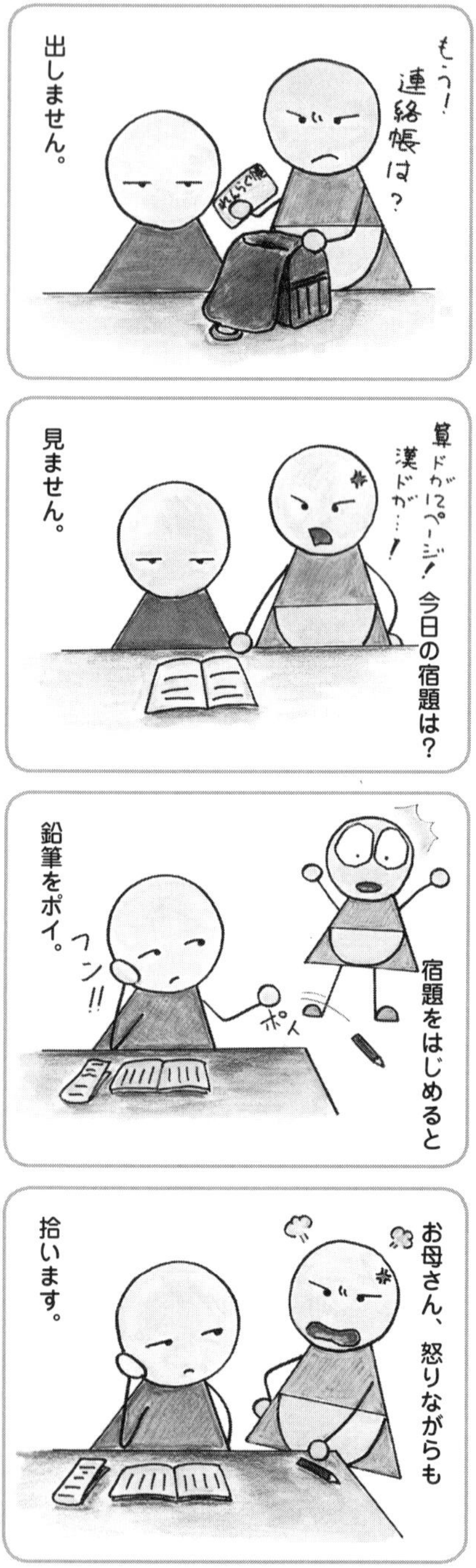
もう! 連絡帳は?
出しません。
今日の宿題は?
算ドが12ページ! 漢ドが…!
見ません。
宿題をはじめると
フン!!
ポイ
鉛筆をポイ。
お母さん、怒りながらも
拾います。

やがて、お母さんはついついランドセルから連絡帳を取り出してしまいます。お母さんが「今日の宿題は？」と聞いてもH君は、「……」。すると、お母さんは連絡帳を開いて、

「もう、**算ド**が○ページ、**漢ド**が○ページって、書いてあるやん。ほら、見たぁ？　ほら、漢ド出して」

と、お母さんが一生懸命。何とか宿題をさせないといけない。連絡帳を見ないと今日の宿題もわからないだろうし、見て、ちゃんとするところがわかれば、できる子なんだから……と必死です。このあたりからお母さんがイライラしはじめ……。

お母さんは、怒っちゃいけない、怒っちゃいけないと自分に言い聞かせながら、何とかH君が宿題をしてくれるようにあの手この手でH君をのせようと四苦八苦。でも、肝心のH君はお母さんほど焦っていません。

それどころかお母さんがドリルを広げて「ほら、ここ書いて」と言えば、鉛筆をポイっと投げてしまう。それをお母さんが拾ったと思ったら、今度はまた別の鉛筆を投げる。そんなことの繰り返しで、なかなか集中できず、やがて親子バトルになるのは毎度のことなんだそうです。

何とかして宿題をはじめさせようと、頑張っても、あの手この手を使っても、なかなかうまくいかないことありませんか？　親子でにらみ合いが続き、挙げ句の果てに母は「も

＊算ド・漢ド
算数ドリルと漢字ドリルのこと。

ういいわ。そんなにいやなら宿題せんでもええわ。困るのは自分やで」と、言い放つ。じつは、わが家もこのパターンでした。

見通しを立てるのが苦手なのが原因の一つかもしれません。時間の感覚が身についていない（育っていない）こともあるでしょう。課題がむずかしい、量が多過ぎる、ということもあり得ます。理由はいろいろです。

お母さんの宿題ではありませんよ

H君の様子を聞いていると、何だか、いろいろなことをお母さんが段取り組んであげてるみたい。そうですよね、まだ1年生だもの、ちょこちょこ手を出したくなりますよね。

私も経験済みですが、子どもが自分でできるようにその子のペースに合わせて教えていくってけっこう大変！　私がやってしまう方が早くて楽なんですよね。それでついつい母親が何もかも……。

どうやらH君もそんな感じで、課題そのもののむずかしさより他に何かありそうです。

しばらくH君の話を聞いていると、

「連絡帳はお母さんが出してくれるもの」

「連絡帳に書いてある宿題はお母さんが読んでくれるもの」

と、思っていたことがわかりました。

H君には、自分が何をすべきか十分にわかっていないということになります。

そこでまず、お母さんではなくH君が自分でランドセルから連絡帳を取り出すことを約束させました。そしてお母さんには、「自分で連絡帳を出そうね」と声かけをしてもらうようにしました。

H「えー、何でぇ、お母さんが出してよ」

母「今日からは自分で出します」

そして、H君と一緒に学校から帰った後の段取りカードを作りました。

はじめは戸惑っていたH君も、だんだん自分でできるようになりました。どうしてかというと、連絡帳を出そうとした時、あるいは出した時、お母さんが大げさにほめたのです。

母「そうそう、すごい、自分で出したね」

これを1週間続けると、お母さんが何も言わなくても、自分で連絡帳を出すようになりました。

次に、お母さんが「じゃあ、今日の宿題は何か連絡帳を見

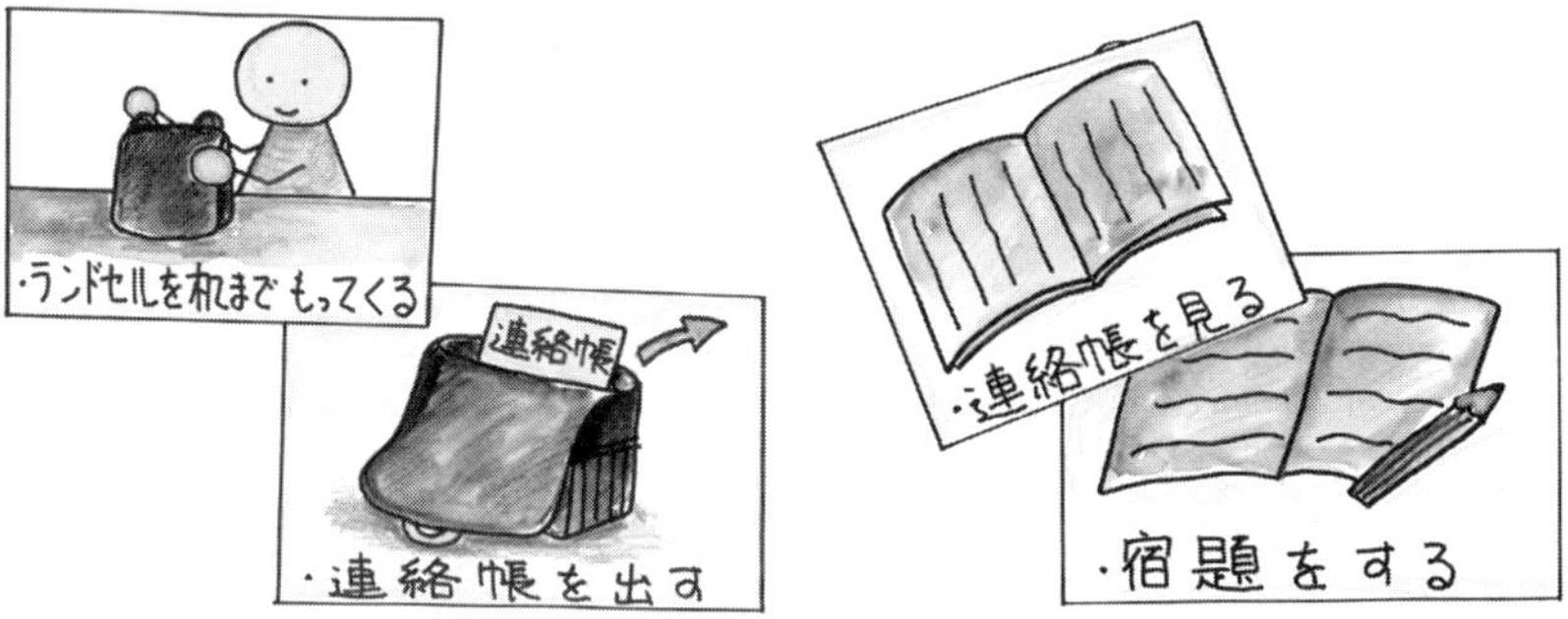
・ランドセルを机までもってくる
連絡帳
・連絡帳を出す
・連絡帳を見る
・宿題をする

て」と言うと、案外すんなり見るもんなんです。いっぱいほめられてるからノリノリです。

そして、机の上の鉛筆は1本だけにして余計なものは片づけるようにしました。H君は、周りに気が散るもの、余計なものがあると、どうしてもいけません。とくに**気が散りがち***な子どもや、ちょっと勉強に苦手意識を持っている子どもたちは、ついついそっちに手が伸びてしまうんです。それから、もし1本しかない鉛筆を床に落としても、H君が自分で拾うことをお母さんと約束しました。お母さんは拾いません。いろいろなことを自分でさせるように徹底しました。

と言っても、むずかしいことからはじめたわけではなく、最初はランドセルから連絡帳を出す。次は、連絡帳を見る。落とした鉛筆は自分で拾う……と、一歩一歩進んで行ったんです。すると、2カ月もたった頃には、H君はさっさと自分で宿題をするようになりました。

H君の持っている力を引き出せるかどうかは、周りのかかわり方次第なのかもしれませんね。

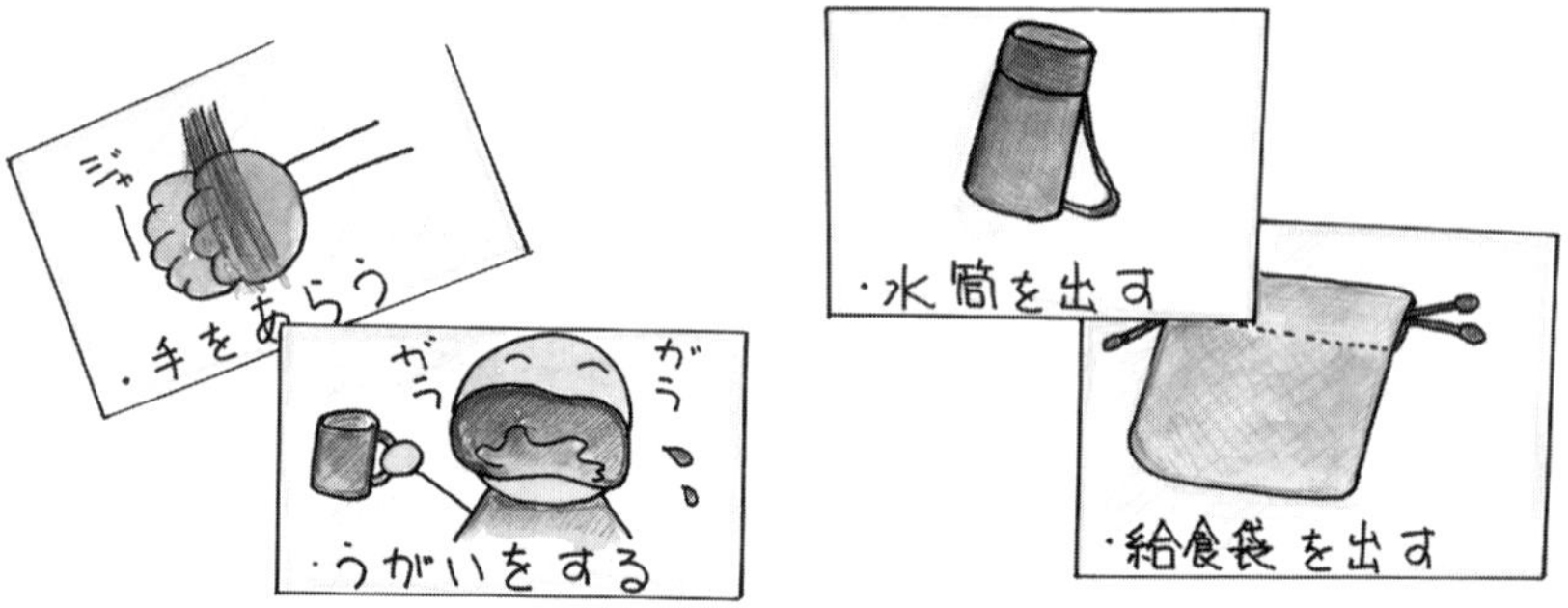
・水筒を出す
・給食袋を出す
ジャー
・手をあらう
ガラ
ガラ
・うがいをする

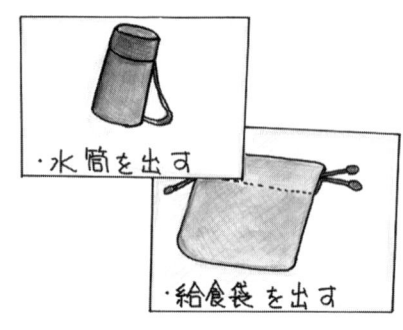

＊気が散りがち
ADHD（注意欠陥多動性障害）と診断される子どもたちの中には、ちょっとした周りの刺激に反応せずにはいられない問題を持っている子がいます。勉強しないといけないのはわかっているのだけれど、どうしても、周りの物に気がそれてしまう。課題が少し難しくなるとその傾向は顕著に現れます。そのためにも環境を整えることはとても重要な要素になります。余計なものは机の上からなくす。勉強する机の周りには、ベタベタ貼り紙をしない。余計なイラストなどを使わない。など、環境を整えることで、気が散ることを減らすことができます。最近では、多動性、衝動性、不注意の問題を強く抱える子どもたちには投薬が有効だとも言われています。

自分のことは自分でしよう

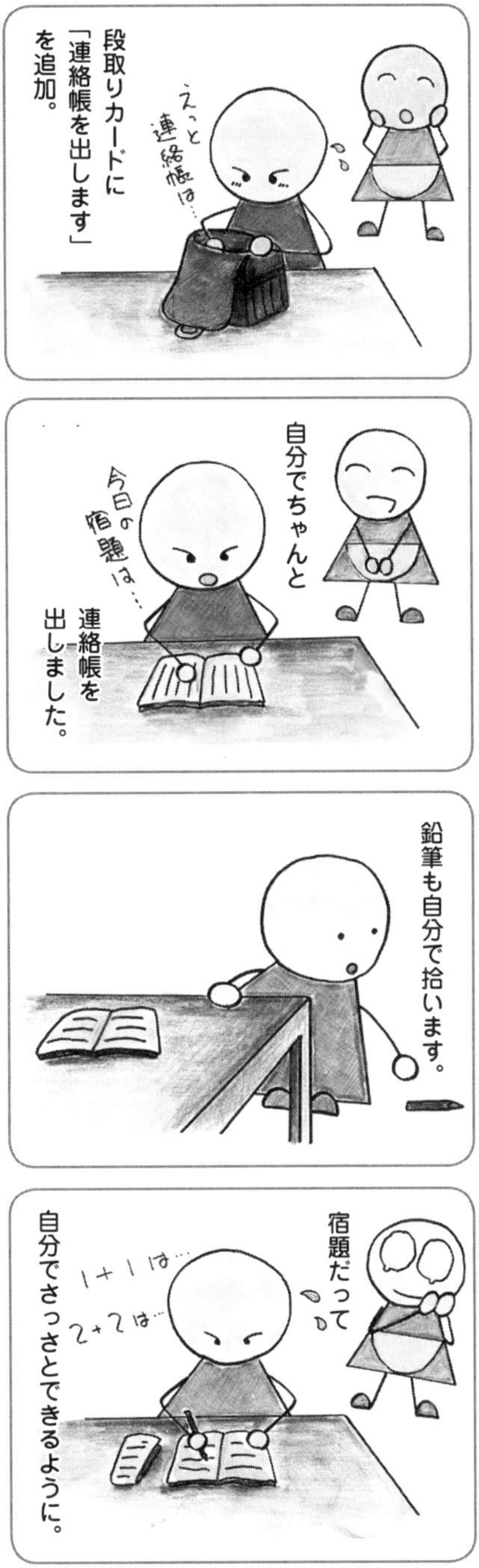
えっと連絡帳は…
段取りカードに
「連絡帳を出します」
を追加。
自分でちゃんと
今日の宿題は…
連絡帳を
出しました。
鉛筆も自分で拾います。
宿題だって
1+1は…
2+2は…
自分でさっさとできるように。

9 数字が苦手

大きくなってもしんどい

わが家では、長男は大学に、次男は高校に進学し、それぞれ次のステップに向かって、希望と不安で胸をいっぱいにしながら進んでいます。

その長男ですが、めちゃくちゃ算数アレルギーなのです。

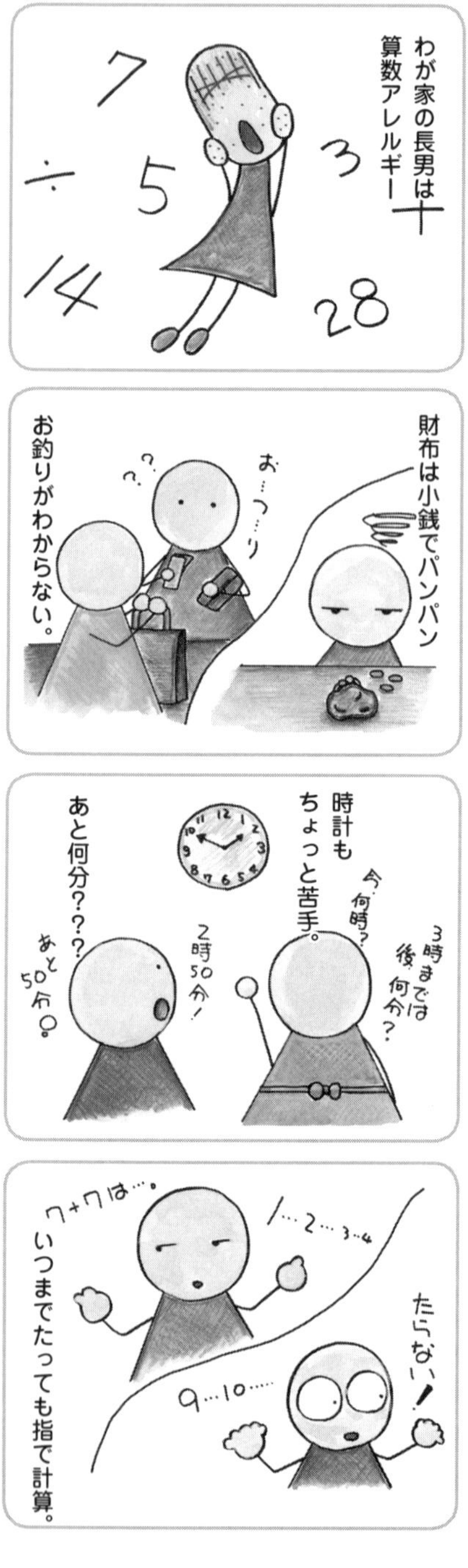

わが家の長男は算数アレルギー
7
3
÷
5
14
28
財布は小銭でパンパン
お…つ…り
??
お釣りがわからない。
時計もちょっと苦手。
今…何時?
3時までは後、何分?
2時50分!
あと何分???
あと50分。
7+7は…。
1…2…3…4
たらない!
9…10……
いつまでたっても指で計算。

ＬＤ（学習障害）の人は、算数でとても苦労することがあります。学習支援でＴＲＹアングルの事務所に来る児童にも、**算数が苦手***という子がちらほらいます。どうしても数の概念が身につかない。足し算ができない。足し算はできるのだが引き算ができない。時計が読めない。単位がわからない……などなど。

長男は、計算はできないけれど、買い物はできるし、自分のお金はシビアに管理します。でも、私が、

「90円のジュースが48円だったらいくら得になる？」

といった、簡単な問題を出しても、

「わからん！」と、考えようとすらしない。私以外の人が出題すると、一生懸命考えはするけれど、

「90円から50円引いて40円やん。で、８円あまるから48円？」みたいな感じです。

ＬＤがあると、学校生活でかなりしんどさが出ることがあります。むかしから「読み・書き・そろばん」と言われるように、学校生活の必須課題みたいになっていますから、この部分ができないと辛いですよね。

大人になっても、けっこうしんどいようです。

＊算数が苦手
算数障害。DSM-Ⅳ（アメリカの精神医学会が定めた精神疾患に関するガイドライン）の定義では、「算数の能力が、その人の生活年齢、知能レベル、年齢相応の教育の程度に応じて期待される水準よりも十分に低く、そのことが算数能力を必要とする学業や日常活動を著明に妨害している」ことが診断に必要とされています。

例えば、買い物に行っても、暗算できないとおつりがわからない。金額通りにお金が出せないから、財布が小銭でパンパンになる。時計を理解しにくい。いつまでたっても指で計算する……などなど。困ることはいっぱいあります。

アレルゲンは母？

長男は、生まれた時から**低緊張***で、肢体の療育センターに通っていました。3歳頃から、療育センターにも通っていました。といっても、まだ発達障害がやっとちらほら言われはじめたむかしのことで、療育に通うというよりも2カ月に1回経過観察してもらっている、といった感じです。それでも、成長する（時が経つ）ことで、幼稚園の年長さんの時には、急にいろいろなことができるようになった気がしました。運動会でもどこにいるかわからないほど、みんなと同じように動いていたんです。

今思えば、急に成長したことで、私の長男を見る目が変わったのかもしれませんが、私は、「いける！　頑張らせれば何とかなる」と思っちゃったんですね。

ところが、ＬＤの子どもには、「昨日できたことが今日はできない」「足し算はわかっているのに引き算はできない」など、子どもの学び方や、理解の仕方、勉強の進め方がつかみにくい面があるんです。

その頃、私は、発達障害に関する本を読みあさり、講演会にも足しげく通い、情報で頭

＊低緊張
発達障害を持つ子どもにも併発が見られます。筋肉の緊張が弱い状態で、姿勢や歩行に問題が出ます。低緊張のある子どもは、疲れやすく、集中力も持続しないため、学齢期以降、授業などにも支障が出る場合があります。［椅子に座った状態で、両足を床につき骨盤を立てて背骨を骨盤の中央に置き、腰を反らすことなく、胸を張りすぎることなく、背骨の延長線上に首、頭とのせた姿勢を維持できない子どもも大人も増えてきていますよね。そこで、体験してみましょう。この状態を、30分続けます。けっこう疲れるでしょ？　これが低緊張の子どもが普段の生活で感じているしんどさに近い……かな？］

をいっぱいにしていました。子どもを真正面から見ることなく、何とか普通にしたいと、毎日長男に叱咤激励しながら勉強させていました。いえ、叱咤激励というより、長男を椅子に縛りつけるぐらいの勢いで、30センチものさしが折れるぐらいの気迫で見ていました。

それはそれは、怖かったと思います。そして、そんな私の態度が長男を算数アレルギーにしてしまったのです。

TRYアングルでは、長男と同じような特性を持つ小学校1、2年生の子どもたちが学習支援を受けています。最初は1分ぐらいでできる、その子ができるレベルの課題からはじめます。

苦手意識がついてしまってるお子さんはより易しい問題で量も少なく。毎日少しずつお母さんと頑張ります。

お母さんは、子どもに毎日ほぼ笑みながらその課題のプリントを渡します。笑顔が必ず必要です。

すると、毎日たった1分のこのプリントで、1年後には計算がしっかりできるようになっています。

うちでも16歳の長男に、はじめはお金を並べ、買い物を想定した計算をさせてみました。慣れてきたら、小学校1年生の計算問題を繰り返させました。少しずつですが、簡単な問題には自信を持つようになりました。むずかしい問題でも、途中でキレたりせずに、答えを出そうとしています。

「発達障害だから仕方がない」ではなく、「どうしたらいいのか」をあきらめないで一緒に考えていきましょうね。それからくれぐれも叱咤激励しすぎないように。

●どうしたらいいのかを具体的に

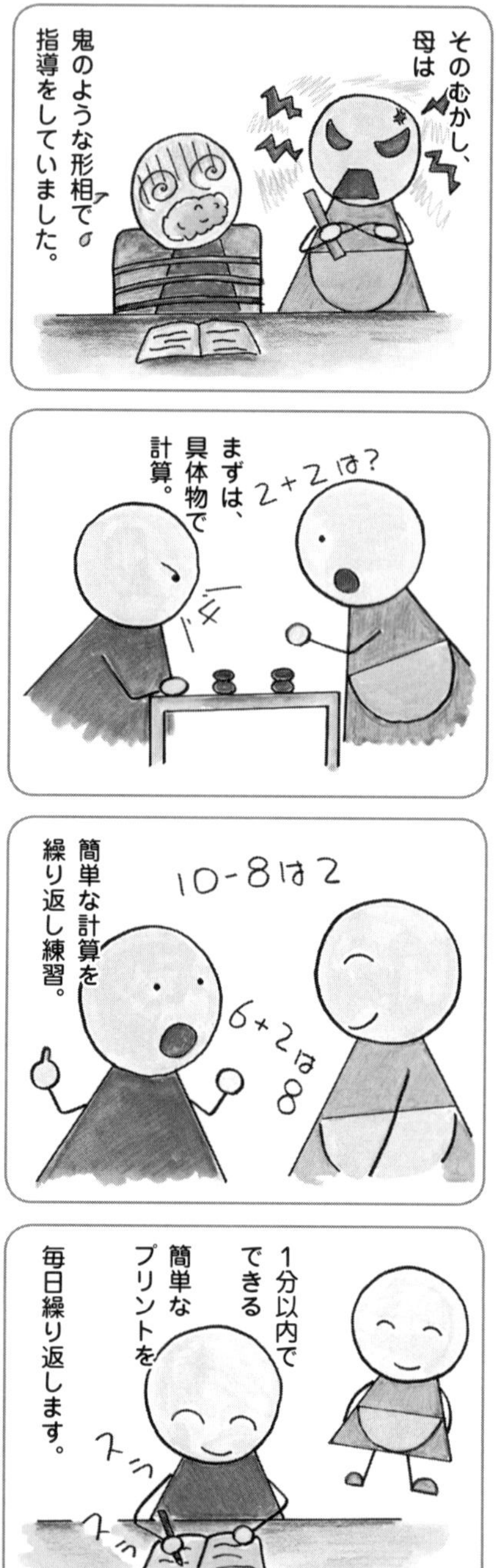
そのむかし、母は
鬼のような形相で指導をしていました。
まずは、具体物で計算。
2+2は?
簡単な計算を繰り返し練習。
10-8は2
6+2は8
1分以内でできる簡単なプリントを
毎日繰り返します。
スラ
スラ

10 不安で眠れない

あれは何の音?

Iちゃんは、小学校に入学してから毎日必ず、帰宅の時にお母さんに出迎えてもらっていました。だから、安心して学校へ行っていました。ところが、1年生も終わりの頃、お母さんが外出し、Iちゃんが帰るのに間に合わなかったことがありました。

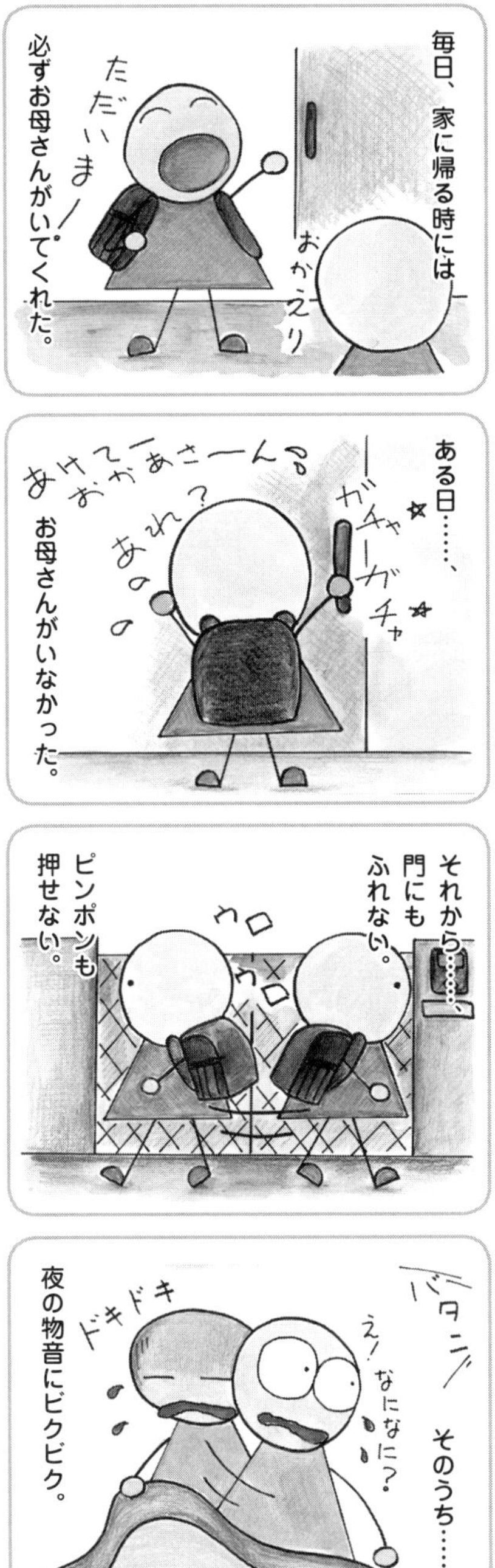
毎日、家に帰る時には
おかえり
ただいま!
必ずお母さんがいてくれた。
ある日……、
ガチャガチャ
あれ?
あけてー おかあさーん
お母さんがいなかった。
それから……、
門にもふれない。
ウロウロ
ピンポンも押せない。
そのうち……
バタン
え!なになに?
ドキドキ
夜の物音にビクビク。

Ｉちゃんにしたら、お母さんは必ず家にいてやさしく自分を迎えてくれる、家の玄関を開けてくれると思っていたのです。なのに、どんなに大声で叫んでも、ドンドンとドアをたたいても、中からは何の反応もなくただ「シーン」と静まり返っている……。

お母さんが近所の方に後で聞いた話では、Ｉちゃんはそれはそれは大きな声で大変な慌てぶりだったようです。お母さんは、5分ぐらい遅れただけなんですけど。でもＩちゃんにとったら、きっとその5分は1時間にも2時間にも感じられたのでしょう。

このちょっと間に合わない事件があってから、Ｉちゃんは、家の玄関はおろか、門さえも開けられないようになりました。帰ってきても、いつも家の門の前でお母さんが玄関を開けてくれるまで、何も言わないでウロウロしているようになってしまいました。

2年生になった頃から、夜の物音に過敏に反応するようにもなりました。ちょっとした物音が外でしてもがばっと起き上がって

「え？？　あれは何の音？　何がどうなったの？　だれか入ってきたんじゃないの？」

と、とても気になって気になって、なかなか眠れないようになってしまいました。

「**不安***」が、家に帰っても門を開けられない、夜の物音でドキドキして眠れない、という状況を作り上げてしまっているのかもしれません。

＊不安
気がかりなこと。心配なこと。これから起こる事態に対する恐れから、気持ちが落ち着かないこと。特定の対象にひるんでいる感情が恐怖で、対象のない無に脅かされてひるんでいる感情が不安。いやですね、不安。

笑顔でほめて不安を取り除きます

そこでまずは不眠対策として耳せんをおすすめしました。

寝る前にお母さんから「これをしたらいやな音は聞こえなくなるからね」とIちゃんに耳せんを渡してもらいました。するとIちゃん、すぐに眠れるようになりました。

「起きた時には耳から外れているんですけど、自分で必ず探して入れて寝てるんです」と、びっくりするほどの効果を、お母さんが笑いながら報告してくれました。大人でも夜の物音が怖いことがあります。とくに子どもには「これはたぶん○○○の音だろう」と、うまく推測できないこともあり、音の正体がわからないから不安が大きくなってしまいます。

Iちゃんは、そんな不安と帰宅時にお母さんがいなかった時の不安が重なっていたので、すぐに解消できる不安から対処しました。耳せんはお守りのようなものです。

そして、次の不安を取り除きます。お母さんにIちゃんが帰宅した時の様子をビデオに撮って来てもらいました。ビデオを見ているとIちゃんは本当に玄関の前でウロウロするだけで、門に手もかけないしピンポンさえ押しません。

さっそく、Iちゃんと「家に帰って来た時はピンポンを押す」という約束をし、同時に門のところに「ピンポンを押しましょう」と貼り紙をしました。

それから、段階的に進めていきました。

①Iちゃんがピンポンを押すと、お母さんは「は～い」と返事をし、玄関のドアを開け門まで出迎える、を2週間。

②Iちゃんのピンポンに「は～い」と返事をし、玄関のドアを開ける、を2週間。

③ピンポンに「は～い」と返事し、Iちゃんが自分で玄関のドアを開けて家の中に入る、が最終段階。

ポイントは、必ず**「お母さんはIちゃんと約束した態度をとる」**です。しかも、出迎える時には**「必ず笑顔」**で。そして、Iちゃんが自分は約束を守ることができたんだ、ということがわかるように**「少しだけ大袈裟に、具体的にほめる」**のです。

例えば、

①の時には、「すご～い、ピンポン押せたね。お帰りなさい」

②の時には、「あっ、門を開けて、玄関までこれたね。お帰り」

③の時には、「☆□○※」（適当な言葉を入れてみてください）

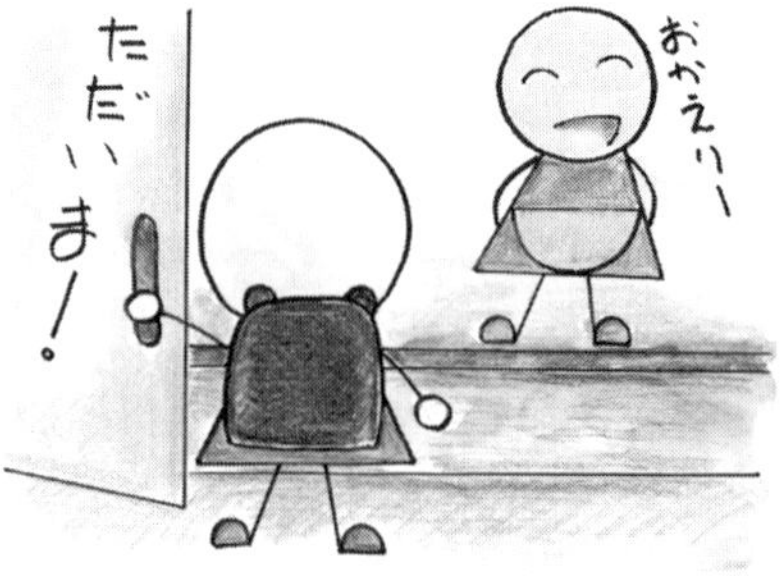

大人にとっては何でもないことでも、子どもにとっては大きな不安になることがいっぱいあります。みなさんも子どもの時を思い出してみてください。お母さんが家にいると思って帰ったのに、だれもいなくて「シーン」と静まり返った家に一人でいる時、心細く感じませんでしたか？　推測しにくい子どもたちは、そんな不安をいつも感じているのかもしれません。

●段階的に進めていきます

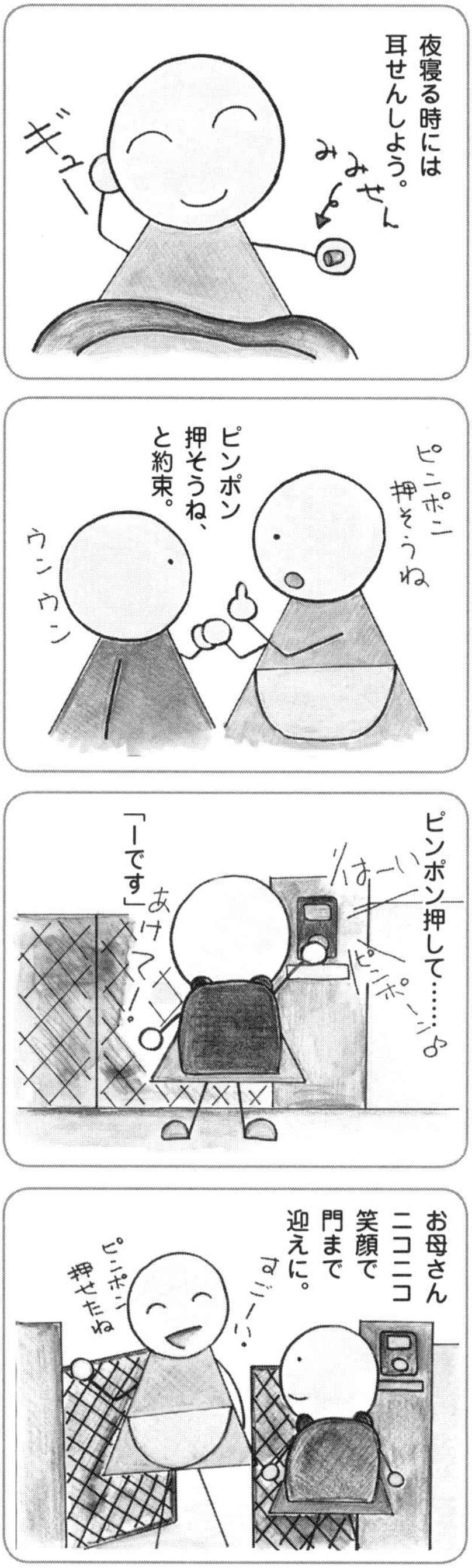
夜寝る時には耳せんしよう。
みみせん
ギュー
ピンポン押そうね、と約束。
ピンポン押そうね
ウンウン
ピンポン押して……
「ーです」
はーい
ピンポーン♪
お母さんニコニコ笑顔で門まで迎えに。
すごーい!!
ピンポン押せたね

11 わがまま

王子様とお姫様と召使い

ＴＲＹアングルに学習支援で通ってきている子どもたちの付き添いで来ている弟さんや妹さんのお話です。幼稚園年中さんの弟さんは、帰宅時間になるとさっさと入り口まで行き、ちょこんと座り足を突き出します。

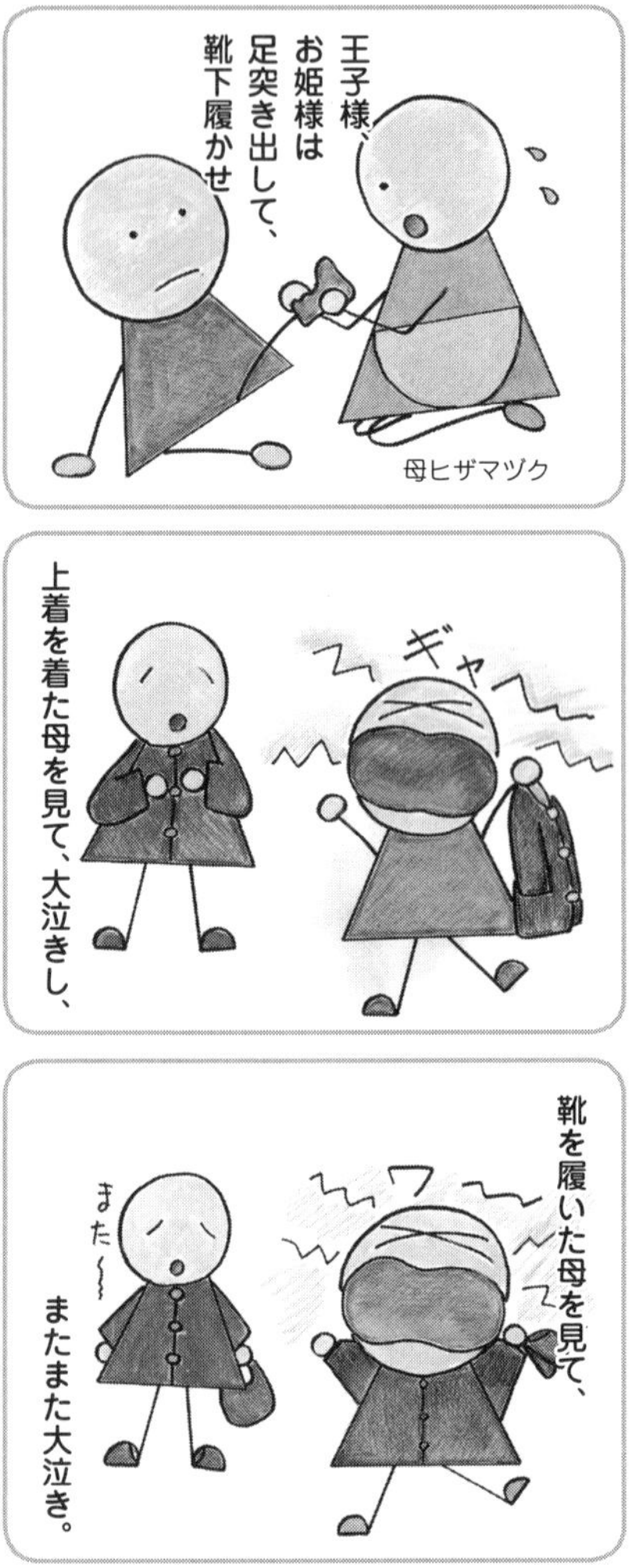

王子様、お姫様は足突き出して、靴下履かせ、
母ヒザマヅク
ギャ
上着を着た母を見て、大泣きし、
ワ
靴を履いた母を見て、
また〜
またまた大泣き。
上着も靴も脱いだ母を見て
も〜
泣きやみます。

「何だろう?」と思って見ていると、お母さんがさっと横に座って、靴下を履かせていま す。

えっ! 自分で履けるやろ? 王子様と召使いみたいやなぁ……、と心の中でつぶやく私。

でも、こういうことって身に覚えがありませんか。子どもたちはたぶん自分でできるのですが、まるでそれが当たり前のようにお母さんは子どものいいなりになっています。私たち母親って、**周りのご迷惑にならないかしら? とか、周りの目が気になって、これじゃいけないとわかっているけどできないことっていっぱいありますよね。**

もう一人、3歳ぐらいの妹さんは「さぁ、帰りましょ」と、お母さんが準備をしていると、自分の上着を持って大泣きしはじめました。「いつもなんですよ。私が先に上着を着ると怒るんです。自分が先じゃないとだめなんです」と、困り顔のお母さん。

お母さんが一回上着を脱ぎ、自分が上着を着るとニコニコ顔の妹さん。

「じゃあ、また」と入口に行き、お母さんが先に靴を履くと妹さんはまた大泣き。

「お母さん、履いたらだめなの、靴脱いでぇ〜〜」

とうとう、お母さん、靴も脱いでしまいました。すると、妹さんは泣くのをピタッと止めました。そこでようやく一件落着。無事に家路につかれました。

子どもが、王子様、お姫様、そして、母が召使いになってる家庭って多いんですよね。

このままでよいんですかね。

ここは強硬に毅然とした態度で

靴下を自分で履かない弟君の場合、お母さんが履かせようとするのを止めて「自分で履けるよね。すごいなぁ。やっぱりお兄ちゃんになったんだね」と、大げさにほめてみました。すると自分で靴下を履いて得意満面の顔。王子様は満足して帰られました。

お母さんが先に上着を着たり、靴を履くと大泣きする妹さんは、家の中でも何でも自分が一番でないといけないらしく、かなり手強いお姫様です。幼稚園入園を控え、不安もあり、甘えたい時期でもあったんでしょう。しかし、子どもの気持ちを尊重するのもだいじなのですが、何でも自分が先じゃないとだめ、というのは行き過ぎです。ここは強硬にお姫様の**要求を拒否***しました。

この場所ではそれは通用しないよ、ということをわかってもらいましょう。当然、お姫様はひっくり返ってギャーギャー泣き叫びます。でも、ここが我慢のしどころなんです。どんなに泣こうと、お願いされようと、こうと決めたら貫き通す、ぶれないお母さんが必要なんです。上着も靴もお母さんはじっと手を出さない、何もしない。すると、お姫様は泣きながら上着を着、靴を履き、泣きながら帰りました。この繰り返ししかありません。

何かあると子どもがちょっと泣いて見せる。すると、親はオロオロとして手を出す。手

***要求を拒否**
相手の行動に一切関与せず問題行動を減らす方法です。取り合わない。子どもに振り回されない。すると、子どもは今まで聞いてもらえたのに……と、より泣いたり叫んだりします。この一時的にひどくなる現象を「消去バースト」といいます。消去バーストが起きている時に相手にしてしまうと、「やっぱり泣いたり叫んだり暴れたら、(ここまですれば)言うことを聞いてくれるんだ」と逆に問題行動を強化してしまいます。ですから、忍耐強く取り合わない、子どもに振り回されないのが大事なんです。が、なかなか一人で頑張るのは難しいもんですよね。

を離そうとすると泣かれ、それを繰り返すうちに、子どもの反応がエスカレートしていきます。親は子どもから手を離すタイミングを見失わないようにしないと、王子様、お姫様ができあがってしまいます。

タイミングはそれぞれの親子によって異なります。もしかしたら本当に子どもの不安が強い場合もあります。やみくもに無視していいわけではないんです。このあたりがけっこうむずかしいんですけどね。

我慢のしどころです

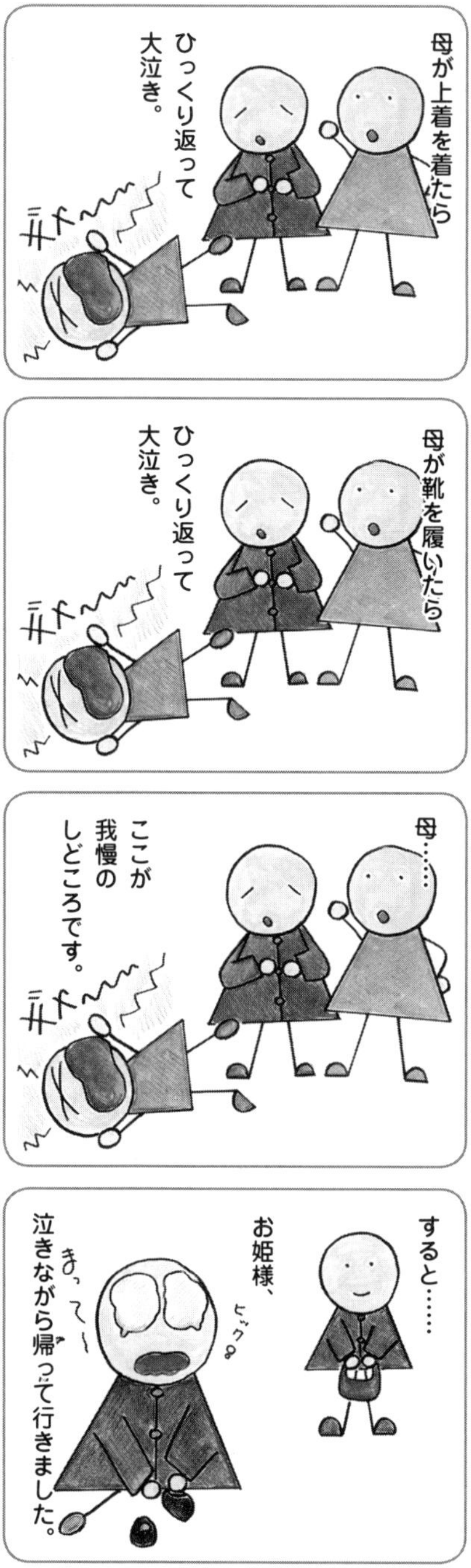
母が上着を着たら
ひっくり返って大泣き。
母が靴を履いたら
ひっくり返って大泣き。
母……
ここが我慢のしどころです。
すると……
お姫様、
泣きながら帰って行きました。

12 一人で決められない

わが家の暴君

じつはわが家の長男も王子様、いや暴君でした。長男は高校卒業後、ホームヘルパーの講座に通っていました。雨が止み、晴れてきたある日の朝。バスより自転車で行く方が好きな長男は「雨降ると思う？　晴れるかなぁ？」と母に聞いてきます。

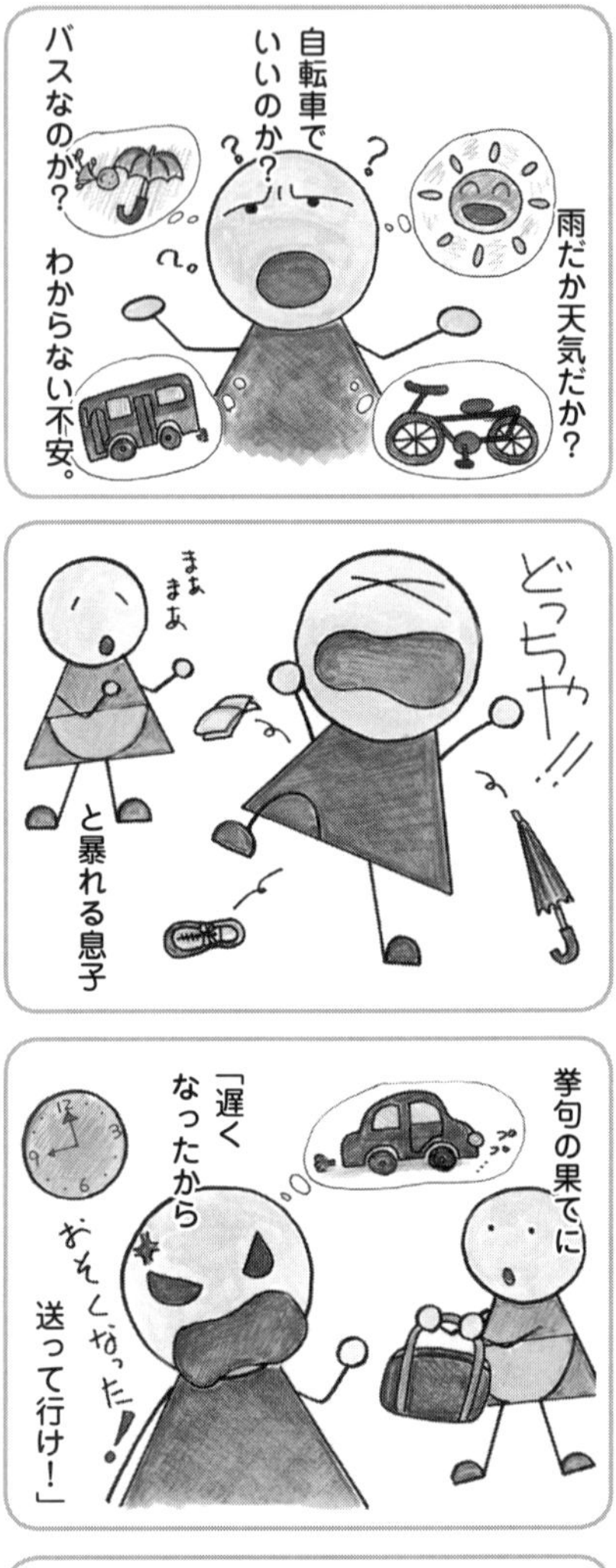
雨だか天気だか？
自転車でいいのか？
バスなのが？　わからない不安。
どっちや!!!
まぁまぁ
と暴れる息子
挙句の果てに
「遅くなったから
おそくなった！
送って行け！」
仕方なく暴君を送っていく母でした。

「そんなのわからないよ」と私。長男は何でも母に頼って確認してきます。それが延々と20分ぐらい続きました。

しかし、わからないものはわからないので、そろそろ自分で考えろ！　と、「自転車でもバスでもいいじゃない」と言い放ちました。この「どっちでもいい」が長男には一番苦手なのはわかっていました。不安なのもわかっているのですが、そろそろ自分で決めてもらわないと……と、ときどき何の準備もせず強引なやり方をしてしまう私。いや、頻繁かな……。

そして、玄関先でギャーギャー大騒ぎがはじまります。その声の大きいこと、大きいこと。ご近所さん、毎度うるさくてごめんなさい。登校中の小学生も「なんだ？」と見ていきます。そのうち、

「お母さんがどうやって行けばいいか言うてくれんかったから、間に合わへんやん。お母さんのせいや！！！」

と、訳のわからないことを言い出す始末です。

最終的には「もう行かれへん！　間に合わへん！」と怒りはじめ、仕方なく車で送って行ってしまう母でした。

予測するのが困難だったり、どちらかわからないことが不安なのは特性で仕方がないとは思うのですが、長男をこんな暴君のような姿にしてしまったのは、私のかかわりが問題

でした。この子はこんなところが不安だから、こんなところがしんどいんだからと、高校を卒業したにもかかわらず小さい頃のまますべてに手をかけていました。おまけにギャーギャー言われると、周りの目も気になって、もうどうしようもなくて子どもの言いなりになっていたんです。

このままでよいんですかね……。

自分で決めさせます

その何日か後、またまた、雨かな？　晴れかな？　自転車にしようか？　バスにしようか？　と長男が悩みはじめました。

しかし、母は変わりました。息子が「どっちや〜」と言いはじめても

「お母さんにはわからないよ。自分で決めて」

としか返事をしません。

いきなり対応を変えたわけではありません。毎日、コツコツ準備をしてきました。

①自分でテレビの天気予報を見てその日の自分の行き方を決める。

②天気の時には自転車で、雨の時にはバスで行く。

この二つのことを長男に経験させてきました。

しかし、今日はどちらで行けばいいかわからない天気だし、天気予報もなんだか当てに

ならず、長男の不安が増大しています。しかし、母は、今までと違って何も言ってくれない、取り合ってくれません。やがて、玄関先でワーワー言いはじめ、挙句の果てに弟のサンダルを外に向かって投げました。

「**靴を拾って来なさい**＊」

と、母は淡々と指示をします。何と言われようが、家を出る時間が迫ろうが、いけないことをしたわけですから、靴を拾ってくるまで淡々と接します。

「何で拾わないかんのやぁ〜！！！」

と息子が大声で叫んでも、周りを気にしてはいけません。拾ってくるまで他には目を向けません。何分か対峙すると、息子はしぶしぶ拾って来ます。ここですかさず、

「OK、よく拾えた」

と息子が靴を拾ってきたことを認めます。ところが、息子は別の靴をもう一個投げたんですね。一瞬、「どうしよう?」と思ったんですが、

(とりあえず今日はこれでよしとしよう。スタートはスモールステップ、スモールステップ。ちょっとずつ進んでいこう。できてることからほめる、できてることからほめる……)

と自分に言い聞かせました。すると不思議なことに、息子はドタバタしながらも、自分なりに「自転車で行く」と決めて家を出て行きました。

子どもは不安でたまらないから、何でも親に頼ろうとします。でも、子どもは

＊靴を拾って来なさい　問題は自分で決めさせることなのに、「靴を拾いなさい」と指示を変えるのはどうなんだろう? と考えましたが、今回は「もう、お母さんはあなたのワーワー叫び、暴れることには動きませんよ」と、伝えたかったのです。まったく自信がなかったのですがなぜか、そうしようと感じたんです。

あっという間に大きくなります。いつまでも母がそばにいるわけにはいかないんです。

この靴投げ事件以後、息子は毎朝自分で決めて自分で出て行くようになりました。少しずつですが、息子も確実に変わりはじめています。欲を言えば、息子がまだ小さな王子様の頃に対応できていたら……とも思うんですが、遅すぎるということはありません。親子の葛藤がまだまだ続きますが、私は、あきらめずに頑張っていこうと思います。

●もうあなたの言いなりにはならないよ

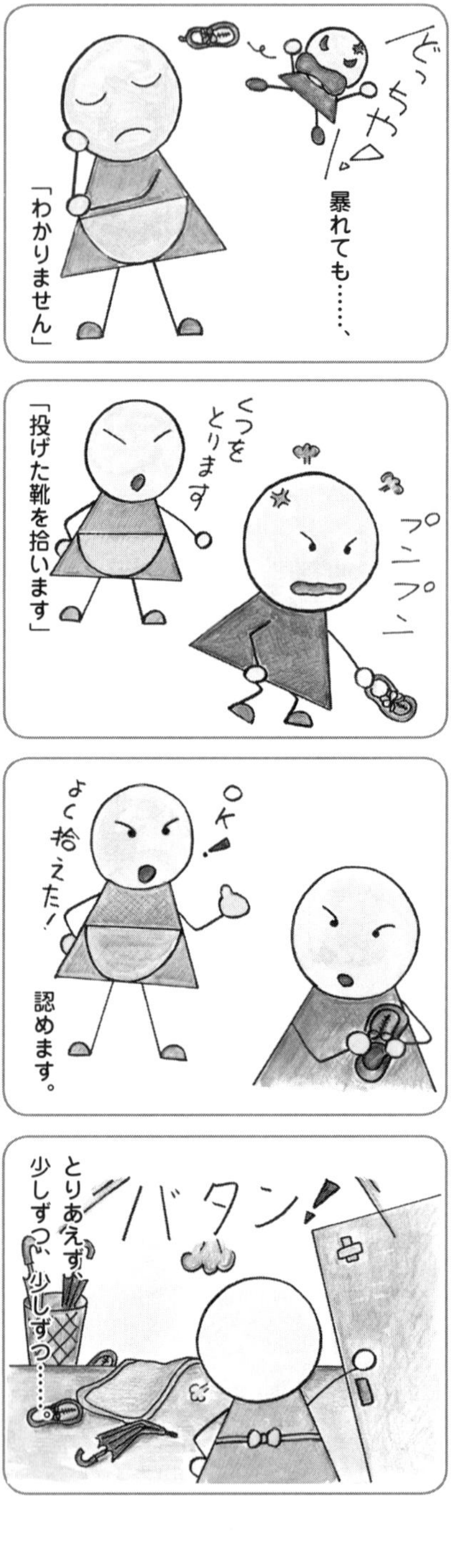
暴れても……、

「わかりません」

プンプン
くつをとります
「投げた靴を拾います」

よく拾えた!

認めます。

バタン!

とりあえず、少しずつ、少しずつ……。

13 何でも欲しがる

おねだり上手

長男が、好きな歌手のニューアルバムが欲しくなったとします。初回限定でポスターが付くCDです。すると、今買わないとなくなる、今すぐでないと永久に買えないような気になってしまうんです。

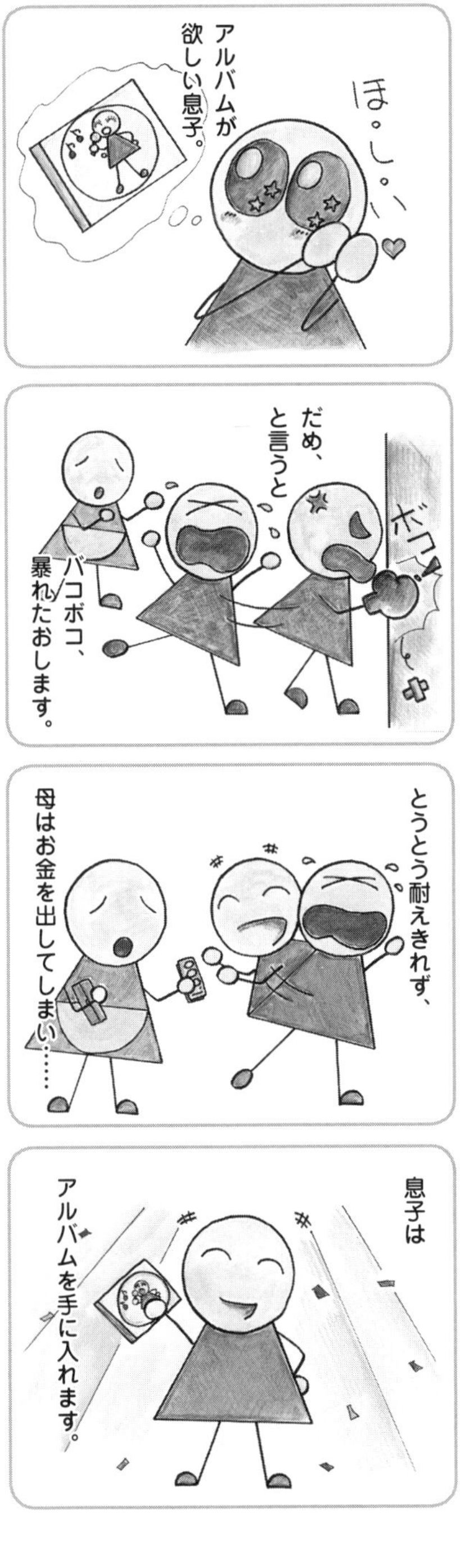
ほ。し。い
アルバムが欲しい息子。
ボコッ
だめ、と言うと
バコボコ、暴れたおします。
とうとう耐えきれず、
母はお金を出してしまい……
息子は
アルバムを手に入れます。

今から15年前のことになりますが、長男が幼稚園の頃は、発達障害に関する情報は少なく、書店に行っても2、3冊ぐらいしか本がなかった状態で何もかもが手探りでした。

私の受け取り方が違っていたのかもしれませんが……。

「LD（学習障害）の子の辞書に『我慢』と言う文字はない」

「その子のすべてを受け入れましょう。あるがままの姿を受け入れましょう」

と、いうようなことを本や講演会で見聞きしたような気がします。

「あるがままを受け入れるって？」

私は、混沌とした子育てを続けていました。

そして、ある日気がつくと、欲しいものはすぐに手に入れなければ気がすまない子に育ててしまっていました。

「お母さん、CD買いたいねん。今買わないと、ポスター付いてないねん」

はじめは控えめに、そしてかわいらしくお願いしてきます。

「そんな、クリスマスでもお誕生日でもないのに買えません。おこづかいだって、毎月あげてるでしょ」

親として当たり前の言葉です。ところが、何回かこんなや

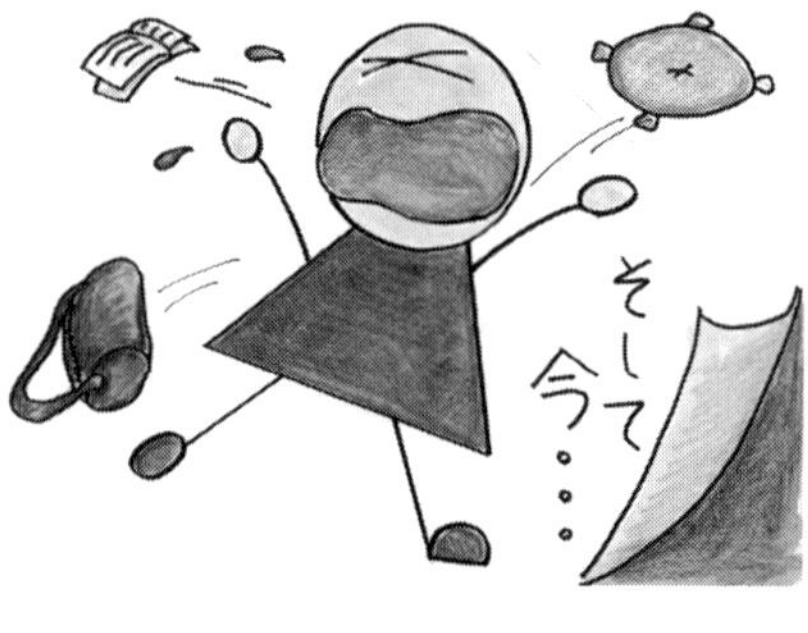

り取りをしていると、長男は声がだんだん大きくなり、ワーワー叫び、挙句の果てに暴れたおす。家の壁や、タンスのドアに穴が開きます。

そうなると、私も根負けしてしまいます。

「このぐらいいいかぁ。どっかの先生が、『欲しがるものは経済的に大丈夫だったら買ってあげましょう』って言ってたし……」

と、都合のよい言い訳をつけてお金を渡してしまう。

こんなことを繰り返していました。

やり過ごす・取り合わない・ない物はない

長男が小さい頃、おもちゃの自動販売機の「ガチャガチャ」(カプセルに入ったおもちゃ)などで、「ママ、お願い、もう一回だけ」とかわいくお願いされ、私はその「もう一回」を何度もさせてあげていました。

スーパーに買い物に行けば、ゼリーも欲しいし、プリンも欲しい。お母さんは一個だけと言っている、でも欲しい。だからちょっとギャーとかワーとか言ってみる。するとお母さんは最終的には買ってくれる。

その繰り返しなんです。ワーワー言えば、暴れれば、買ってもらえた。

そんな経験を、私が息子に積ませ続けてきたことに、最近気づいたのです。

おこづかいに関する家でのルールを決めました。

「月に○○円にする。欲しい物は自分のおこづかいの中で自分がやりくりして買う。生活にどうしても必要な服、学校で必要な物は、親が買うが、それ以上は買わない」

もちろん、一方的に決めたのではありません。きちんと長男と話し合いをして決めました。

ルールを決めてから息子は欲しいCDをずっと我慢していました。でも、先日とうとう爆発し、「アーーー、我慢できん、今スグ買わんとなくなるうーー」と、わめく、わめく。

ですが私は、以前とは違います。**やり過ごす、取り合わない、ない物はない、の姿勢を貫きます**。息子はやがて静かになり、「買わんと不安や……」と自分の気持ちを言葉にしました。その時に私は、「そうやなあ、よう我慢してるなあ。お母さんは我慢している今のあなたがすごく偉いと思う」と、伝えました。すると、息子の不安と緊張、そしてイライラがスーーッと収まっていったのです。

何が変わったのか。

私が一本芯の通った毅然とした母になったんです。大そうなもんでもないんですけど。どんなに暴れようと泣き叫ぼうと、私は態度を変えません。もう、ご近所の手前とか恥ずかしいとか言ってる場合ではないと思いました。

なかなか、簡単なものではありません。とくに、子どもが大きくなっていると、かなりの覚悟が必要です。息子が大騒ぎしている時には、そばにいると私もどうしても冷静でいられなくなります。だから、部屋を出るようにしました。息子は私の後を追いかけてきます。それでも、**毅然と対応する。けっして感情的にはならない**のがだいじです。

みなさん、「お願い、もう一回」の延長に、「こら、バイク買えやあ！」が待っているかもしれませんよ。ご用心を。

一本すじの通った対応を

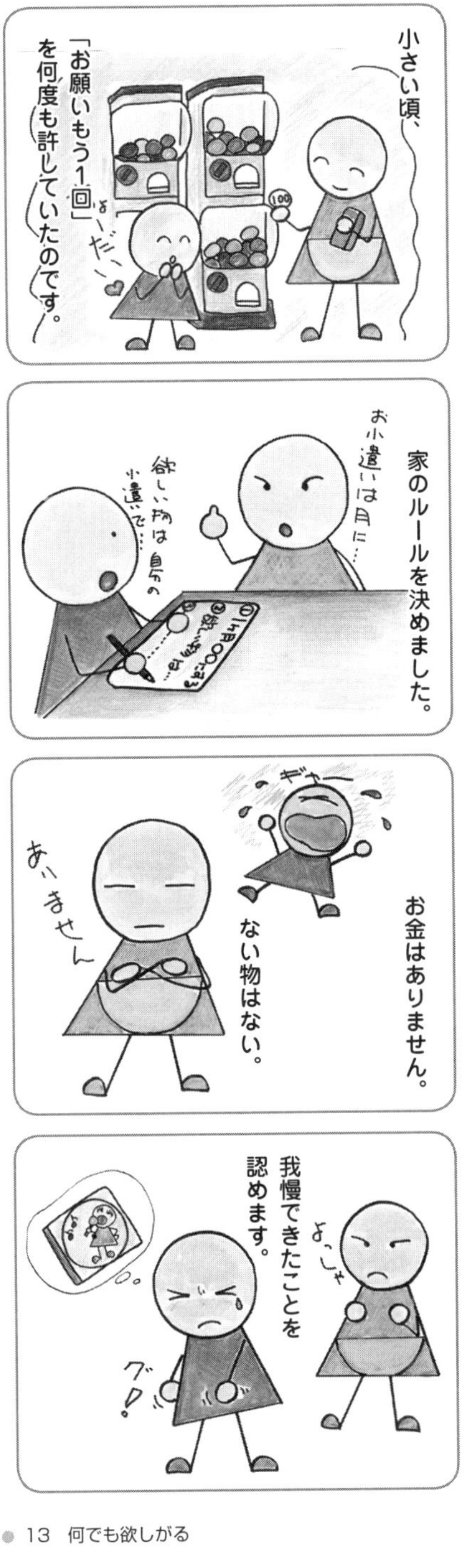
小さい頃、
「お願いもう1回」を何度も許していたのです。
家のルールを決めました。
お小遣いは月に…
欲しい物は自分の小遣いで…
お金はありません。
ない物はない。
ギャー
ありません
我慢できたことを認めます。
よっしゃ
グッ!

14 かばんを片づけない

ええ加減に持って行きや！

発達障害のあるなしに関係なく、学校から帰ってかばんを自分の部屋まで持って行けない子、多くないですか？

かばんを玄関先に放り投げて、すぐに遊びに行っちゃったり……。

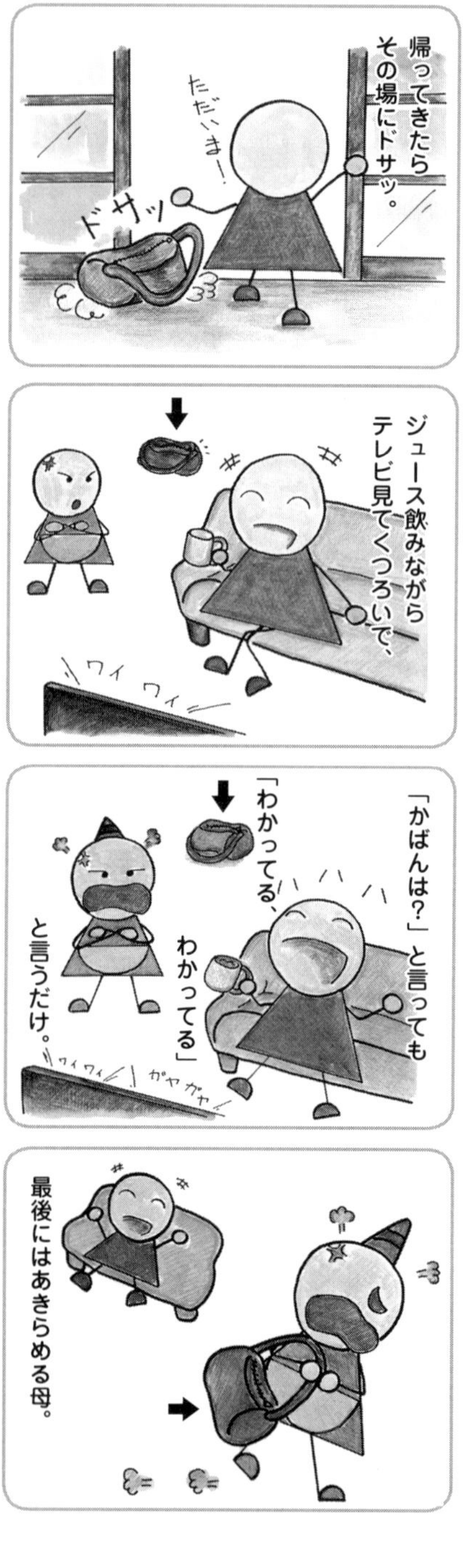
帰ってきたら
その場にドサッ。
ただいま〜！
ドサッ
ジュース飲みながら
テレビ見てくつろいで、
ワイ ワイ
「かばんは？」と言っても
「わかってる、
わかってる」
と言うだけ。
ワイワイ
ガヤガヤ
最後にはあきらめる母。

うちの子（とくに長男）も、「ただいまぁ～」と帰ってきても、かばんを玄関先に置いて、「お腹すいたぁーおやつない？」と台所をあさったり……。「暑い暑い。アイスあるぅ？」って言いながら冷蔵庫に頭を突っ込んでいたり……。そしてそのままリビングでテレビをつけてくつろぎはじめます。高校生になってもそんな感じでした。

私が「かばんは？」と聞くと、「わかったぁ」と返事はするけど、へらへら笑いながらテレビを見ています。

やがて、私がちょっと大きな声で「かばん持って行きよ」と声をかけます。

息子は「わかったぁ。後で持って行くよぉ」と返事があるものの、なかなか持って行きません。

私はだんだんイライラしてきて、「ええ加減に持って行きや！」と怒ります。

ところが、息子は動じる気配もなくテレビを見ている。最終的に、私が怒りながら息子のかばんを玄関から息子の部屋まで持って上がっていました。

毎日毎日繰り返されるこの風景。

「かばんは？　持って行きや！」と言わなければならないことに母の方が疲れてしまう。

いや、慣れてしまったのかもしれません。そのうち、息子に声をかけることもなく、心の中で（また、置きっぱなしにして……仕方ないなぁ）と、母が黙って持って行くことが多くなっていました。

ところが、あることがきっかけで息子が自分でかばんを持って行くようになりました。

そんなことでもほめます

毎日毎日繰り返される「かばんを持って行きや！」バトルですが、ある日、母は、心を入れ替えました。どうして持って行けないのか？　私の対応のどこが問題なのか？　ちょっと、観察しながら息子の様子を見ていました。すると、あることに気がついたんです。片づけができているものもある。で、片づけができているものは、ちゃんと片づける場所が決まっている。

「そうだ、もしかしたら、この子はかばんを持って行く場所がわからないのかもしれない。だったら、もう一度はじめから教えてみよう」

そこで、

「ねぇ、かばんは家に帰ったらリビングで休む前に自分の部屋の机の横のかばん置き場に持って行こうか」と、声をかけました。

息子は、「え～、いややぁ、しんどい、だるい……」としこたま文句を言いました。いつもの母なら、瞬間湯沸かし器

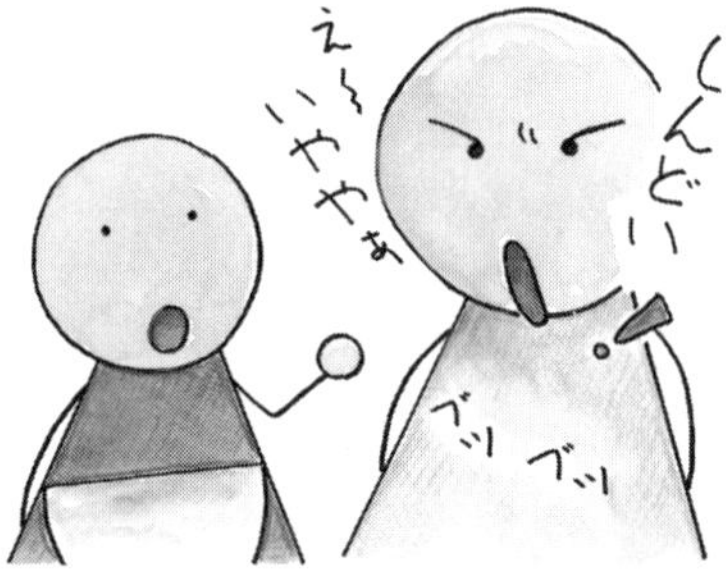

で「何言うとンねん、持って行きや！」になりますが、そこは我慢です。ニコニコ笑顔で、「持って行こうね」と促します。

そして、息子がかばんに手をかけた瞬間に「おっ！　すごい。すぐにかばんを持てたやん」とほめたのです。ほめられていやな気持ちがする人はいません。息子は「ヘン、当たり前やん」って顔をしながらもうれしそうに自分の部屋までかばんを持って行きました。もちろん、母は、ず～～っとほめ続け、かばんを置いてリビングに下りて来た時には、めちゃくちゃそこまでほめなくてもと言うほどほめます。

さらに、息子は忘れっぽいので、玄関を入ってすぐ目につくところに《かばんは2階に》と書いた大きな紙を貼りました。それと同時にリビングに「かばん持っていったよシール表」を貼りました。持って行ったよシールが10枚たまると、息子がその頃欲しかった**「ガチャガチャ」***が1回できる、というごほうびつきです。

なんせ、長らく私がかばんを持って行っていましたから、「声かけ」と「ほめる」だけでは長男の行動を継続させるのは難しかったのです。

それからしばらくは、毎日「かばんは？」の声かけはしましたが、やがて、何も言わなくても持っていけるようになり、今では、置きっぱなしの母のかばんがよくリビングにころがっています。

「えっ？　そんなことをほめるんですか？」と思うようなところから、子どもをほめてみ

＊ガチャガチャ
ガチャガチャなんて、高校生で？　と思われるかもしれませんが、けっこう最近、いいものがあるんですよ。ミニチュアフィギュアみたいなものです。

ませんか？　発達障害は関係ありません。
だれにでも通用する子育ての魔法の呪文です。

●手をかけた瞬間に（タイミングがだいじ）

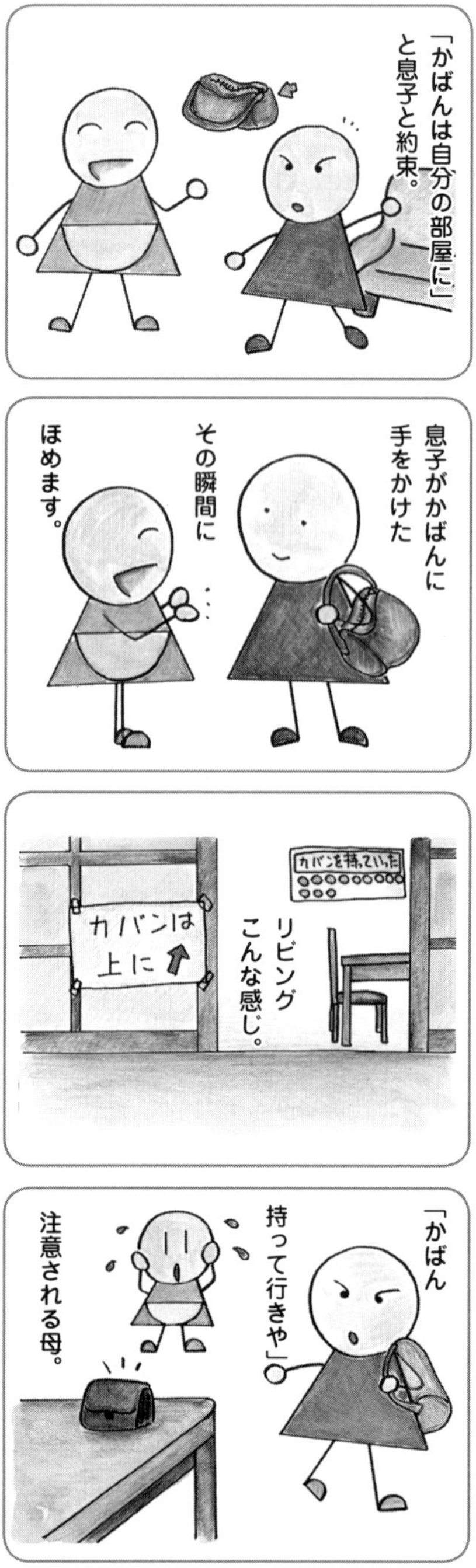
「かばんは自分の部屋に」
と息子と約束。
息子がかばんに
手をかけた
その瞬間に
ほめます。
カバンを持っていった
カバンは
上に
リビング
こんな感じ。
「かばん
持って行きや」
注意される母。

15 偏食が多い

ポイ！ ポイ！ ポイ！

小学2年のJちゃんは、偏食が多くてお母さんが困っています。発達障害を持つ子どもに偏食が多いと言われています。Jちゃんが食べられるのは、ご飯のふりかけの卵の部分と、チキンナゲットと鶏の唐揚げとパンとうどんやパスタ（具なし麺だけ）ぐらいです。

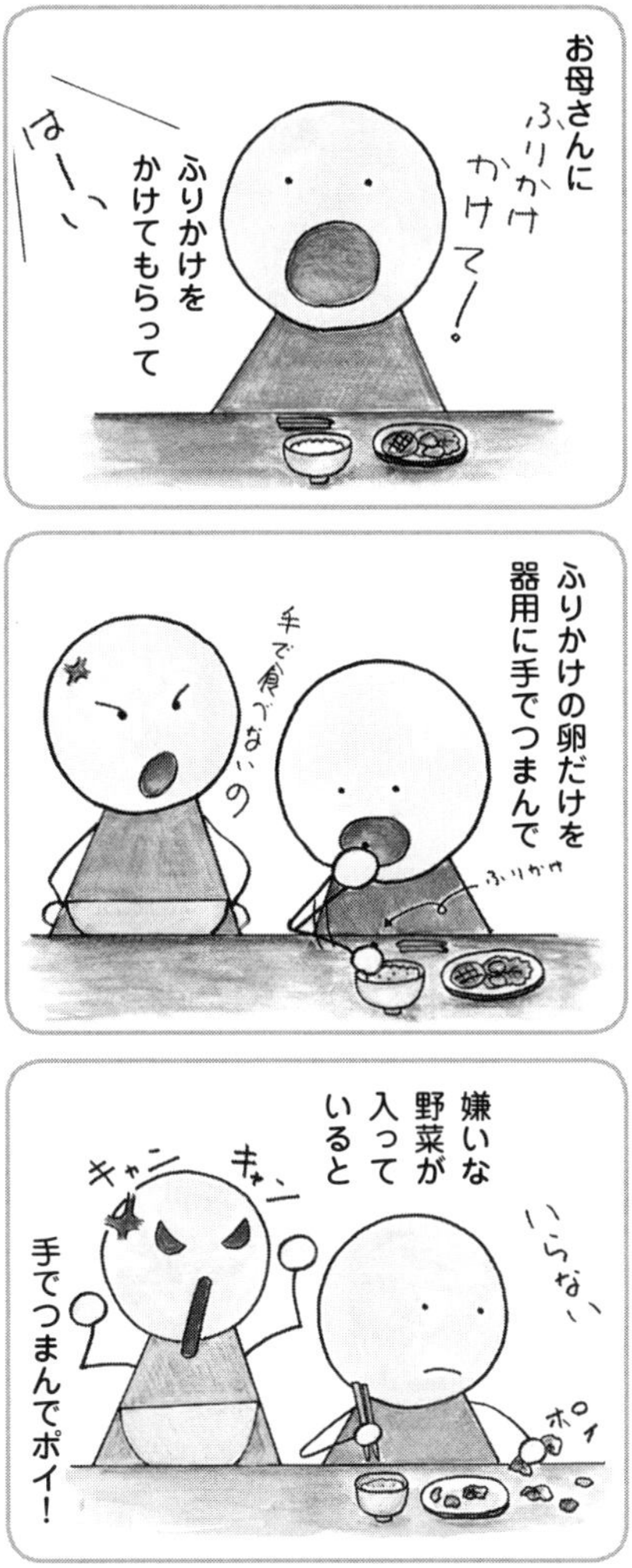
お母さんに
ふりかけ かけて！
ふりかけを かけてもらって
は～い
ふりかけの卵だけを 器用に手でつまんで
手で食べないの
ふりかけ
嫌いな野菜が入っていると
いらない
キャー
キャー
ポイ
手でつまんでポイ！
その手を服でふきふき！！
きたない！！
ふき ふき
それが許せないお母さん。

野菜はもちろん食べません。お母さんがご飯にふりかけをかけると、そのふりかけの卵だけを器用に手でつまんで食べているそうです。

お母さんは、この子は発達障害があるから偏食でも仕方がないと半分あきらめているようです。ふりかけを食べ終わって、いよいよちゃんと食事をするのかと思いきや……、おかずに嫌いな野菜が入っていて、手づかみで、

「これいらない」ポイ！

「これ食べられない」ポイ！

「これ嫌い」ポイ！

と、嫌いなものをお皿からよけていきます。お母さんは、

「そんなこと言わないで食べたら？」

と、自分をセーブしながら声かけをしますが、手づかみが気になります。その上、Jちゃんがその手を服でふきふき！！　それがどうしても許せませんでした。偏食は仕方がないけど、手で食べ物をつまんで、しかもその手を服でふくのが許せないんです。

「手をふきなさい」「あぁ、また、手でつまんで、汚いじゃないの」

と手が汚いことを怒っていたはずが、最終的には

「なんで、そんなに好き嫌いするの？」

「ちゃんと全部食べなさい！」

「どうしてあんたは、そんなに汚いの！！」と、怒りがエキサイト。「手が汚い」ことを怒ってたはずなのにいつの間にか「あんたは汚い」になってしまっています。

みなさんも身に覚えはありませんか？　子どものしたことをだめって怒っていたのに、いつの間にか、「あんたがだめ！」になってしまうこと……。こんなふうに怒られると自分のことが好きじゃいられなくなっちゃうかもしれないのに。

子どもに伝わるほめ方ですか

ペアレントトレーニングでは、ターゲットとした行動の前後の様子を詳細に記録してもらいます。そのため、子どものいやなところばかりに目が行って他が見えなくなってしまったり、反対に、いやなことから目をそむけて見なくなってしまったりすることがあります。もしかしたら、Ｊちゃんのお母さんも、ますます汚いことに目が行ってしまったのかもしれません。

さて、Ｊちゃんですが、手を使ってしまうということは、もしかしてちゃんとおはしやお茶碗が持てないのかもしれません。

Ｊちゃんにおはしとお茶碗の持ち方を指導しました。発達障害の子どもたちの中には、人の行動を見てまねをするのがむずかしい子もいます。

なんで？　って思うかもしれませんが、ものごとを絵に描いたり、写真に撮ったりして見せた方がストンと入る子どもたちもいます。Jちゃんのお母さんに、正しいおはしとお茶碗の持ち方がわかる写真を渡しました。

同時にお母さんには、Jちゃんがちゃんと持てた時、Jちゃんにちゃんと伝わるほめ方の練習をしてもらいました。ですがどうも、お母さん、ほめることが苦手なようでした。人は、一人ひとり違って当たり前です。10人いれば、ほめるのが苦手な人、得意な人、抵抗がある人、ない人さまざまです。だからけっしてお母さんにも無理強いはしません。

お母さんに、「〇《マル》」って手でサインを出すことができるかどうか聞いてみると、「私は絵を描くのが得意だから、絵でほめてみます」と、ニコニコ笑顔で提案してくれました。

お母さんが次の日に持ってきてくれた絵カードは、ニコニコ笑顔のお母さんの似顔絵で、そのお母さんが手で大きな〇を作っていました。

そのカードを見て、Jちゃんもニコニコ顔でした。今までのお母さんのぎこちない笑顔、ほめ方はJちゃんにはしっかり伝わっていなかったのかもしれません。

それから、白いご飯を一口食べるまではふりかけはかけな

い約束をし、ご飯を一口でも食べたら「○カード」でほめ、ちょうど2カ月ぐらいたった頃には、今まで全然食べなかったシチューを野菜も全部残さず食べたと連絡がありました。

ちょうどその日はお母さんの誕生日で、「Jが全部食べてくれて、これまでで一番の誕生日プレゼントやわってJに……」と、うれし涙で最後まで声が聞き取れませんでした。

ほめ方、ほめられ方も一人ひとり違って当たり前

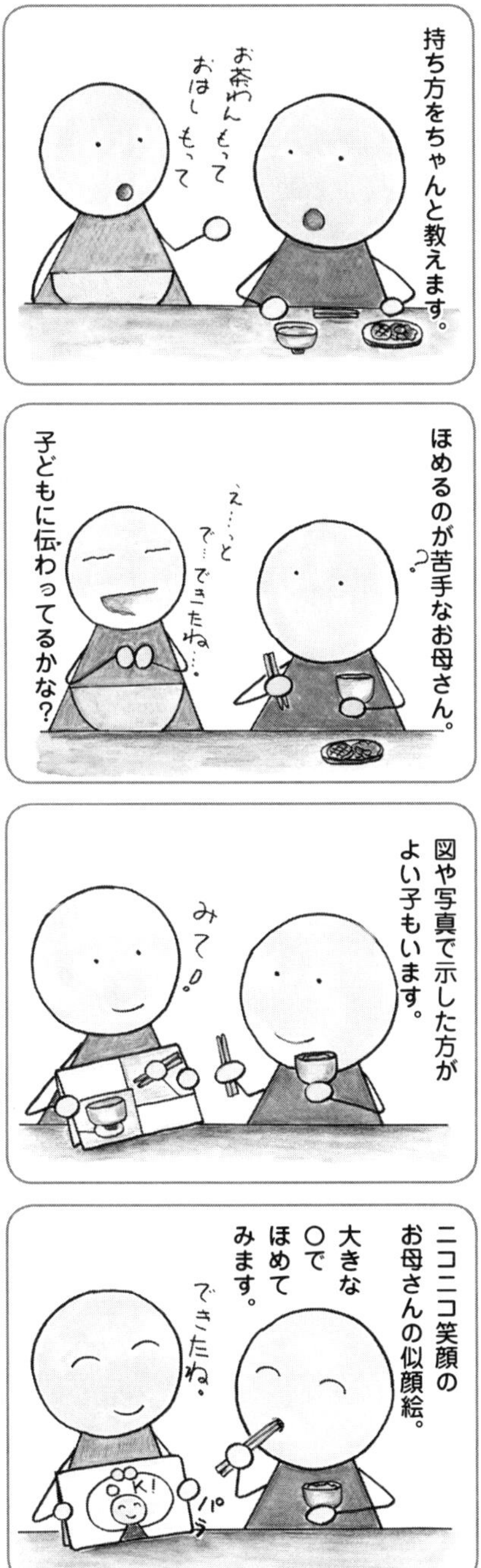
持ち方をちゃんと教えます。
お茶わんもって
おはしもって
ほめるのが苦手なお母さん。
え…っと
で…できたね…
子どもに伝わってるかな？
図や写真で示した方がよい子もいます。
みて！
ニコニコ笑顔のお母さんの似顔絵。
大きな○でほめてみます。
できたね。
OK!
パク

16 運動会が苦手

あっちへフラフラ、こっちへフラフラ

わが家の長男はちょっとだけ筋力が弱く、運動会では友だちと同じように体を動かせませんでした。協調運動も苦手で手足がぎくしゃくして……。楽しみなイベントのはずの運動会は親子ともに辛かったです。

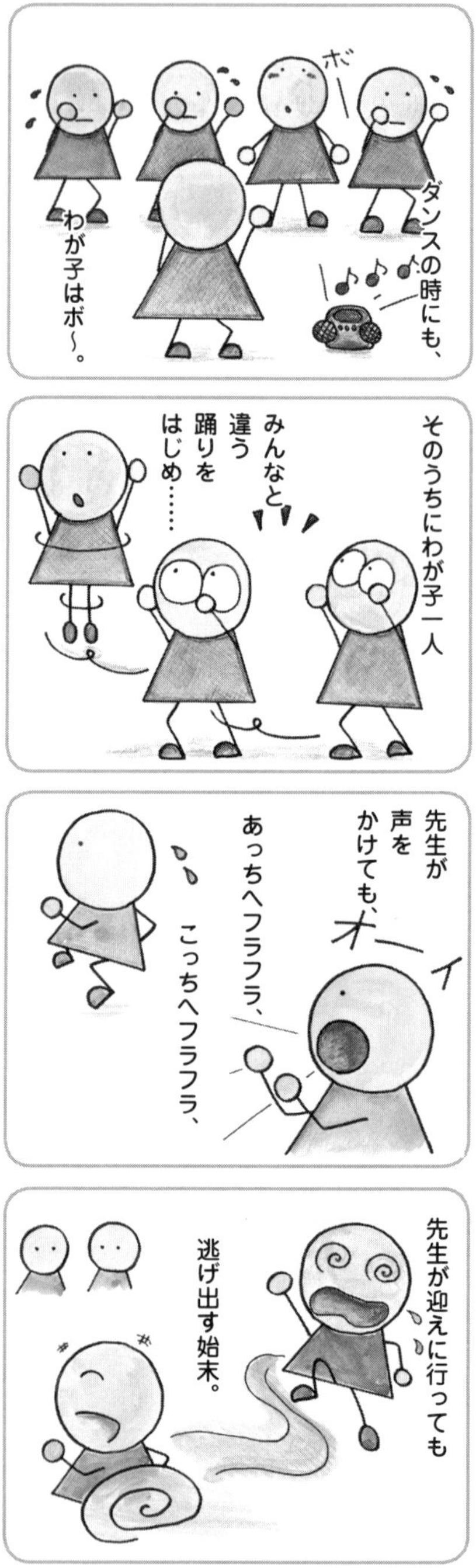
ダンスの時にも、
わが子はボ～。
ボ～
そのうちにわが子一人
みんなと違う踊りをはじめ……
先生が声をかけても、
オーイ
あっちへフラフラ、
こっちへフラフラ、
先生が迎えに行っても
逃げ出す始末。

発達障害の子どもたちは、かなりの割合で**発達性協調運動障害***を併せ持っています。発達性協調運動障害って聞き慣れないかもしれませんが、要するに手や足、目や手などを仲よく協調して動かすことが苦手なんです。運動だけではなくて、はさみやおはしの使い方などの日常生活でも苦労するのですが、運動会となるとその困難さはとりわけです。

K君が小学校に入学して、はじめての運動会でした。お母さんは心配で、練習を見に行きました。すると、みんながダンスしているのに、わが子はボ～ッとしています。やがて、下を向いてゴソゴソ……土いじりをはじめました。先生は、みんなの指導に追われ、K君どころではありません。そのうちみんなと一緒にダンスをはじめたものの、わが子一人みんなと違う踊りです。先生が「K君こっちにおいでー！」と声をかけても、あっちへフラフラ、こっちへフラフラ……。先生がみんなの中に戻そうと追いかけてくると逃げ出す始末。

体の問題だけでなく、状況がつかみにくい、変化に適応できない、耳で聞いただけでは先生の言うことが理解しにくい、イメージできない、自分はちゃんとできないかもしれないという不安がある……。そんなことがちょっとずつ積み重なって、できないことが増えてしまうのかもしれません。

＊発達性協調運動障害（Developmental Coordination Disorder）いわゆる「不器用」な子どもたちです。例えば、舌を動かすことが苦手で、舌足らずな話し方になってしまう、逆上がりができない、自転車に乗れない、リコーダーが吹けない。学習面ではマス目に文字が入らない、漢字を書いた時のバランスが悪いなど、さまざまな分野で問題が起きてしまいます。自分だけができていないのがわかりやすいためコンプレックスになってしまいます。

子どもに自信を持たせます

ダンスに入れなくて先生と追いかけっこになってしまったK君ですが、その1年生の時は本番中もウロウロしてしまいダンスは踊れませんでした。次の年、運動会の練習が始まる前に、お母さんと担任の先生は作戦会議を開きました。

K君はどうして、ダンスに入れないのでしょうか？　K君は、口頭で指示されるより目に見える指示の方が理解しやすいという特性を持っています。また、全体の流れを推測することはむずかしく、コマ切れに練習させられると全体が結びつかないのです。人のふりを見てまねをすることも苦手です。

先生は、事前に今年のダンスの全体の流れがわかるビデオと、K君がおこなう動きをわかりやすく写した写真と、ダンスの曲のCDをお母さんに渡してくれました。その曲に合わせて家で楽しくお母さんとダンスの練習をして、ある程度自分はできるんだ、と自信がついたところで、学校の練習がはじまるという段取りです。

学校の練習でも先生に一工夫をしてもらいました。K君のために、ということがわからないように、全員にビデオや写真を使ってダンスの説明をおこないました。全体像を示す指導は、きっとどんな子どもにもわかりやすいんじゃないかな。

こんなふうに、見通しがついたり、自分の立ち位置が目に見えて確認できたり、動きもあらかじめわかっていたりすると、子どもに自信が出ます。発達障害を持つ子どもの中には、完璧にできなくては動けない子もいます。前もって、学校と家庭が連携して子どもに合った指導方法を考えることで、1年生の時にはダンスに入れなかったK君ですが、次の年、自信を持ってニコニコ笑顔で最後までダンスを踊ることができました。

●学校と家庭が連携して

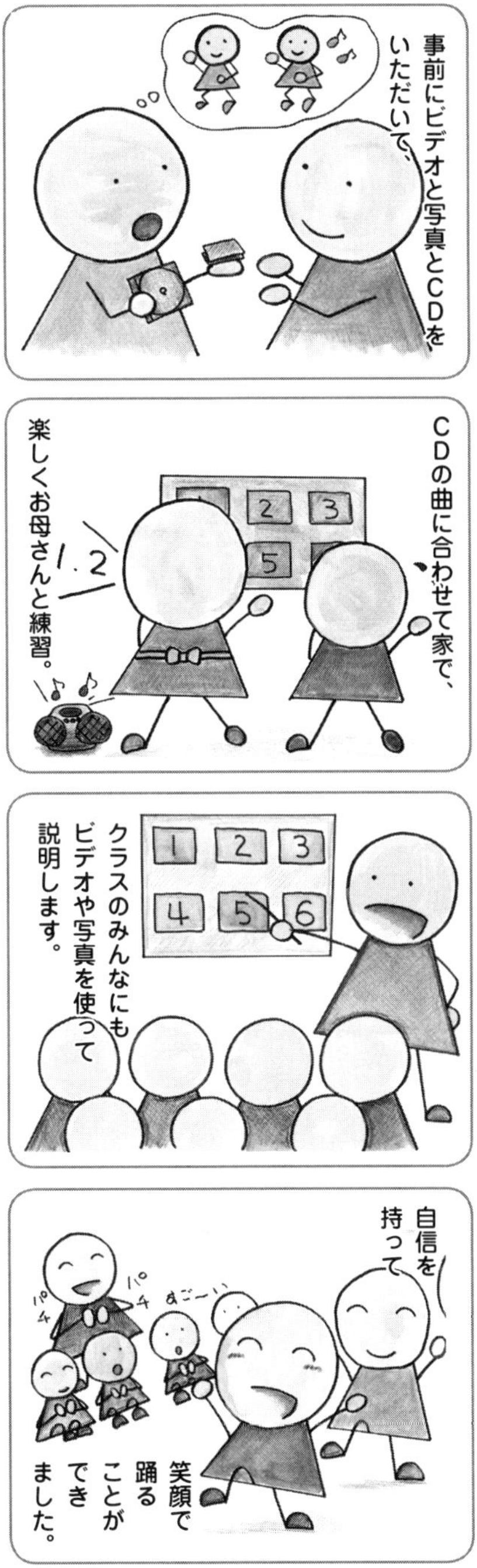
事前にビデオと写真とCDをいただいて、
CDの曲に合わせて家で、
楽しくお母さんと練習。
1.2
クラスのみんなにもビデオや写真を使って説明します。
1 2 3 4 5 6
自信を持って
パチ パチ すごーい
笑顔で踊ることができました。

17 人前で話せない

「…………」

小学校高学年になったLちゃんのお母さんは、ちょっと悩んでいました。病院に行っても、Lちゃんが一言も話さないらしいのです。お医者さんに「どうしたのかな?」と聞かれても恥ずかしそうに下を向いてしまいます。

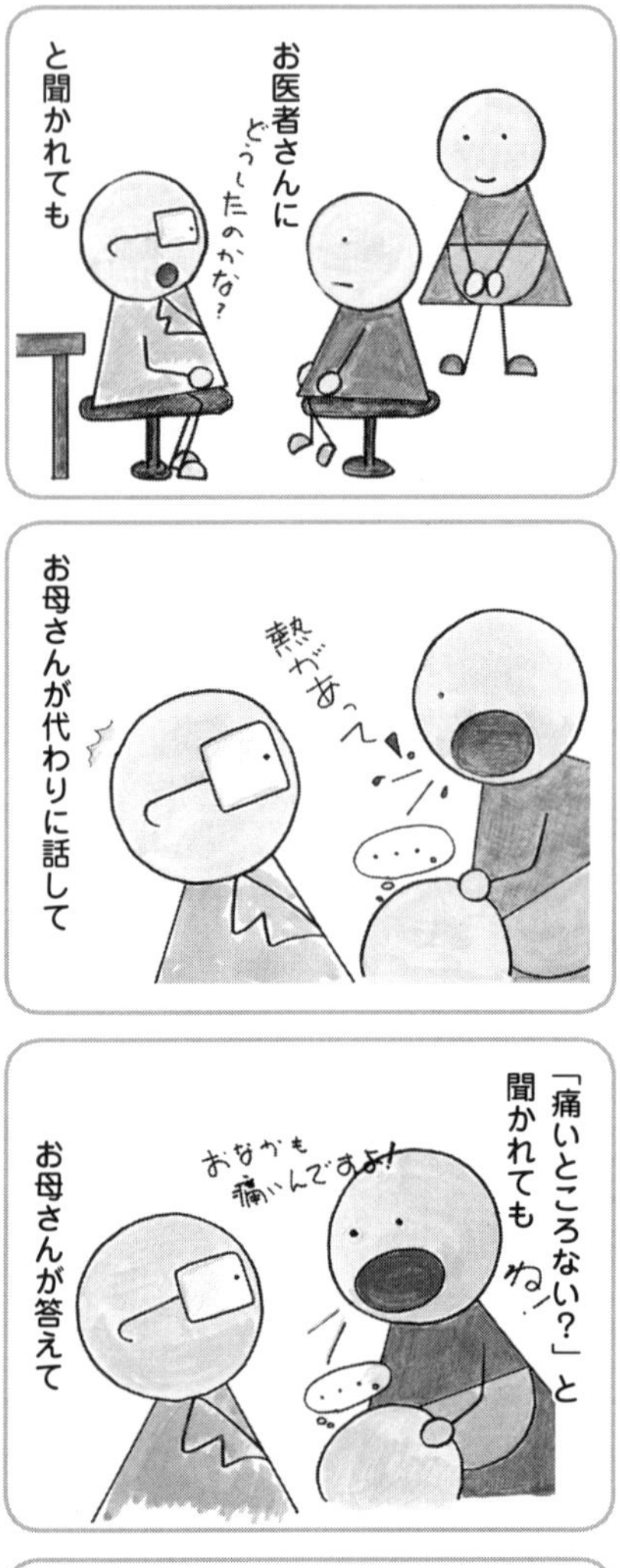
お医者さんに
どうしたのかな?
と聞かれても
熱があって!
・・・
お母さんが代わりに話して
「痛いところない?」と聞かれても
おなかも痛いんですよ!
ね!
・・・
お母さんが答えて
「うちの子自分で話さないのよ」

しゃべらないのよ〜!

と困り顔?

そうなの…

何も言わずだまーって、そのうちお母さんに助けてほしそうな視線を向けてくるそうです。

病気ですから、そりゃー熱もあり、しんどかったら話すどころじゃありません。お母さんは、「やっぱりしんどいのよね」と思い、「熱があって……」とLちゃんの病状をお医者さんに話しはじめます。お医者さんがまたLちゃんに向かって、「他にはどこか痛い所とかないかな?」と聞いても、お母さんがLちゃんの代わりに「おなかも痛いんです。ねっ」と話します。

こうして毎度お薬をもらって帰るそうなんですが……。しかし、お母さんはある時考え込んでしまいました。

「お友だちのところは、同じ年なのにちゃんと自分でお医者さんに具合が悪いところを伝えている。聞かれたことにも答えているみたい。一人で病院に行ったりしてる子もいる。どうしてうちの子は、何も話してくれないんだろう?」

発達障害を持っている子どもたちの中には、知らない相手や慣れない場所にいる時などなかなか言葉を口にしない子どもがいます。恥ずかしそうに下を向いて、もじもじしているだけの子どももいます。自信がないのかもしれません。本当に何を話していいのか、何を聞かれているのか、**わからない***のかもしれません。

どうして話さないのかは、子ども一人ひとりの困っていることで違います。

＊わからない

言葉の発達には「理解力」と「表出力」の二つの側面があります。聴力や知能は正常で口腔の構造や機能にも異常が見られないのに、言語の表出や理解の発達が障害される生来性の言語障害を発達性言語障害と呼びます。

①言語の理解と表出がともに障害される群

②言語理解は良好であるが表出の障害される群

③高次処理の障害される群

などです。

Lちゃんのお母さんからいろいろと話を伺うと、解決の糸口が見つかりました。

えっ?! 私だったの?

Lちゃんは、病院以外にも黙ってしまう場面がいっぱいあるようで、人に何かを聞かれると必ずお母さんを見ます。するとお母さんは、当たり前のようにLちゃんの言葉を代弁していました。この状況に、Lちゃんもお母さんも何の疑問も抱いていません。

もうお気づきですよね。Lちゃんのお母さんは友人なので気軽に伝えました。

「困っちゃうわ……ほんと。Lは臨床心理士さんのセラピーでも何も話さないのよ」

「で、どうするの?」

「でね、申し訳ないから、私が○○○って代わりに言って」

「で? どうするの?」

「そうすると、また、心理士さんがLに話を聞くでしょ。でも、Lは黙ってるの。だから、また、私が○○○と言うの……」

と、いつまでたっても気づかないLちゃんのお母さん。とうとう、私が切り出しました。

「あのさぁ、お母さん、しゃべりすぎ。あなたが先に話しちゃうからLちゃん、話す必要なくなってるんじゃん!」

どうやら、お母さんは目からウロコだったようです。いつもしていることって、なかなか自分では気がつかないものなんですよね。

次の病院の日、お母さんは「自分で話してごらん」と、そっとLちゃんの背中を押してみました。小さな声でしたが、Lちゃんはちゃんと「ちょっとのどが痛いんです」と言えたみたいです。それからは、お母さんは、そっとそばでLちゃんを見守ることに徹しているようです。

驚いたことにそれからのLちゃんはどんどん変わっていきました。

友だちにも少しずつ自分の気持ちが言えるようになっていったし、遊びに誘えるようにもなっていきました。

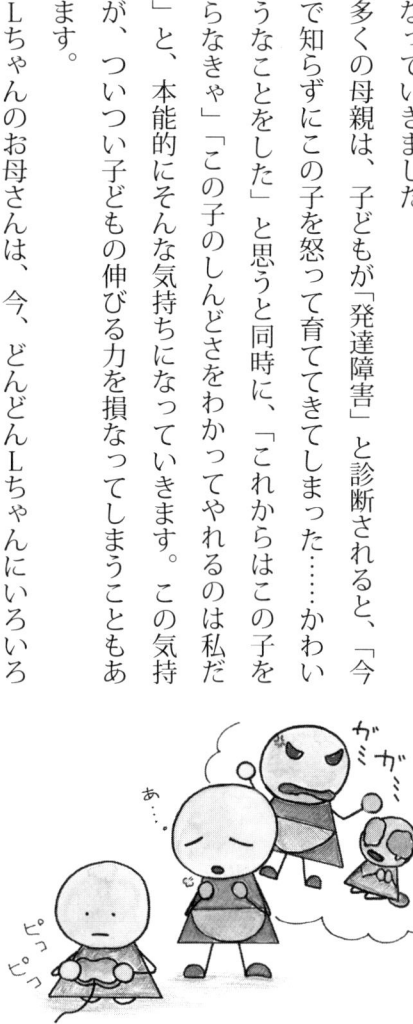

多くの母親は、子どもが「発達障害」と診断されると、「今まで知らずにこの子を怒って育ててきてしまった……かわいそうなことをした」と思うと同時に、「これからはこの子を守らなきゃ」「この子のしんどさをわかってやれるのは私だけ」と、本能的にそんな気持ちになっていきます。この気持ちが、ついつい子どもの伸びる力を損なってしまうこともあります。

Lちゃんのお母さんは、今、どんどんLちゃんにいろいろ

なことを挑戦させています。きっとLちゃんはどんどんできることが増えていくんだろうな。

●母が話すから子どもは話さなくていいんだよ

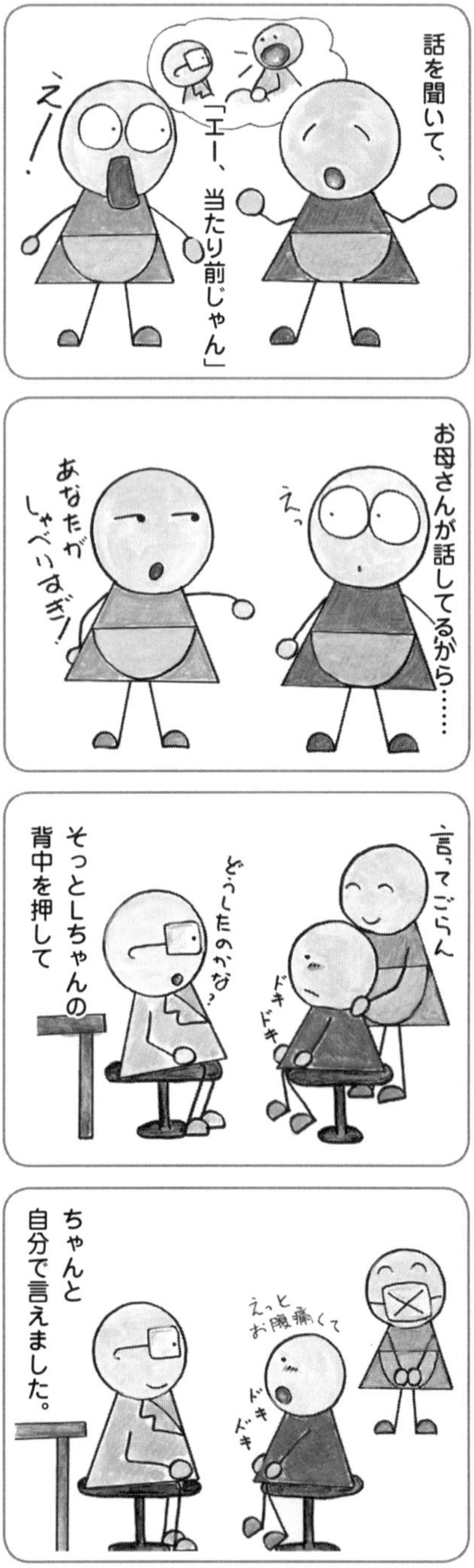
話を聞いて、
「エー、当たり前じゃん」
え～!
お母さんが話してるから……
えっ
あなたがしゃべりすぎ!
言ってごらん
ドキドキ
どうしたのかな?
そっとLちゃんの背中を押して
えっとお腹痛くて
ドキドキ
ちゃんと自分で言えました。

18 話すのが苦手

お母さんの尋問

ちょっとしんどさを抱えた子どもを持つと、何ごともちゃんと親が知っておかないといけないとついつい思ってしまいます。子どものことが心配で仕方ないので、学校で何をしたのか？　何か変わったことはないか？　と一生懸命聞き出します。

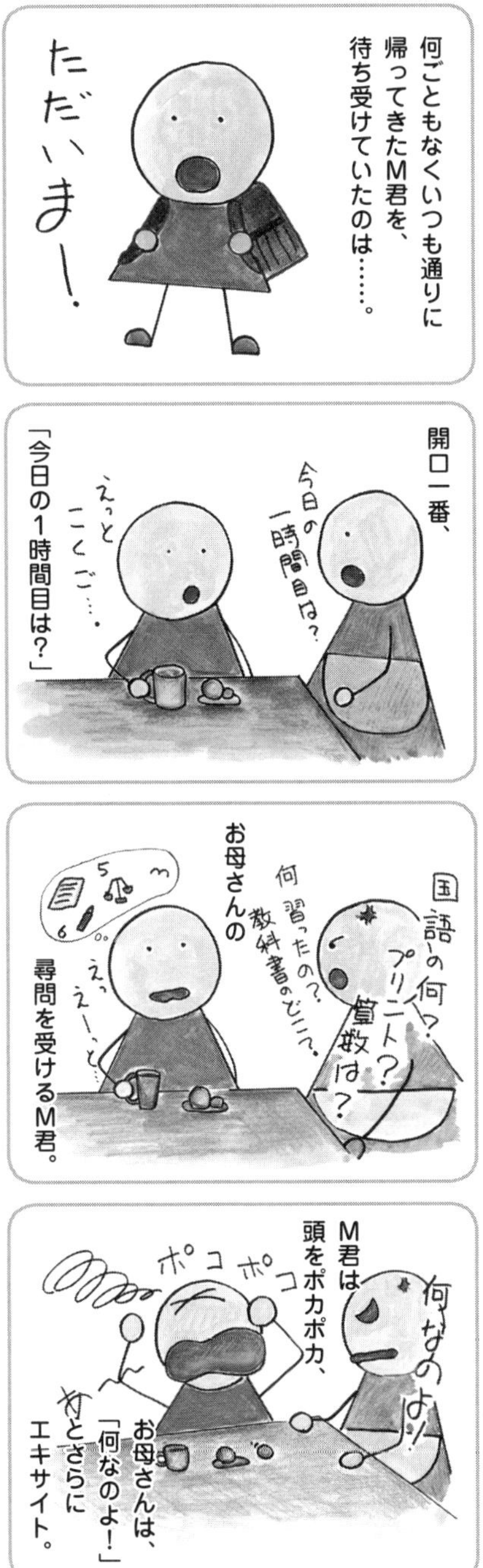

何ごともなくいつも通りに
帰ってきたM君を、
待ち受けていたのは……。
ただいまー！
開口一番、
今日の一時間目は？
えっと こくご….
「今日の1時間目は？」
国語の何？
プリント？
算数は？
何習ったの？
教科書のどこ？
お母さんの
えっ えー…と…
尋問を受けるM君。
M君は
頭をポカポカ、
何なのよ！
ポコ ポコ
お母さんは、
「何なのよ！」
とさらに
エキサイト。

私も長男が小さい頃、よくやりました。でも、ちゃんと話せないから、イライラしてたなぁ。

小学校6年生のM君も毎日そんなお母さんからの尋問を受けています。

何ごともなくいつも通りに帰ってきたM君が、ほっと一息おやつの時間です。ほっと一息のはずなんですが、横に座ったお母さんは開口一番、

「今日の1時間目は?」

「えっ? えーーーっとぉ、国語だったかな」

するとすかさずお母さんが、

「国語の何? 何習ったの? 漢字は? 教科書のどこ? プリントやったの?」

と矢継ぎ早に質問します。何とかM君に話をさせようと一生懸命です。ところが、M君にはM君のペースというか、リズムというか、スピードがあるんです。だから、どんなにお母さんに次々質問を繰り出されても、

「あっ、うっ、えーーーっとぉ」

しか出ない。

やがて、M君は自分の頭をポカポカとたたきはじめます。それを見たお母さんは、「何なのよ! ちゃんと答えなさい」と、さらに言葉を重ねてしまう……。

自分の気持ちや状況を話したり、場に応じた言葉を選んだりするのが苦手なM君だか

ら、しっかりと話すために練習しなくては、話す言葉を出すためには、ヒントを出して話し言葉を出しやすくしてあげなくては……、とお母さんも必死なんです。

「何とかこの子を社会に出られるようにしなくては」と一生懸命サポートをしているんですが……。

なかなか母子のリズムが合わない、と感じていたM君のお母さんでした。

待つのもだいじ

M君のお母さんは、いろいろ話しやすいだろうと、ポイントとなりそうな言葉を先に出して、M君の言葉を引き出そうと頑張っていたのです。

そんなある日、一言「お母さん、根ほり葉ほりしないで」と、トレーナーに言われてしまいました。

TRYアングルのペアレントトレーニング（親のかかわり方指導）の一つに、「子どもと今までとは違う接し方をする」という方法があります。これをするのはなかなか決心がいることなんですが、トレーナーにやめてと言われてしまったお母さんは、「えっ?!」と思いながらも、根ほり葉ほりをやめてみました。

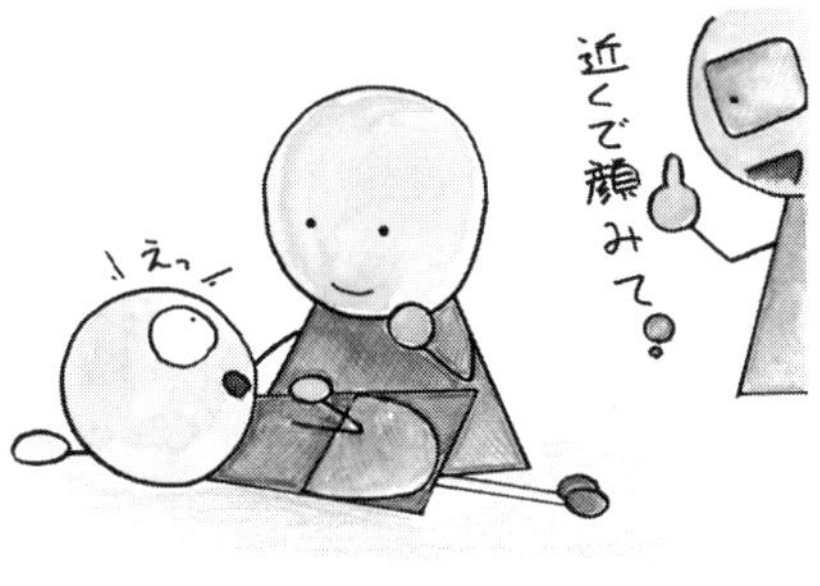

するど、今まで、ポカポカ自分の頭をたたいていたM君が、ゆっくりとではありますが、「今日は、学校でね……」と、話しはじめたんです。

その際に、お母さんに宿題が出ていました。M君がどんなことを言っても、「うん、うん」と笑顔でうなずき、けっして聞き返したり、間違いを直したりしないこと。つまり、M君が安心して話をすることができる環境を作り出すことです。

お母さんはぼくの言うことをちゃんと聞いてくれる。少しぐらい時間がかかってもちゃんと待っていてくれる。そんな安心感があるからM君も話をすることができるようになりました。

つまり、これまでお母さんがサポートだと思ってよかれとしていたことが、じつは、M君を焦らせ、追い詰め、自分の頭をたたく行動にまで追い込んでいたんです。時として、母と言うものはこういうことをやってしまいます。それは、わが子を思えば思うほど強い傾向にあります。

何かあったら、一呼吸置いて、今、自分の子どもがどこに立っているのか、どこまでできていて、どこができていないのかを冷静に判断できるとよいんですけど、親にはなかなかそこが難しいのです。TRYアングルは、そんなお手伝いができたらよいなぁ、と思って活動してます。

お母さんは安心して話せる心の基地に

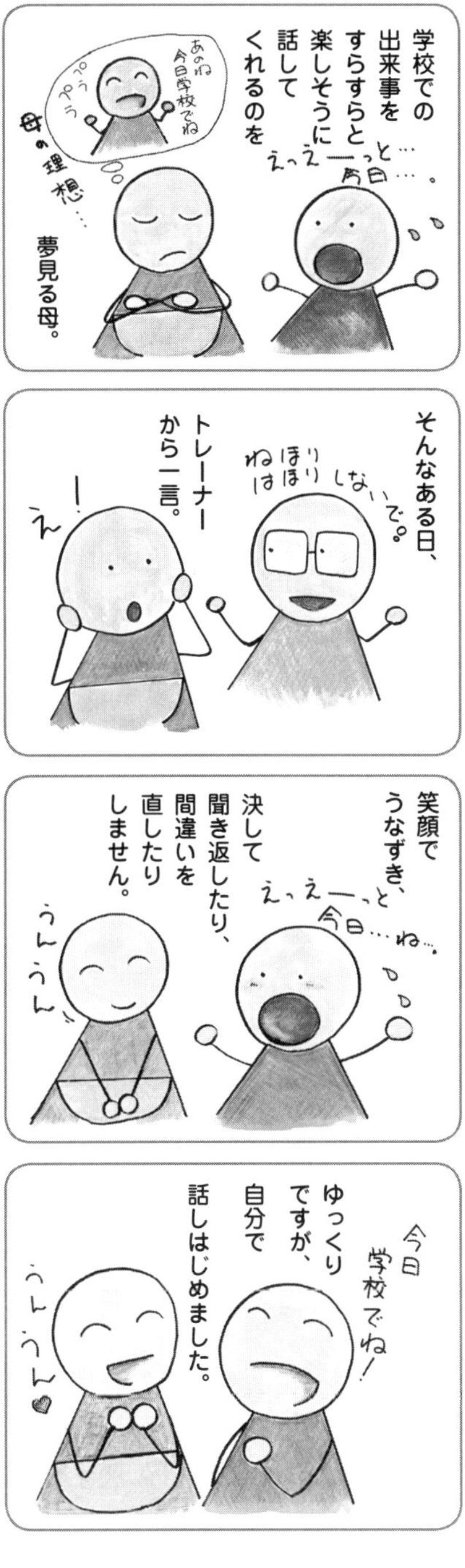
学校での出来事をすらすらと楽しそうに話してくれるのを
えっえーっと… 今日…。
あのね今日学校でね
母の理想…
夢見る母。
そんなある日、
ねほりはほりしないで。
トレーナーから一言。
え！
笑顔でうなずき、
えっえーっと 今日…ね…。
決して聞き返したり、間違いを直したりしません。
うんうん
ゆっくりですが、自分で話しはじめました。
今日学校でね！
うんうん

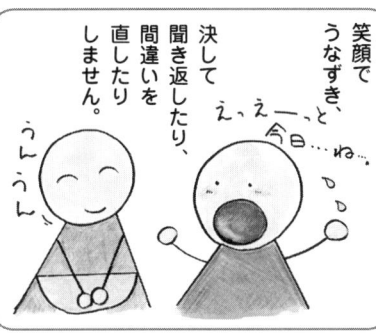

19 独り言が多い

子どもにはむずかしい話

N君は、小学校の高学年になりました。6歳の時、**「高機能自閉症」***と診断されていました。

ブツブツ、ブツブツ、ちょっと独り言が多いみたいです。

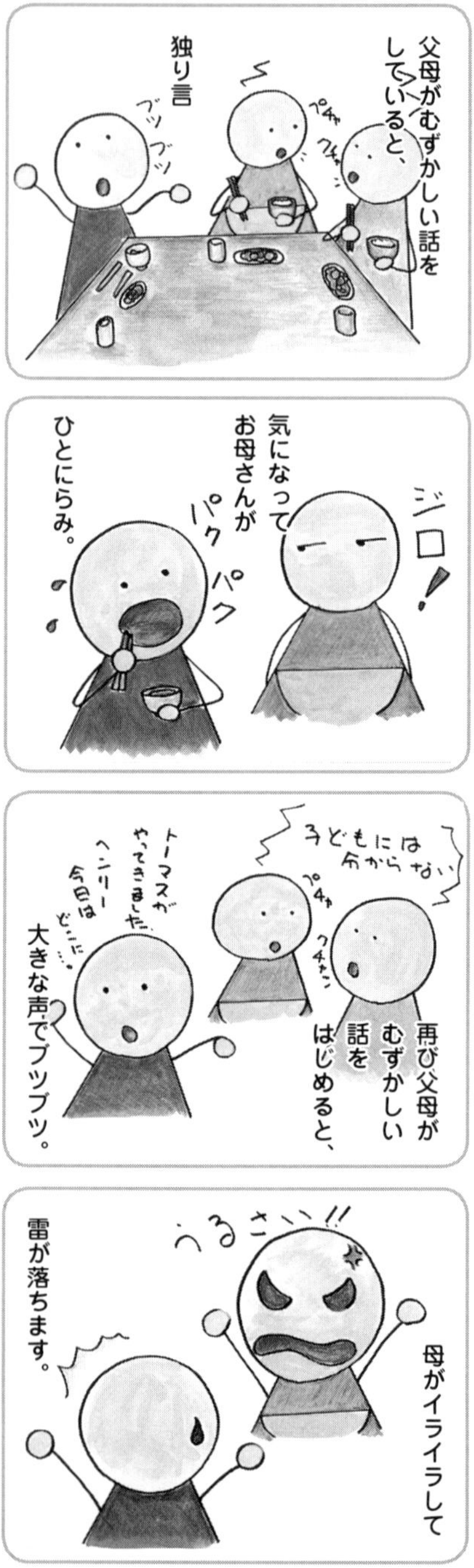
父母がむずかしい話をしていると、
ブツ ブツ
独り言
ジロ!
気になってお母さんが
パク パク
ひとにらみ。
子どもには分からない
再び父母がむずかしい話をはじめると、
トーマスがやってきました
ヘンリー今日はどこに……
大きな声でブツブツ。
母がイライラして
うるさい!!
雷が落ちます。

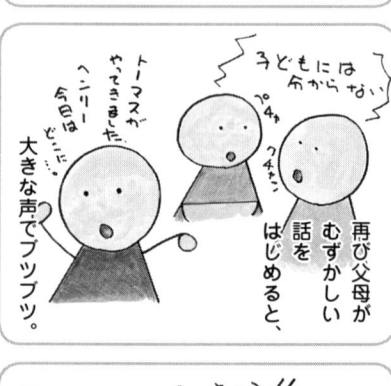

自閉症の子どもの中には、ＣＭのセリフやテレビの何かの番組のセリフ（例えば機関車トーマスのワンシーン）を、ずーっとブツブツ独り言をつぶやく子や、お母さんや周りの人に聞かれた言葉をオウム返しのように言う子、自分が欲しい答えが返ってくるまで同じ質問を繰り返したりする子、などがいます。

Ｎ君の家の晩ごはんの時のことです。お母さんとお父さんがいろいろと話をはじめます。車の保険の話だったり、政治や経済の話だったりと、小学校高学年のＮ君にはまだまだむずかしい話でした。すると、Ｎ君はブツブツ言いはじめます。お母さんが気になってジロッとＮ君を睨みます。それに気づいたＮ君は、慌ててパクパクごはんを食べはじめます。Ｎ君が独り言を言わなくなったのを確認して、お母さんとお父さんは、また、Ｎ君にはわからないむずかしい話をはじめます。

しばらくすると、また、Ｎ君が「トーマスがやってきました、ヘンリー今日はどこに行くんだい？」と独り言をはじめます。しかも、さっきよりもちょっと大きい声になってるみたいです。このぐらいからお母さんがイライラし、「もう、お父さんとだいじなお話をしているのに、何をブツブツ言ってるの？　食事の時はブツブツ話をしないで静かに食べなさい！」と、Ｎ君に雷が落ちてしまいます。

おや、お母さん。自分たちは食事しながらお話していますよ。自分たちのことは棚に上げて……と、突っ込みたくもなりますが、お母さんは、Ｎ君の独り言がとても気になって

＊**高機能自閉症**
自閉症のうち、知的発達の遅れを伴わないもの。他人とコミュニケーションがとりづらい、言葉の発達に遅れがある、特定のものにこだわるなどの特性があります。

いたんです。食事の時だけではなく、例えば電車に乗っている時や、どこかに出かけた時などもやっぱりブツブツ独り言を言ってしまうそうです。発達障害の特性の一つだとわかってはいても、やっぱり気になるもんです。

わが家でも、声の大きい長男がけっこう大きな声で独り言を言います。気にはなるけど、最近は「声、大きい」と言うと少しずつ小さな声が出せるようになってきました。

独り言を言わないですむ方法

N君のお母さんとお父さんには、食事中はむずかしい話をしないように、話はN君にもわかる、参加できる話にしてもらいました。その頃N君はトーマスに凝っていたので、食事中の話は、主にトーマスの話にしてもらいました。親にとっては逆にむずかしい話だったかもしれませんが、一緒に話ができるから、N君は独り言を言わなくてもすむんです。

でも、特性上どうしてもときどき独り言が出そうになります。**そんな時には「独り言言ってるよ」と指摘するのではなく、そっと肩や腕を触って気づかせるだけにしました。**それだけでもN君は独り言に気づき、やめることができました。最近では、親子3人ニコニコでごはんの時間を楽しく過ごすことができるようになりました。

自閉症の子どもの独り言と聞くと、それは障害特性だから仕方がないと思ってしまいがちですが、N君のように、どうして独り言が出てしまうのか、独り言が出ている時はどんな状況なのか、独り言が出た時には周りはどんな反応をしているのか、を細かく観察すると、独り言がなくなる訳ではないのですが、言わないですむ時があることに気づきます。

N君の食事中の独り言の場合は、親の会話は進んでいるのに、話の内容が理解できず自分がどうしていいかわからなかったのかもしれません。無意識の独り言の時にはそっと気づかせるだけで、やめることもできるようですね。

●食事中の会話はみんながわかる話でね

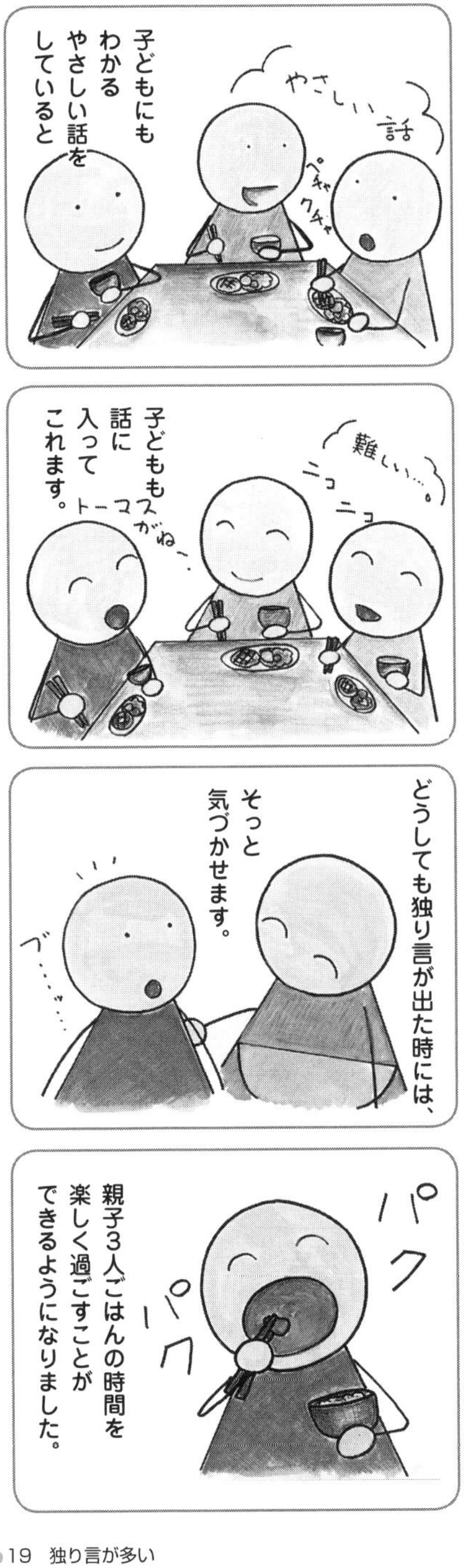
子どもにもわかるやさしい話をしていると
やさしい話
ペチャクチャ
子どもも話に入ってこれます。
難しい…。
ニコニコ
トーマスがね～
どうしても独り言が出た時には、
そっと気づかせます。
ブ……ッ…
親子3人ごはんの時間を楽しく過ごすことができるようになりました。
パク
パク

20 ゲームが終われない

延々とあと1回

O君は小学3年生の元気な男の子です。ゲームもテレビも大好き。でも、宿題はいつも後回し。

今日も、宿題をする時間になってもゲームをやめません。

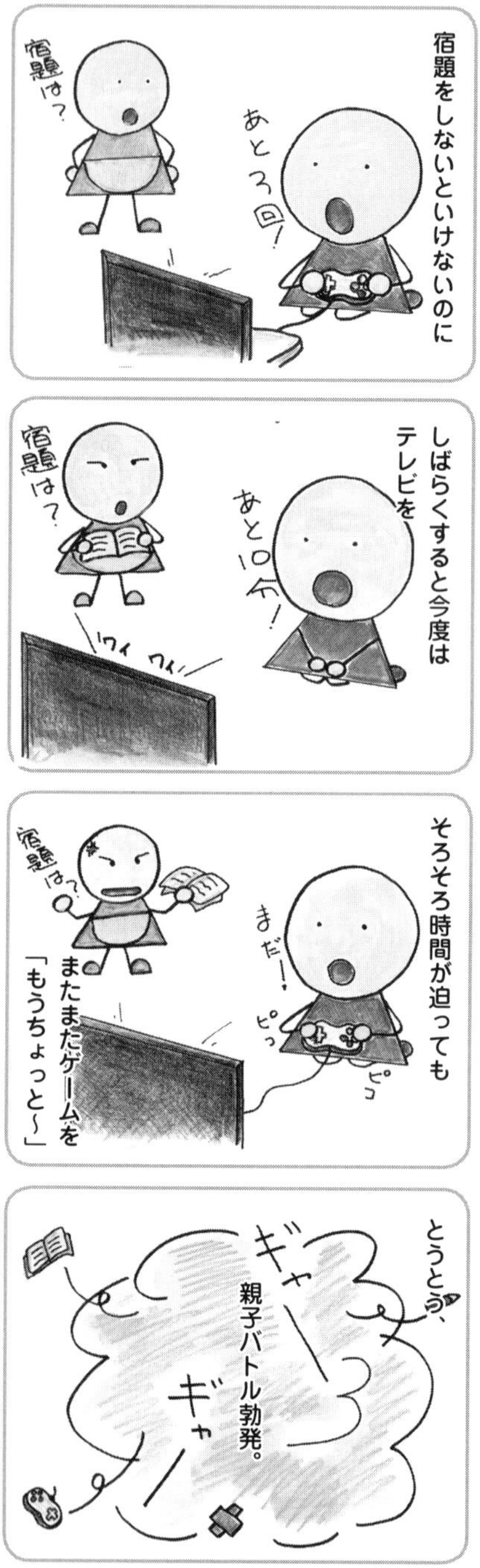

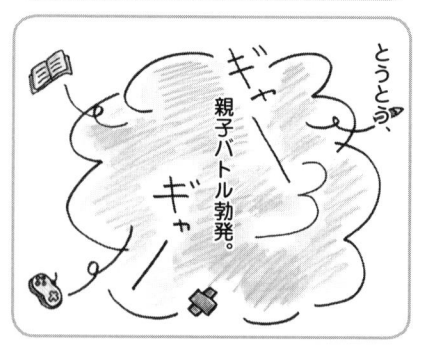

宿題をしないといけないのに
あと3回!
宿題は?
しばらくすると今度はテレビを
あと10分!
宿題は?
ワイワイ
そろそろ時間が迫ってもまたまたゲームを「もうちょっと～」
まだ!
宿題は?
ピコッ
ピコ
とうとう、親子バトル勃発。
ギャー
ギャ

お母さんが「宿題は？」と聞いても、振り返りもしないで「あと1回だけ」とか「もうちょっと」という返事が返ってきます。お母さんは、「まぁ、1回ぐらいならいいか、もうちょっとだけなら……」と何も言わずに台所で夕飯の下ごしらえなどをしていました。10分ぐらいして見に行くと、今度はテレビを見ていました。「宿題は？」と聞くと、「これ見てから。あと10分だから」と、また母の方を振り返りもせずに返事が返ってきます。「じゃぁ、今度は大丈夫だろう」と10分後に戻ってみると、また、ゲームをはじめています。

このあたりでお母さんの角が出はじめます。「宿題は？」と少し怒りながらきつめに言っても、「まぁだぁ、もうちょっとぉ～」とのんびりとした返事が返ってきますので、これをきっかけにお母さんの堪忍袋の緒が切れます。

「いつまでゲームやってるのよ。いい加減宿題しなさい！」

「まだだって言ってるでしょ。まだゲームやってるんだから、後でするよ」

「後っていつよ。毎日毎日ゲームばっかりやって！　そんなことだから宿題をする時眠たくなって、やるのがいやになるんでしょ！　もう、あんたはいつだって□※△○☆」と、親子バトルがはじまります。

約束の時間です

　O君は小学校3年生ですから、もう時計が読めます。

　そこでお母さんは、O君に時計を示して、何時何分になったら宿題をはじめる、と目に見える形で約束をします。

　約束の時間になってお母さんが「宿題は？」とたずねると、O君は振り向きもせず「後3回」と以前と同じような返事が返ってきました。

　そこで、お母さんの方がO君の視野に入り、時計を持ってO君に見せて、「約束の時間になったよ。ゲームは終わりです」と毅然とゲームを取り上げます。

　ここで「セーブしないとデータが消えちゃう」とか「今、終われないんだ」とか、いろいろと言い訳がはじまります。たしかに、ゲームって厄介ですよね。ですが、約束の時間になったら何が何でも終わりにします。

　O君が自分で終わりにするまで、母はその場から離れずに、

「約束の時間です。終わりです」

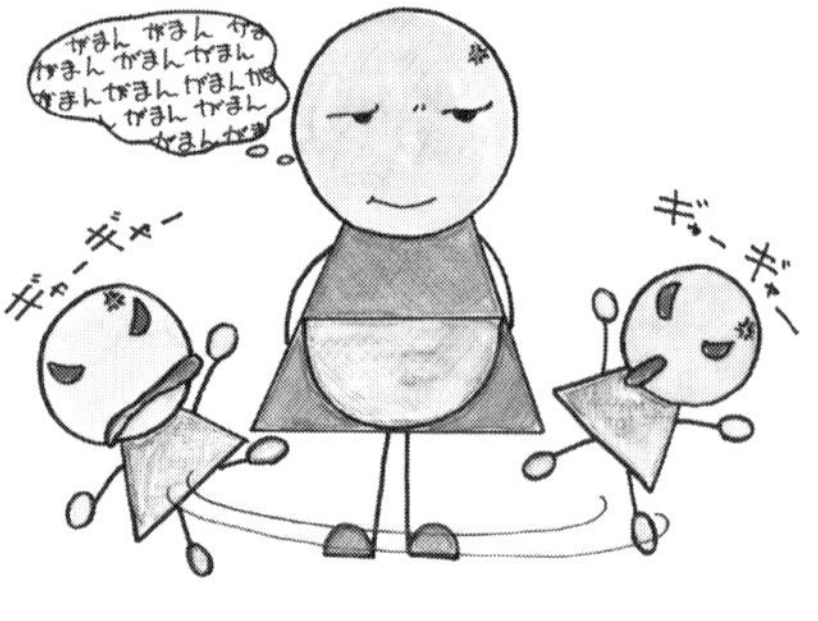

と繰り返します。子どもとの根競《くら》べです。

わが家では、ここでゲーム機を取り上げて母がセーブをしてしまうとバトルになってしまうので、子ども（16歳の頃のこと）が自分で終えるまでその場を離れないようにしました。絶対に「母は折れないよ。今までとは違うわよ」と態度で示します。叱ったり、脅したり、交換条件を提示したりは、一切しません。

すると、今まで自分の思い通りになっていたんですから、今日だって……と、子どもはゲームを続けようとあの手この手でやってきます。わが家の場合、暴れることが一番多かったのですが、泣き出したり、理屈をつけたりといろいろなリアクションがあるようです。話は聞くけど言うことは聞かない。一貫した態度をとる、を続けると、やがて息子は暴れながらでもゲームをやめました。

本当はゲームをやめた時に子どもをほめればいいんですけど、私はまだまだ人間ができていません。とりあえず「怒らない。怒らない」と自分に言い聞かせるのに精いっぱいなので、息子が宿題をはじめた時、ようやくほめて、ふぅ〜って感じです。

O君のお母さんはすごかった。O君がまだ小学校低学年だったのもありますが、お母さんが態度を変え、O君がゲームをやめた瞬間に、ゲームをやめたことがすごいことだとほめました。その3日後には、時間になったらO君は自分でちゃんとゲームをやめるようになりました。

本当は、ゲームをやめられた時にほめないといけないんです。今まであれほどずるずるやっていたゲームがやめられたんだから、本当にすごいことです。でも、この状況でほめることのできるお母さんたちってすごいなぁ、って思ってしまう。私はまだまだです。

毅然とした態度で「終わりです」

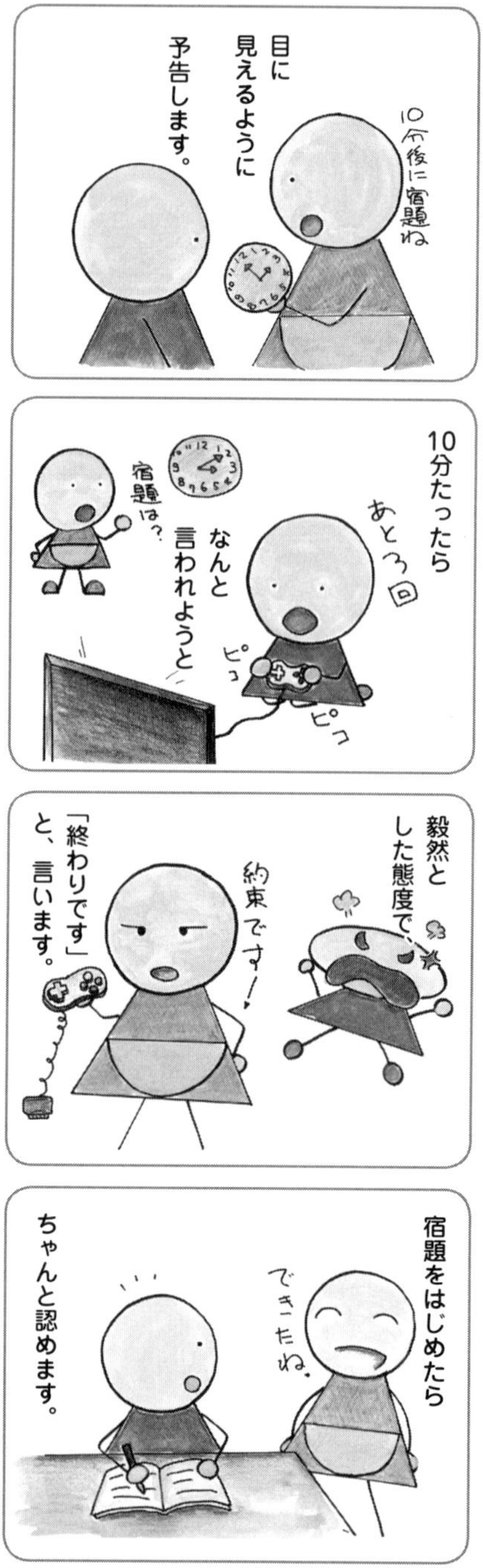

目に見えるように予告します。
10分後に宿題ね
10分たったら
あと3回
なんと言われようと
ピコ
ピコ
宿題は？
毅然とした態度で
約束です！
「終わりです」と、言います。
宿題をはじめたら
できたね。
ちゃんと認めます。

21 約束が守れない

わかんなぁい

前項のゲームのお話で紹介した、子どもとの約束をお母さんが毅然とした態度で守らせるって、なかなかスムーズにはいかないもんなんです。最初の頃私は、約束をしたのだからと、ただひたすら「約束したでしょ!」と、子どもに威圧的な声をかけていました。

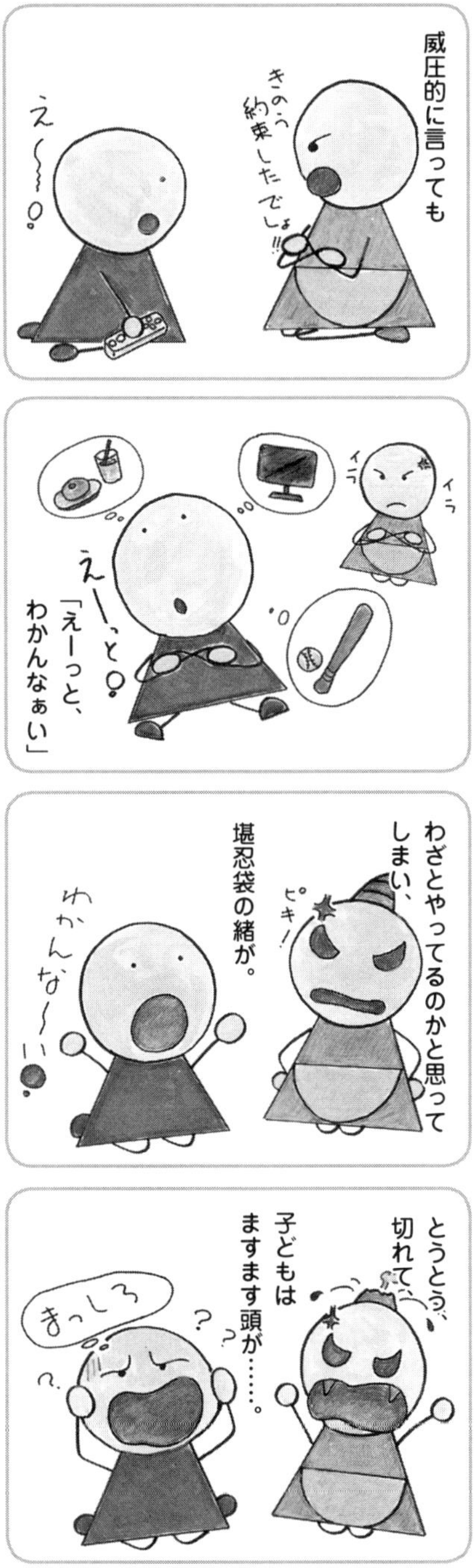
威圧的に言っても
きのう約束したでしょ!!
え〜〜〜。
イラ
イラ
え〜っと。
「え〜っと、わかんなぁい」
わざとやってるのかと思ってしまい、
堪忍袋の緒が。
ピキ!
わかんな〜い
とうとう切れて、
子どもはますます頭が……。
まっしろ

子どもは、ポッカ〜〜ン。待てど暮らせど「え〜〜っと⁇　なんだったっけ？」と繰り返します。私からすると、まるで知っててわざと知らないふりをしているんじゃないだろうか？　と思えます。「怒っちゃいけない」とわかってはいるんですよ。だから一生懸命怒るのを我慢するんですけど、本当に、わざとじゃないんだろうか？　と思うほど、子どもは私との約束に「え〜〜っと⁇　なんだったっけ？」って感じなんです。

もともと瞬間湯沸かし器の私ですから、やがて角が出はじめて「ちゃんと考えなさい！」と声が大きくなります。子どもは相変わらず「わかんなぁい！」と悪びれる様子もありません。その態度、もうこちらからすれば、「わざとわからない、知らない」ふりをしているように見えるんですよね。

「何が『わかんなぁい』や！　ちゃんと考えろ！」

とうとう私もプチッと切れてしまいます。ところが、怒っても怒っても、当の本人は、ますます「わかんなぁい」「何やった？」「知らない」を繰り返すばかり。

どうやら本当に何にも覚えてないような気もするし、わざとのような気もするし、子どもの頭の中をのぞくことができれば一目瞭然なんですが、私自身もカッカして、冷静さを失ってきています。もしかしたら、子どもは頭の中がまっ白になっていたのかもしれません。

具体的に話しましょう

「わかんなぁい」と言ったがために、めちゃくちゃ怒られてしまったわが息子ですが、よくよく観察してみると、どうやら本当にわからないようです。

よく発達障害の子どもに話す時は、「抽象的な言い方はやめ、具体的に話しましょう」と、言われています。私が必死になって言っていた「昨日約束したでしょ」も、そこが問題だったんですね。ましてや、要求の多い母親でしたから、昨日子どもと約束したことは山ほどあったんです。しかも、息子は「場面の状況判断がつきにくい」子どもです。また、「ゲームに一生懸命」になっている最中です。そんな時に、「昨日の約束思い出せ！」と言われても、「あれだったかなぁ？」「これだったかな？」となるのは仕方ありませんでした。挙げ句の果てに、自分は素直にわからないから「わかんない」と言っているのに怒られてしまう。頭の中がまっ白になるのも当然と言えば当然かもしれません。反省。そこで、声かけから変えました。**「具体的に！」**です。

まず一度ゲームをやめさせます。ここがポイントです。ゲームしながらだと、どうもちゃんと私の言ってることが耳に入ってない、いや、耳には入っているけれど、脳まで到着していないようです。しっかり子どもの顔を私の方に向かせ、「3時から宿題するんだったよね」と、聞いてみました。すると、昨日はあんなにポッカ～～ン？　とした顔だったのに、「あっ、そうや！」と覚えています。そこですかさず、「えらいやん！　覚えてたんや！」とほめます。不思議なことに、その後、息子はえらく素直に宿題に取り組みました。子どもは自分でも宿題が早くできたことに満足していました。私は、怒らないですんだことや、宿題も何ごともなくできたことにほっと胸を撫で下ろしました。

その子がわかるように声かけをすれば、何も怒らなくてもすむし、子どもも泣かなくてもいいんです。

●声かけは具体的に

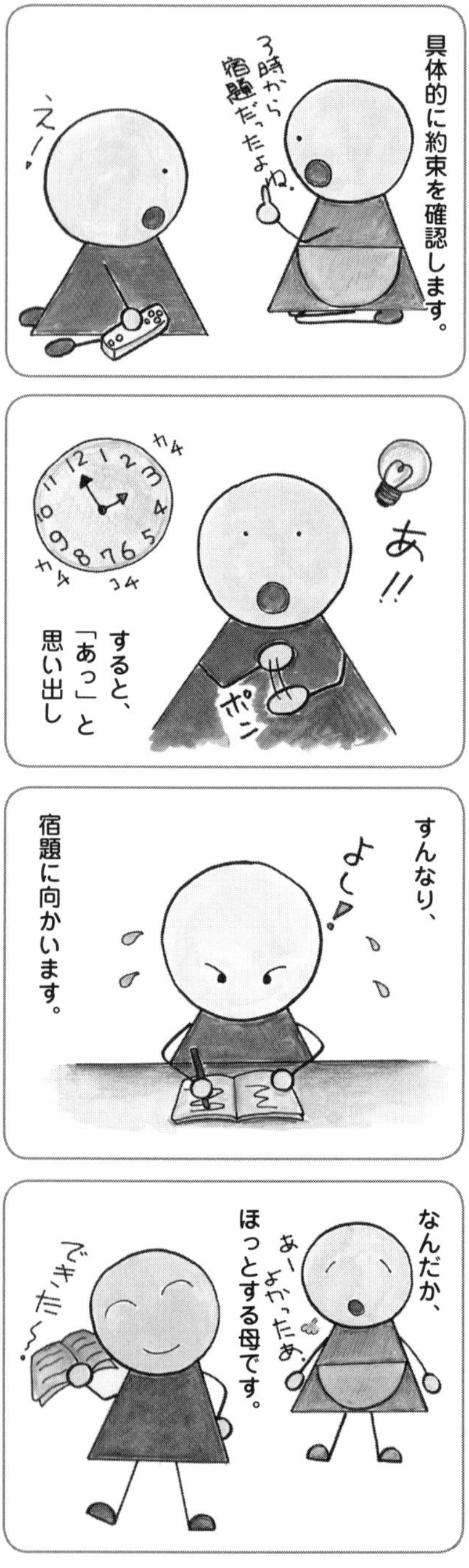

具体的に約束を確認します。
3時から宿題だったよね。
え！
あ!!
ポン
すると、「あっ」と思い出し
すんなり、
よし！
宿題に向かいます。
なんだか、ほっとする母です。
あ〜よかったぁ。
できた〜

22 勉強が嫌い

どんどん落ちる成績

次男は、小学校の頃から、私が「宿題したの？」と聞くと、ゲームをしたまま「やったよ～」と返事をします。私が見ていない時に宿題をしてるような時もあったので、まぁこの子は大丈夫だろうと、そのまま「宿題は？」「したよ」のやりとりが続きました。

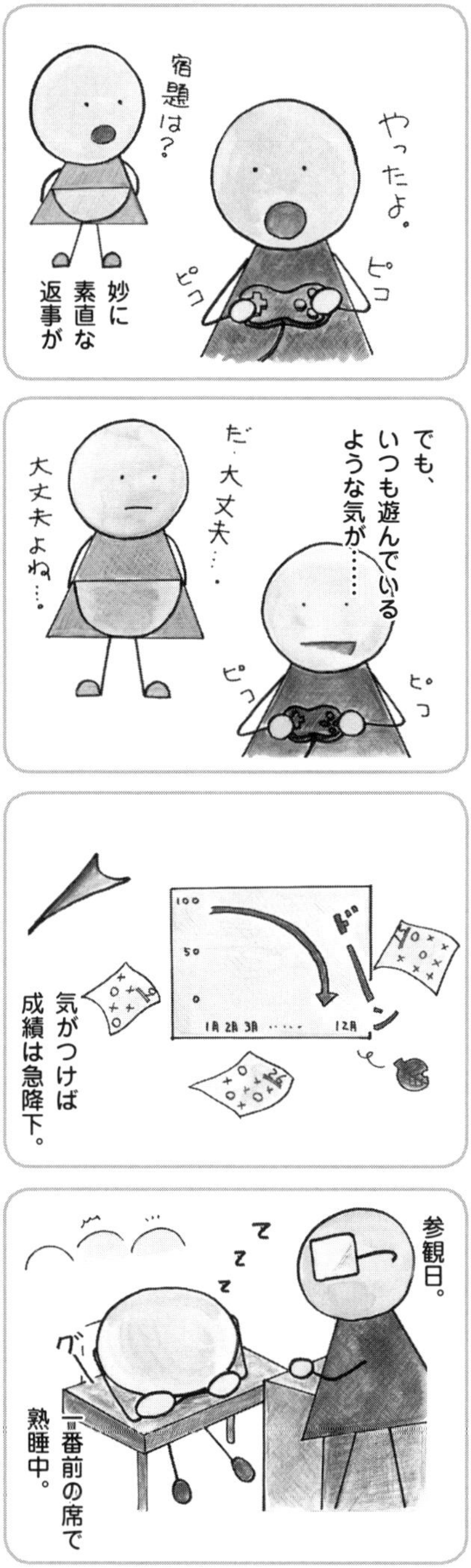
やったよ。
ピコ
ピコ
宿題は？
妙に素直な返事が
でも、いつも遊んでいるような気が……
だ、大丈夫…
ピコ
ピコッ
大丈夫よね…。
ドン
気がつけば成績は急降下。
参観日。
Z
Z
Z
グー
一番前の席で熟睡中。

気がつけばずーーっと、そうでした。次男にはあまりかまってこなかったんです。長男には小さい頃から一生懸命にあれもこれもと気を使い、とくに中学校で不登校になってからは、本当に必死で長男のことで動き回っていました。

私もそんなに器用な方ではないので、一つのことに一生懸命になるとなかなか他に手が回りません。それに次男はそんなにわかりが悪い方ではなかったんです。

小学校の2年生の時には少し学校へ行き渋りもあったのですが、4年生に素敵な先生にめぐりあい、学校が大好きになり、勉強もそんなに嫌いではなくなっていました。今思えば、その頃からすでに宿題をしていなかったのかもしれません。

中学になり、息子もあんまり私にくっつかれるのを嫌がるし、親より友だちといる方がいいみたいだし、「宿題は？　したの？」の声かけ自体もどんどん減ってきました。成績は、どんどん落ちていきました。

授業参観日に行ってみると、なんと、次男は先生のまん前の席で突っ伏して寝ているではありませんか！　もう、びっくりですよ。それでもまだ、学校が面白くない授業をしているからだ、とぐらいにしか思えない、思いたくない母親でした。

どうしてだと思いますか？

私は次男に甘えていたんです。

勉強は毎日コツコツです

ある日、ＴＲＹアングルの学習支援でご協力いただいている研究員の方に、次男をみていただくことになりました。私にも当然、宿題が出ます。

普段はご相談に来られたお母さん方に、えらそうに宿題を出している私なんですが、いざ自分にも宿題が出るとなると、これがけっこう大変で……。簡単なことなのですが、私が一番苦手な「毎日コツコツ」だったんです。

「次男君の場合、毎日コツコツがだいじなんです。勉強ってね、毎日の積み重ねなんです。このコツコツって、自分で身につくのではなくて、保護者の方が1年生の時から一緒にしていかないといけないんですよね。次男君の持っている能力で、ここまで成績が低いのは、もしかしたら小学校の頃から宿題もちゃんとしていなかったんじゃないんですかね」

がーん。

ショックでした。おそらくしていないかもと思っていましたが、それを他人から言われたのです。でも、研究員の彼のこの一言が、ついつい怠けてしまいがちな私の頑張りにもなりました。

私に出た宿題は、本当に簡単なものでした。５×９ぐらいのマスの掛け算のプリント２

枚。これを毎日ごはんが終わった時にすかさず、笑顔で「はい、プリント」と、次男に差し出す宿題です。

最初は、親子ともども忘れることも多かったんですが、だんだん毎日できるようになり、しばらくするとかなり計算が早くなり、学習支援をお手伝いしてくれている大学院生の方と同じぐらいの速さでできるようになりました。このプリントは半年ぐらい続けました。

この宿題が毎日できるようになったら、今度は、問題集を毎日3ページ必ずやり、それを母に見せたらおこづかいをあげるという方法に切り替えました。今まで、月3000円のおこづかいをあげていましたがすべてやめて、1日3ページできたら100円、1週間のうちに5日以上母に出せたら日曜日にプラス400円のおこづかいをあげます。土日以外毎日出せれば3600円になるので、前のおこづかいより少し多くもらえるわけです。

息子は無事高校に入学し、「ぼくは高校に行ったら変わるんだ」と宣言し、成績も変わってきました。授業中に寝ることもなくなったようです。

息子が変わったきっかけは小さなプリントだったのですが、このプリントが、母子にとっては大きな変化のきっかけになったのです。

研究員の彼にはもう足を向けては寝られません。

「毎日やればできるんだ。自分はやればできるんだ。結果は出るんだ」という自信が息子

＊自己肯定感
「自分はかけがえのない大事な存在だ」と思える気持ちのことを自己肯定感（セルフエスティーム）または自尊感情といいます。自分という存在を否定するのではなく、欠点や短所も含めてありのままの自分を肯定的に認め、自分らしさを好きになり、身近な人間関係の中で自分を価値あるものとして思えるようになることが大切なんです。

を変えたんだと思います。

最近では、中学の頃の「どうせ、ぼくなんか、勉強できないし、何をやってもうまくいかない」と言っていたのが嘘のように、「ぼくもまんざら捨てたもんじゃない」と思えるようになってきたようです。**自己肯定感**[*]をやっと取り戻したように見えます。

● きっかけは小さなプリント

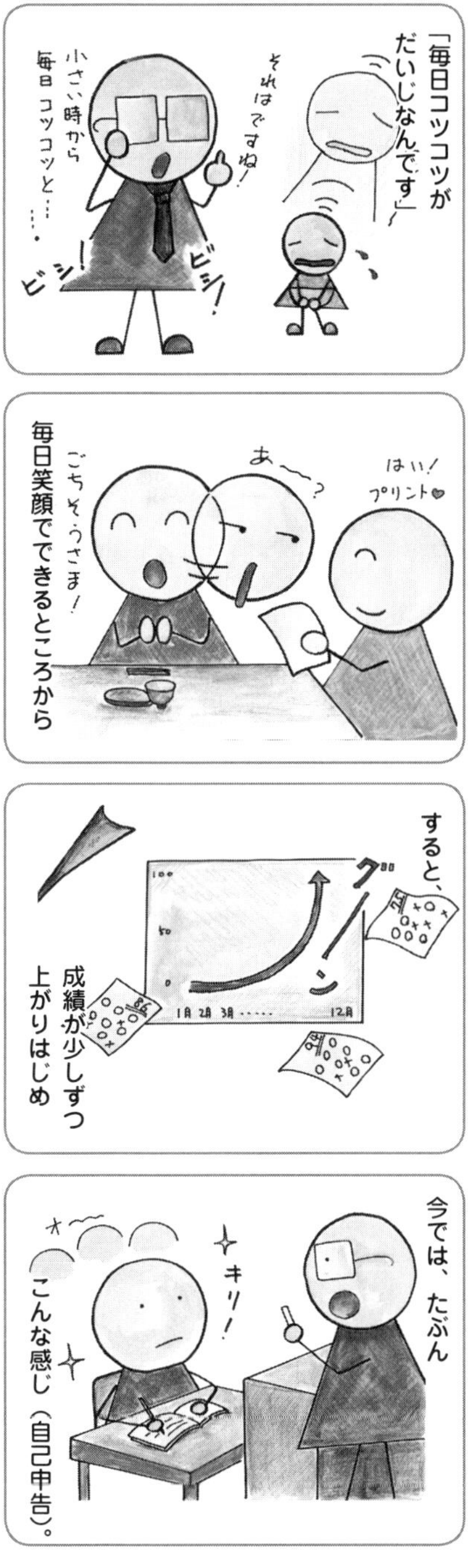

23 片づけられない

ティッシュをゴミ箱に入れられない

長男は使ったティッシュをどこにでも置きっぱなしにします。私が「ティッシュ片づけてや!」と言うと「はい、はい、後で」と返事をします。しばらくしてリビングに行ってみると、もうそこはティッシュがいたるところに投げてある状態です。

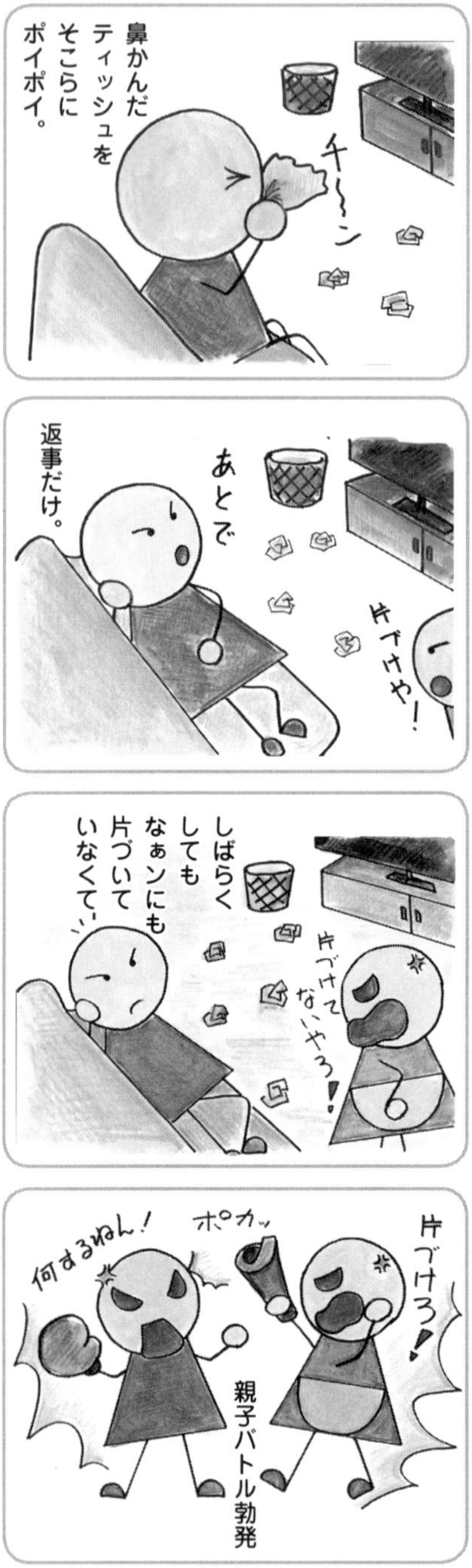
チ~~ン
鼻かんだティッシュをそこらにポイポイ。
片づけや!
あとで
返事だけ。
片づけてないやろ!
しばらくしてもなぁンにも片づいていなくて…
片づけろ!
ポカッ
何するねん!
親子バトル勃発

花粉症なので四六時中鼻をかんでいるのもあるのですが、さっきよりひどくなっているってどうなんでしょ。

15年ほど前、長男が発達障害だと診断されてからの10年ぐらいは、今のようにペアレントトレーニングの情報もなく、もちろん**ABA（応用行動分析）***などの発達障害の子どもに対する支援方法の情報もありませんでした。ただ、「子どもをあるがままに受け入れましょう」「子どもの障害を理解しましょう」といったような講演会ばかりだったような気がします。子どもの障害特性は、頭が重くなるほど勉強しました。発達障害のことも理解しました。しかし、子どもをどんなふうに育てていいのか、どうかかわればいいのかを具体的に教えてくれる人には残念ながら出会えませんでした。

そして気がつけば、なんでも長男の思い通りにできる家になってしまっていました。気に入らないことがあればワーワー言う。そんなワーワーを何とかしたいと、目標に取り上げたのは「使ったティッシュをゴミ箱に入れる」ことです。

長男の散らかしたティッシュを目にすると、私が「片づける言うて、片づけてないやん」と、小言を言います。「わかったって言うてるやろ。後で片づける言うてるやろ」と、長男が口ごたえをする。瞬間湯沸かし器の私が、「何言うてんねん、片づけぇ言うてるやろ。今すぐ片づけろ！」と、小突きます。小突かれて「何するねん、うるさいなぁ」と長男の反撃がはじまり、親子のバトル勃発です。

＊ABA
（応用行動分析）
アメリカの心理学者スキナーによって創始された行動分析学から生まれた方法。基にしているのは「心」ではなく「行動」です。人の行動というのは、「その人と周りの環境（＝物理的環境だけではなく、人を含めた環境）との相互作用によって形成され、維持されている」と考えます。むかしの人が、「相手は自分の鏡、こっちが笑えば、あっちも笑う、こっちが怒れば、相手も怒る」と言ってたけど、そういう感じかな。

母もそうだった

一定時間を決めてゴミ箱にティッシュが入っていたら、とにかく長男をほめようと決めました。とりあえず、息子のそばにティッシュを入れるゴミ箱を増やすことにします。ふと、冷静にリビングを見ると、

「うっ、き、汚い！」

脱ぎ散らかした服、読みかけの本に新聞、座布団、バッグ(私の)、チラシに鉛筆など……。

「これじゃあ、どこにティッシュがあるのかもわかりゃしないわ」、と気がつきました。

息子が学校に行ってる間に、せっせとお掃除、あっという間に何も落ちていないきれいなリビングが出現しました。すると不思議なことに、その日は何も言わなくても息子はちゃんとゴミ箱にティッシュを入れました。もしかして、ゴミ箱やティッシュがあまりの汚さに見えなかったのかしら？　いや、そこまで散らかっていなかったはず。なにはともあれ、見事に息子は「ティッシュをゴミ箱に入れる」という目標を達成したのです。

数日後、気が抜けてしまった私は、リビングの片づけがおろそかになり、元のぐちゃぐちゃのリビングが出現しました。たちまち息子も、使ったティッシュはそこらにポイ！

人の行動は、環境によって左右されると言いますが、まさにその典型です。

「割れ窓理論」ってご存じですか？　ニューヨークにある実験をした心理学者がいるそう

です。町の中に割れた窓のアパートメントと、割れていない窓のアパートメントを用意して、数日間、観察したそうです。すると、割れた窓の方にはあっという間にゴミが散乱しやがて他の窓もすべて割られていった。つまり、汚いところには、なんだかゴミがポイ捨てされやすい、きれいなところはきれいなままに保たれやすい。それが、人間の心理みたいです。だから、片づけられない女の私の家に、きれいなリビングが出現するのは本当にまれなことだと、思うことにしました。

●きれいだときれい

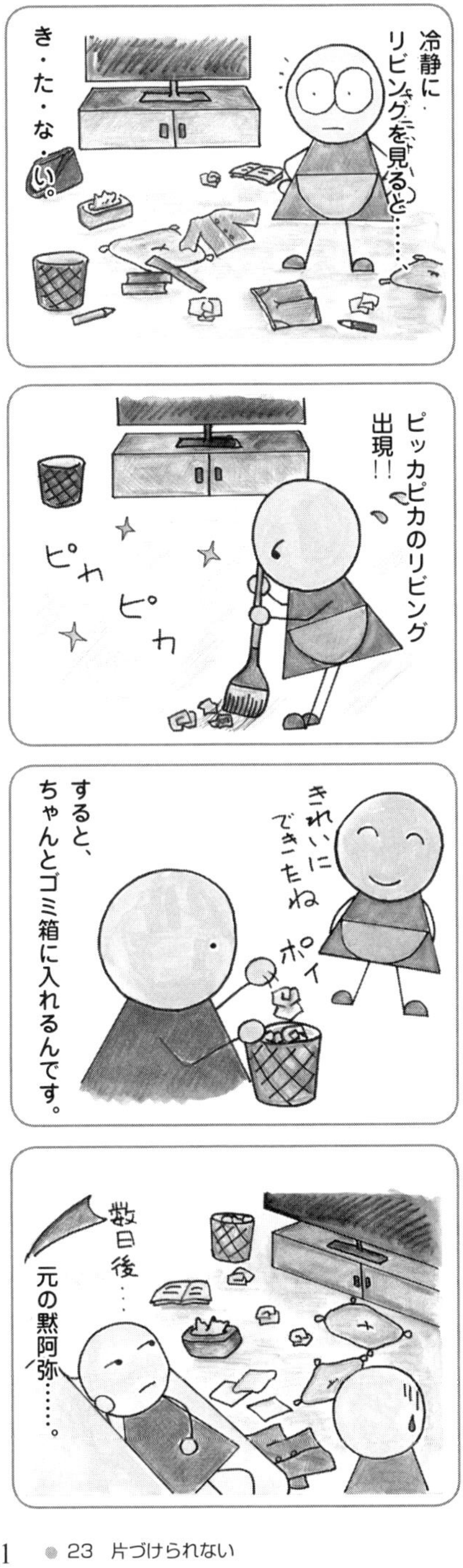

冷静にリビングを見ると……
き・た・な・い。
ピッカピカのリビング出現!!
ピカ
ピカ
すると、ちゃんとゴミ箱に入れるんです。
きれいにできたね
ポイ
数日後…
元の黙阿弥……。

24 子離れができない

わかってるんです

早いもので、わが家の子どもたちも、もう長男が大学生、次男が高校生になりました。
どうも私は、次男には甘いようで……。
そんな次男との朝の一コマです。

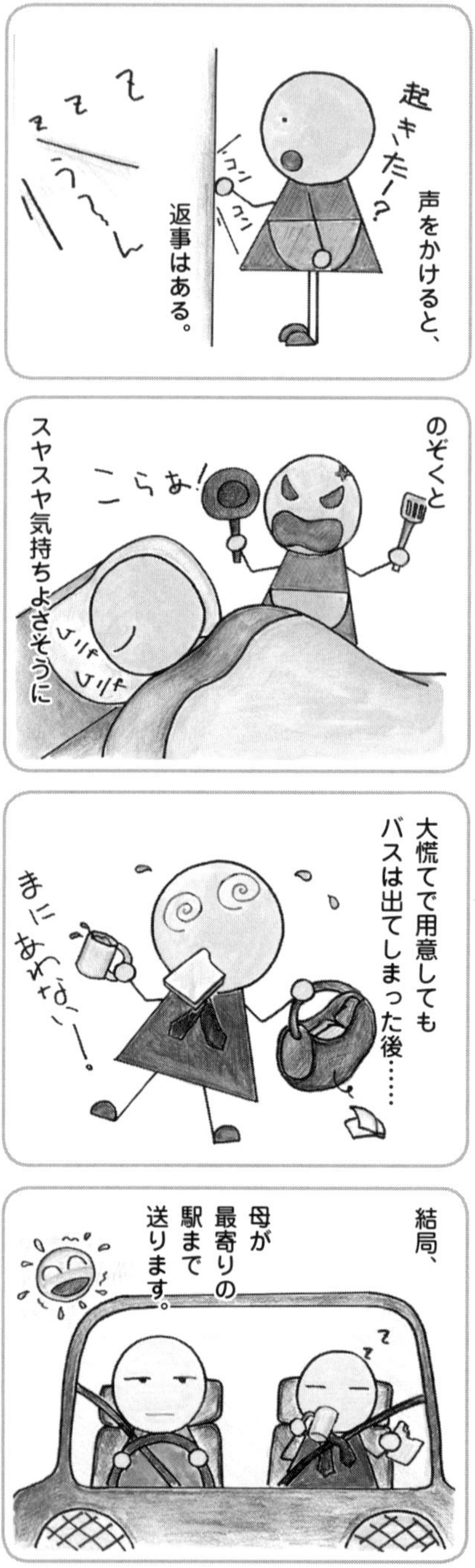
声をかけると、
返事はある。
起きたー!?
コンコン
う〜〜ん
のぞくと
こらぁ!
スヤスヤ気持ちよさそうに
大慌てで用意しても
バスは出てしまった後……
まにあわな〜い!
結局、
母が
最寄りの
駅まで
送ります。

高校になって、学校がちょっと遠いので、朝6時半には家を出て行かないといけない次男。お年頃ですから、部屋に起こしには入りません。外からコンコンとノックして「起きたぁ？」と確認します。するとけっこうしっかりした声で「う〜ん、起きてるよ」と返事があるのです。

で、安心して下りて行き、お弁当の準備やらなんやらと忙しくしていて、はっと気がつくと「あれ？　まだ起きてこない？？　着替えにそんなに時間かからないよなぁ？」とぶつぶつ言いながら、そっと部屋をのぞきに行くと、スヤスヤ気持ちよさそうにお休み中。もう、がっくし。「早く起きなさい！」「遅刻するよ！」と大声で起こします。

やっと起きてきて、何とかかんとか用意をすませるのですが、時すでに遅し。通学バスは出てしまった後……。バスに一本乗り遅れると、確実に電車に間に合わないので、遅刻確定！

次男君、どうしてもそれはいやなんです。

で、結局、私が最寄りの駅まで送ってしまう。

「甘いなぁ……だめだなぁ……」と思いながらも送ってしまう。

「遠くまで通って、頑張ってるし、このぐらいはよいかなぁ……」なんて勝手に理由をつける。

高校生になって本当に頑張ってるし、大目に見ようと思っちゃうんですよね。

ちなみに、駅まで車で送って行っていつもびっくりするのですが、私のような母親の多いこと多いこと。まぁ、その中の一人なんですが、これって、本当はだめなんですよ。子どもの育つ力を奪っているのはじつは親だったりします。

私だって自分のおこないは自分で責任を取らせないといけないことは、ちゃんとわかってるんです……でもねぇ、なかなか、そんな理屈通りにはいかないもんですよね。

甘えていたのは母

ある日、私はとても早く家を出ないといけない仕事がありました。次男には、その前日、明日は朝早くに仕事に出ないといけない、だから、どんなにあなたが寝坊をしても送っていくことができない、ときちんと伝えました。

すると、びっくり。次の日、次男は起こされなくても自分できちんと起きてきて、しかもいつもよりキリッとしてるし、ちゃんとごはんも食べれるし、そうなると私もニコニコ笑顔で過ごせるんですよね。

時をさかのぼれば、高校が始まって最初の頃は次男も一人で起きていました。つまり、自分でちゃんとできるんです。それを起きられなくしてしまったのは、じつは、わ・た・し、そう、母です。ちょっと間に合いそうにない時があり、そこですかさず救いの手を差し伸べてしまい、それがいつのまにか毎度のことになり……。

ＴＲＹアングルのスタッフからも、「もう、次男君には甘いわねぇ」と言われています。

ドキッ。

長男へのかかわりをやり直しはじめてから、私は長男への余計な手出しをしなくなり、朝も、大学に入ってから一度も起こしたことがありません。寝坊しそうでも「自分のこと、自分が恥ずかしかったり、単位落としたりしないと、全部、私がサポートしていたら、何もできない大人になってしまう」と、すっぱり、朝の準備に関しては手を出さなくなっていたのです。

そのせいかもしれません。子どもに何か手出しをしていることでしか、母親として、子育てしている、子どもを見ている気がしなくなってしまって、長男の手出しの代わりに、次男に手出ししていたところもあるのかもしれません。

理屈ではわかりすぎるほどわかっているんですが、抑制がきかない。自分が子どもを甘やかしているつもりでいて、本当は自分が子どもに甘えているのかもしれません。そんな母親って、けっこう多いと思います。

この日を境に、次男を駅まで送っていくことはなくなりました。でも、ときどきはいいかなぁ。だって、冬場の朝６時は外が暗いし寒いですよ。ああ、なかなか子離れが。

発達障害のあるなしにかかわらず、親の子離れって子育ての大きな課題ですね。

●子離れですよ

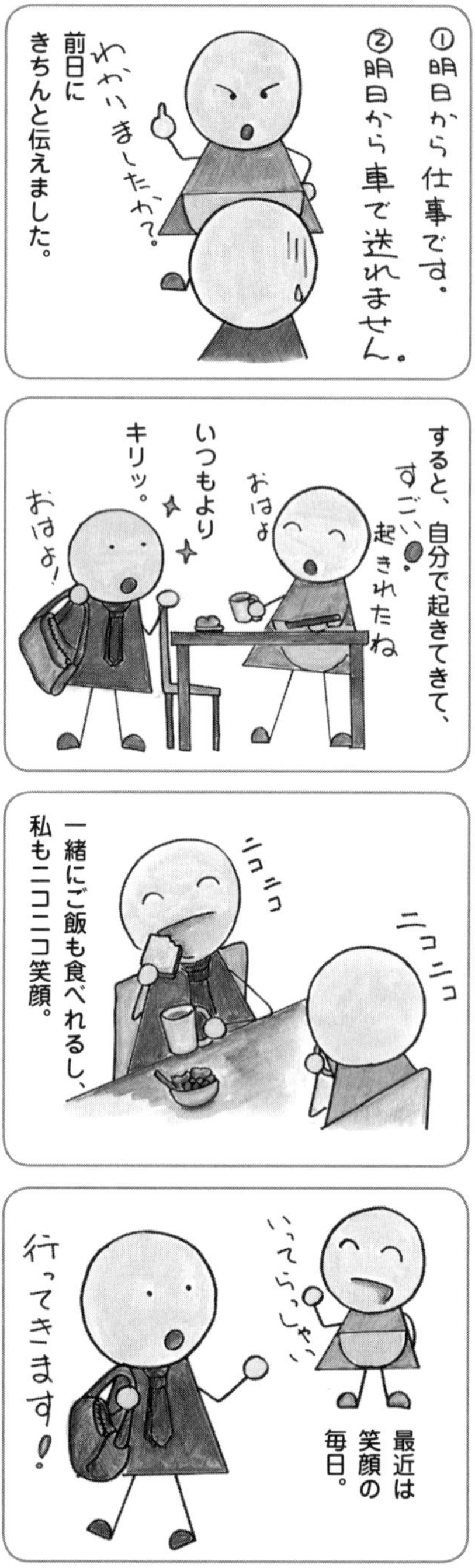
①明日から仕事です。
②明日から車で送れません。
わかりましたか？
前日にきちんと伝えました。
すると、自分で起きてきて、
すごい。起きれたね
おはよ
いつもよりキリッ。
おはよ！
ニコニコ
ニコニコ
一緒にご飯も食べれるし、
私もニコニコ笑顔。
いってらっしゃい
最近は笑顔の毎日。
行ってきます！

25 過保護です

心配で心配で

10年以上前のこと。小学校へ行きはじめた長男のことが心配で、心配で。息子の行くところ、することのすべてに段取りをしっかりと組み、危ない石ころや汚れそうなゴミは取り除き、はまりそうな水たまりは埋めていくような母親でした。

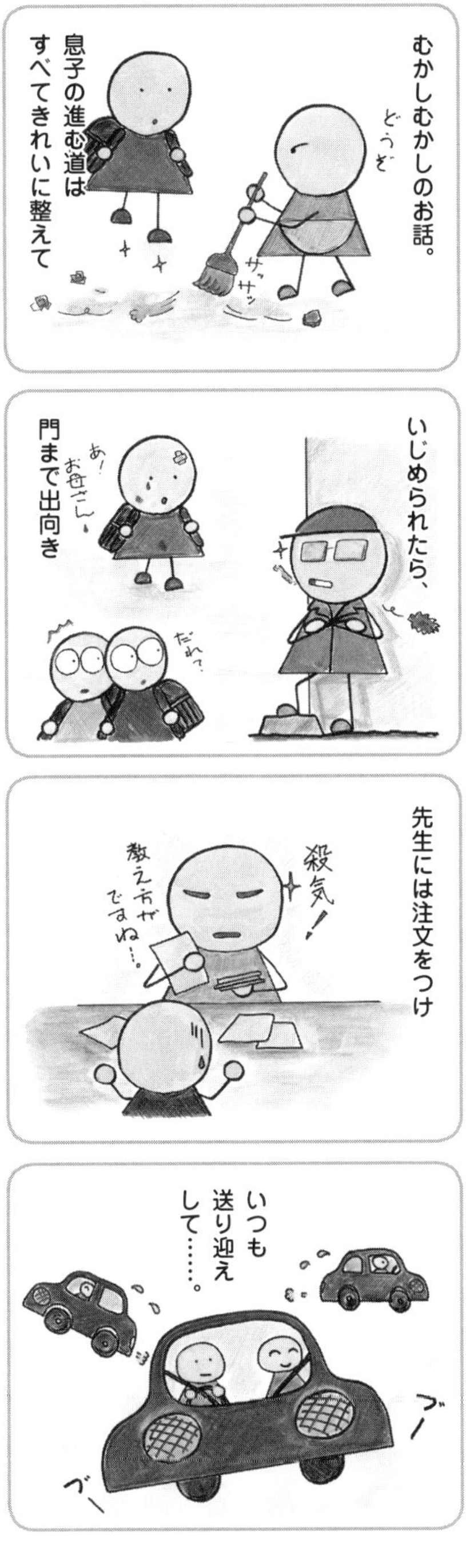
むかしむかしのお話。
どうぞ
サッサッ
息子の進む道は
すべてきれいに整えて
いじめられたら、
あ！お母さん
だれ？
門まで出向き
先生には注文をつけ
殺気！
教え方がですね…
いつも
送り迎え
して……。
ブー
ブー

つまり、学校へ行く準備も全部母が揃え、読めない教科書はすべてパソコンで行間をあけ、文節の区切りを入れて打ち直し、読めない漢字にはルビをふり、書けないからと代筆をし、計算できないからと小学3年生まで**百玉そろばん***を持たせ、4、5年になると電卓を持たせ、いじめられたと聞けば裏門でいじめっ子を待ち伏せし、「あんな、おばちゃんも子どもかわいいからな。今度、息子いじめたら……」と、ささやく。

学校には、「息子は、LDと診断を受けています。だから、息子に応じた指導方法をお願いします。このような教え方ではですね……、息子は学び方が違うんです。認知特性がですね……」と、今思えば、なんてことを！　穴があったら入りたいです。

おまけに、ちょっと学校へ行く時間に間に合わなくて息子がワーワー言えば、車で送って行き、忘れ物をしたと言えば、駅まで持って行きます。

なんという親でしょう！

*百玉そろばん
文字通り玉が100個あるそろばんのこと。赤や緑の玉が10個ずつあり、遊びながら数に親しめます。

親が変われば子どもも変わる

そんな私も、今まで読んでいただいたのでおわかりだと思いますが、変わることができました。そして、私が変わったことで、息子がものすごく変わってきたんです。

まだまだ、むかしのままのところもあるのですが、最近では、私が段取りを組まなくても、うにゃうにゃ言いながら、自分でいろいろなことに挑戦するようになりました。学校の勉強で、「もう、こんなんわからへん、お母さん、教えてや。一緒にしてや」とわめいていたようなことも、気がつけば一人で黙々と勉強しています。いばらの道でも進んでみようと、少々転んでもまた起き上がってみようと、思えるようになってきたようです。

大学では、知り合いは一人もいない環境なのに、少しずつ友人を増やしています。ときどき行き違いもあるようですが、とてもよい友人にも恵まれているようで、最近では友だちと新しいサークルを作るんだと張り切ってみたり、ジムに登録して週に2回ほど通ったりしています。まだ、大学の先生のところにわからないことを聞きに行くことはできないみたいですが、コース担任の先生方とはお話はしているようです。授業を途中でこっそり(自分では見つかっていないつもり)抜け出す、など少しズルも覚えてきたみたいです。

以前なら、時刻表も全部私がパソコンで調べて打ち出して段取りを組んでいたのを、自分で携帯で調べて、2時間半かかる大学に通っています。2時限目はじまりや3時限目はじまりは、何時に家を出ないといけないとか、予定を組んで行動しています。初めてのところにも、自分で時刻表や地図を見ながら行けるようになっています。

危なそうな足取りですが、多くの人々に支えられながら、長男は自分で歩きはじめています。もし、TRYアングルでペアレントトレーニングをはじめなければ、大学の素晴らしい先生方との出会いがなければ、きっとまだ、全部私が段取りを組んで長男のしりぬぐいをして歩いているかもしれません。こんなふうに変われたのは、きちんと子どもの行動を観察して、「発達障害だから仕方がない、ではなくて、どうすればできるようになるのか」を一緒に考えてきてくれたスタッフやボランティアの大学院研究員・院生さんたちのお陰だと思っています。

支援のあり方、難しいですね

この10年で、発達障害を取り巻く環境が目まぐるしく変わり、特別支援教育のはじまり、発達障害者支援法施行、とむかしに比べれば社会への認知度も上がってきています。

学校現場では、さまざまなサポートもおこなわれ、保護者もペアレントトレーニングをはじめとするかずかずの療育方法、かかわり方の方法を勉強することができるようになってきています。

最近、さまざまな場面で気になっていることがあります。理解し支援することはたしかにだいじだし、必要なことです。ですが、子どもたちが自信や自己肯定感を取り戻したのなら、少しずつサポートをフェードアウトしていくのも必要だと思います。

どこかの大学で、最近発達障害の学生が増えたので、大学が学生にモーニングコールをしている、という話を聞いたことがあります。

手厚いサポートで、ありがたいとは思うのですが、その学生さん、4年間大学からのモーニングコールで起きていたら、社会に出た時どうするのかな？　会社がモーニングコールしてくれるのかな？　と、ちょっと考え込んでしまいました。

子どもにとっての支援のあり方、これからもみなさんと一緒に考え、実践していきたいです。

少しずつでも……

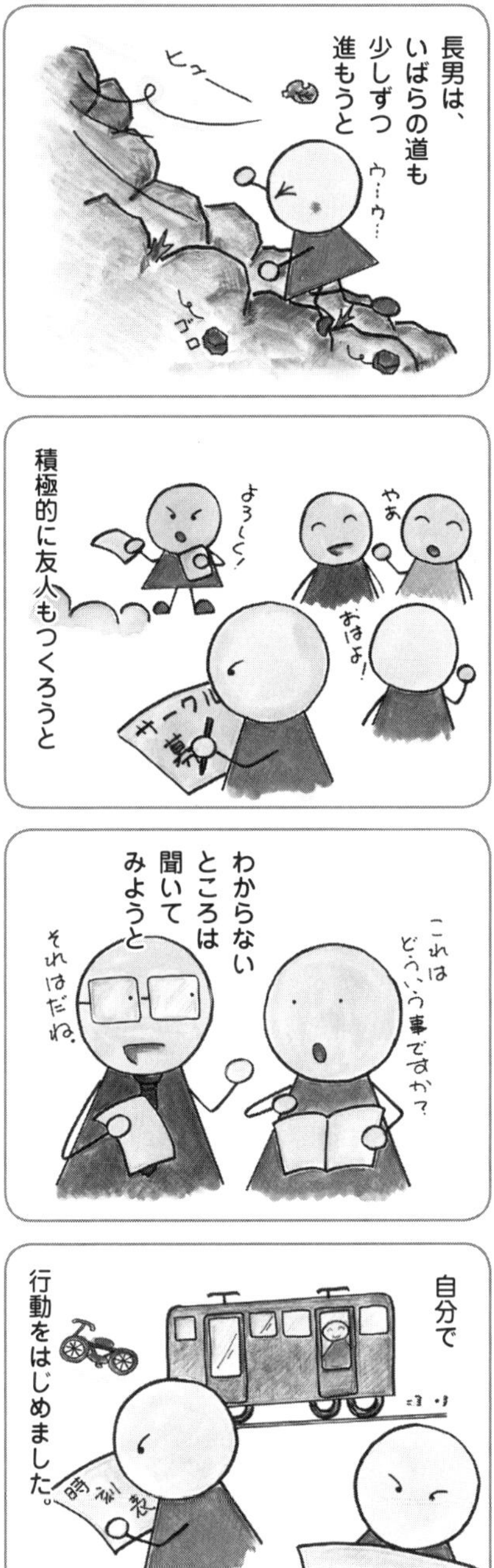
長男は、いばらの道も少しずつ進もうと
ヒュ〜
ウ…ウ…
ゴロ
積極的に友人もつくろうと
よろしく!
やあ
おはよ!
わからないところは聞いてみようと
これはどういう事ですか?
それはだね。
自分で行動をはじめました。
地図

おわりに

いかがでしたか？　母親のかかわりが変わると子どもたちがドンドンいろいろなことができるようになってきます。

子どもが発達障害だと診断されると、ついつい先回りして子どもにいろいろしてあげたり、できないことには診断名の色眼鏡をかけたりしてしまいがちなのは、親として保護者として仕方がないことなのかもしれません。

私もそうでした。ＴＲＹアングルのスタッフにも何人もいますよ。子どもがコケても痛くないように子どもの行く道行く道に座布団を敷いて回る母親。

でも、子どもって、自分でいろいろなことを経験しないと何にもできないんですよね。私の場合、子どもがＬＤだから、読み書きできないからと、読むことを練習させず、書くことを練習させず……。計算できないからと、電卓を使わせ、自分で計算することをさせてきませんでした。そんな親のかかわり（過保護と言う）が子どもを何にもできない大人にしてしまっているんです。

今、長男は母親から少しずつ離れて、一人でいろいろなことに挑戦しはじめています。書くことも読むことも努力しはじめています。

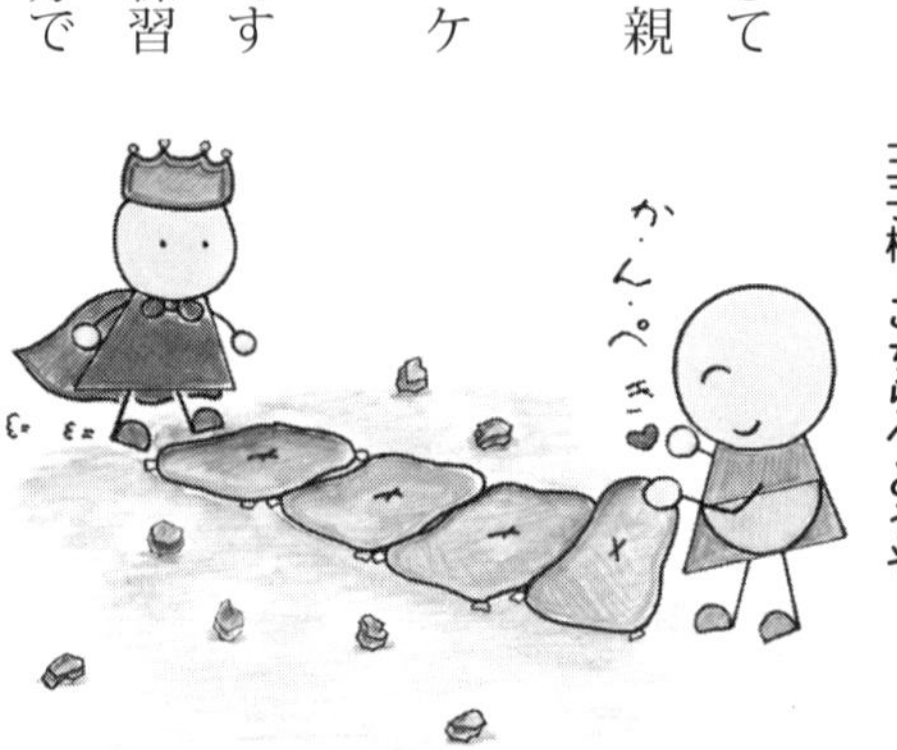

親は「獅子がわが子を谷に突き落とす」、そのぐらいの気持ちが必要です。もちろんちゃんと自立の準備を整えながら、親の手を離していきます。

この本で紹介した**「こうすればできるモン」**は、本当に実際に起こったことばかりです。親のかかわりを見直す基本となっているのは、ＡＢＡ（応用行動分析学）と呼ばれる心理学の一つです。かなり極端な言い方をすると、「子どもの行動を観察し、親はその子どもの行動との関係性を変える対応」をしています。子どもの行動に自分のかかわりがどのように作用しているかを見るのって、けっこうむずかしいものなんですけど、親のかかわり方を見直すにはよい方法かもしれません。

でも、忘れてならないのは、子どもの行動にも必ず感情があるんですよ。

最近、よく耳にする発達障害のペアレントトレーニングもこのＡＢＡを基本に行われているものが多くあります。それらのペアレントトレーニングが、手法（方法・テクニック）だけを伝えるものでなく、大人が子どもをコントロールするために用いられるものでなく、子どものできる力を引き出すために、子どものできるんだという自信をつけるために、そして、親子が自己肯定感を持てるために用いられるように願っています。

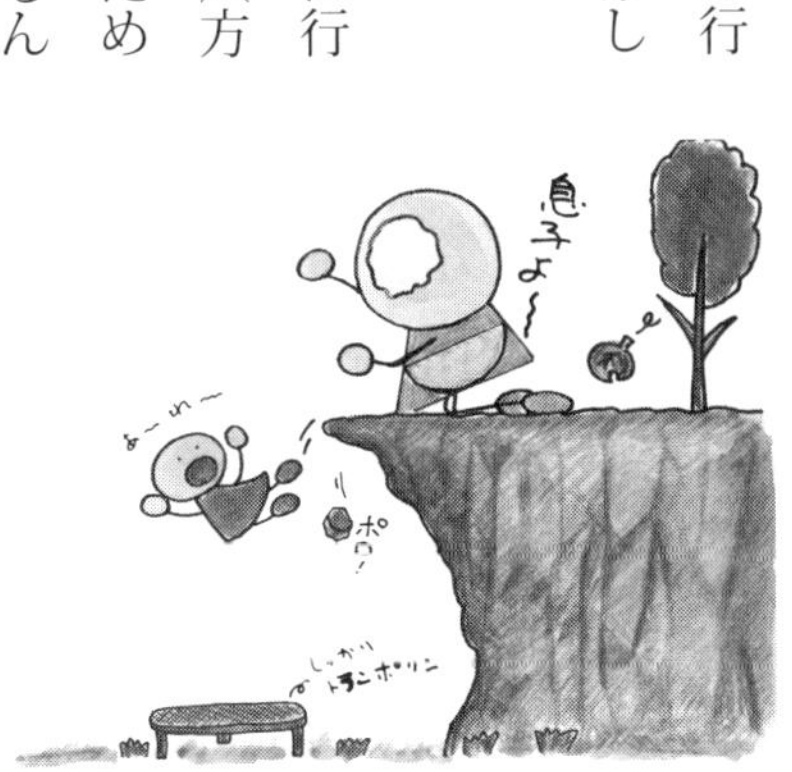

獅子がわが子を谷に突き落とすように……

編者紹介

NPO 法人　発達障害を考える会・TRY アングル

TRY アングルは、2004 年 10 月、発達障害に関する親の会で知りあった有志 10 名が発起人となり設立されました。発達障害（LD・ADHD・アスペルガー症候群、高機能自閉症・広汎性発達障害など）を多くのみなさんに正しく理解していただくために活動しています。また、子どもたちの療育支援、保護者への支援など自立支援にも力を注いでいます。

TRY アングルの活動一覧

学習支援

勉強だけでなく「文字が書きにくい」「長時間集中できない」といった特徴も見ながら、学習の具体的な方法をアドバイスします。お子さん一人で学習するのではなく、必ず保護者の方にもそばで指導方法をご覧いただきます。

ペアレントトレーニング

子どものよい行動に注目し、子どもの「出来る」を増やし広げるための具体的な方法を学びます。

啓発活動

広く市民の皆様に「発達障害」を正しく知っていただくために教員研修・PTAの勉強会を始め、地域の研修会などへ講師を派遣しています。また、手作りの紙芝居・パネル展も開催しています。

TRYアングル事務所

■住所
〒664－0858
兵庫県伊丹市西台1丁目6−13　伊丹コアビル4F
■ TEL/FAX（072）770-6533
■ OPEN　10：00 ～ 17：00
■定休日　木曜日・日曜日・祝日
＊外部での研修・講演会・イベントなどの時は事務所は閉まります。
お越しいただく際には事前にご連絡ください。

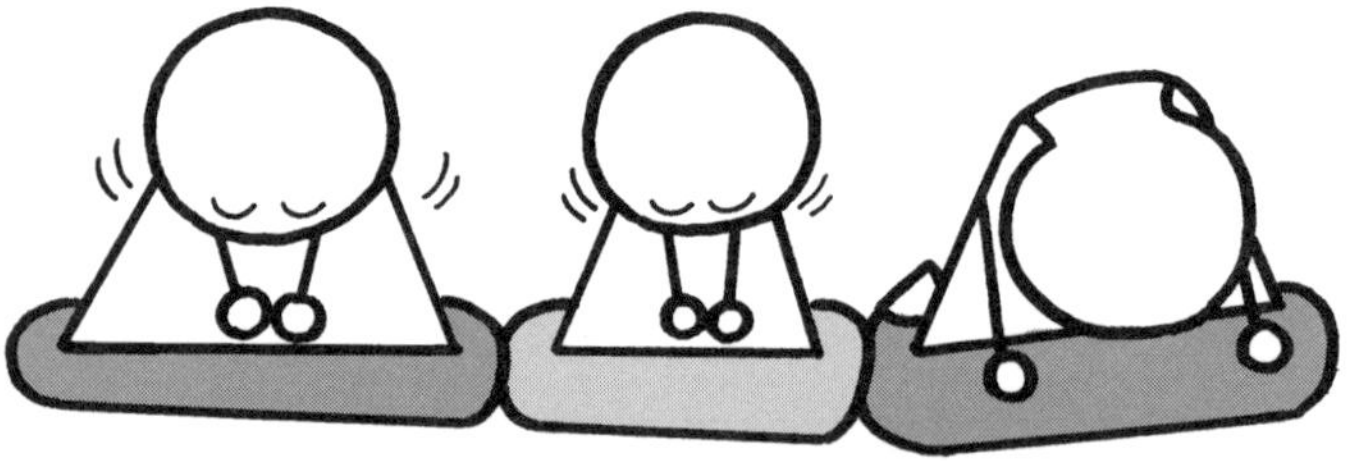

カバー・本文デザイン　佐藤 健＋六月舎
本文組版　酒井 広美

実録4コママンガ
そうだったのか！　発達障害2
こうすればできるモン

2011年7月1日 第1刷発行
2011年11月25日 第2刷発行

編　者　NPO法人　発達障害を考える会・TRYアングル
著　者　斗希典裟
発行者　上野良治
発行所　合同出版株式会社
東京都千代田区神田神保町1-28
郵便番号　101-0051
電　話　03(3294)3506
ＦＡＸ　03(3294)3509
ＵＲＬ　http://www.godo-shuppan.co.jp
振　替　00180-9-65422
印刷・製本　株式会社シナノ

■刊行図書リストを無料送呈いたします。
■落丁乱丁の際はお取り換えいたします。

ISBN978-4-7726-1024-7　NDC378　210×148　

神沢利子のおはなしの時間

1

作 神沢利子　絵 井上洋介

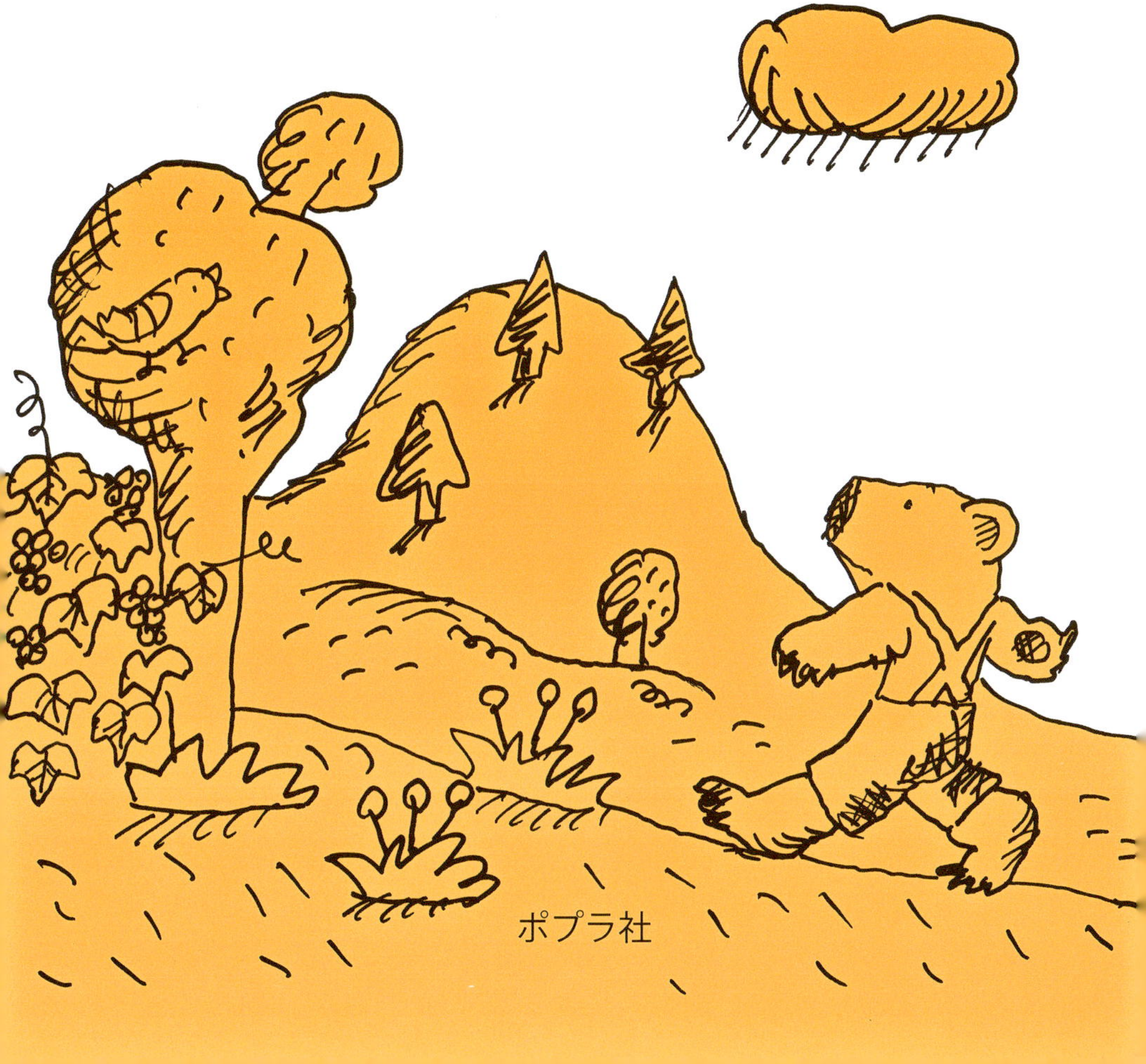

ポプラ社

もくじ

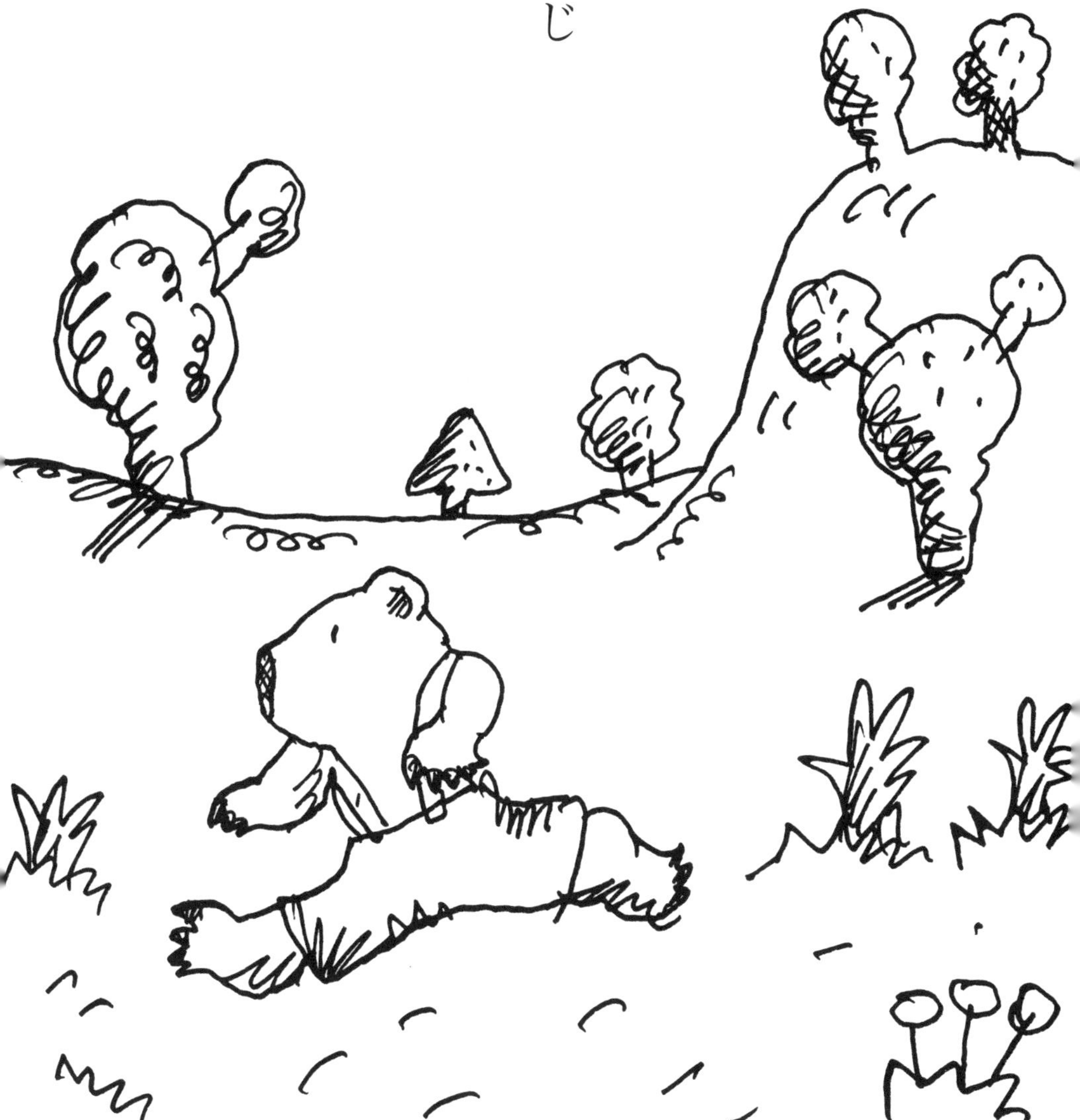

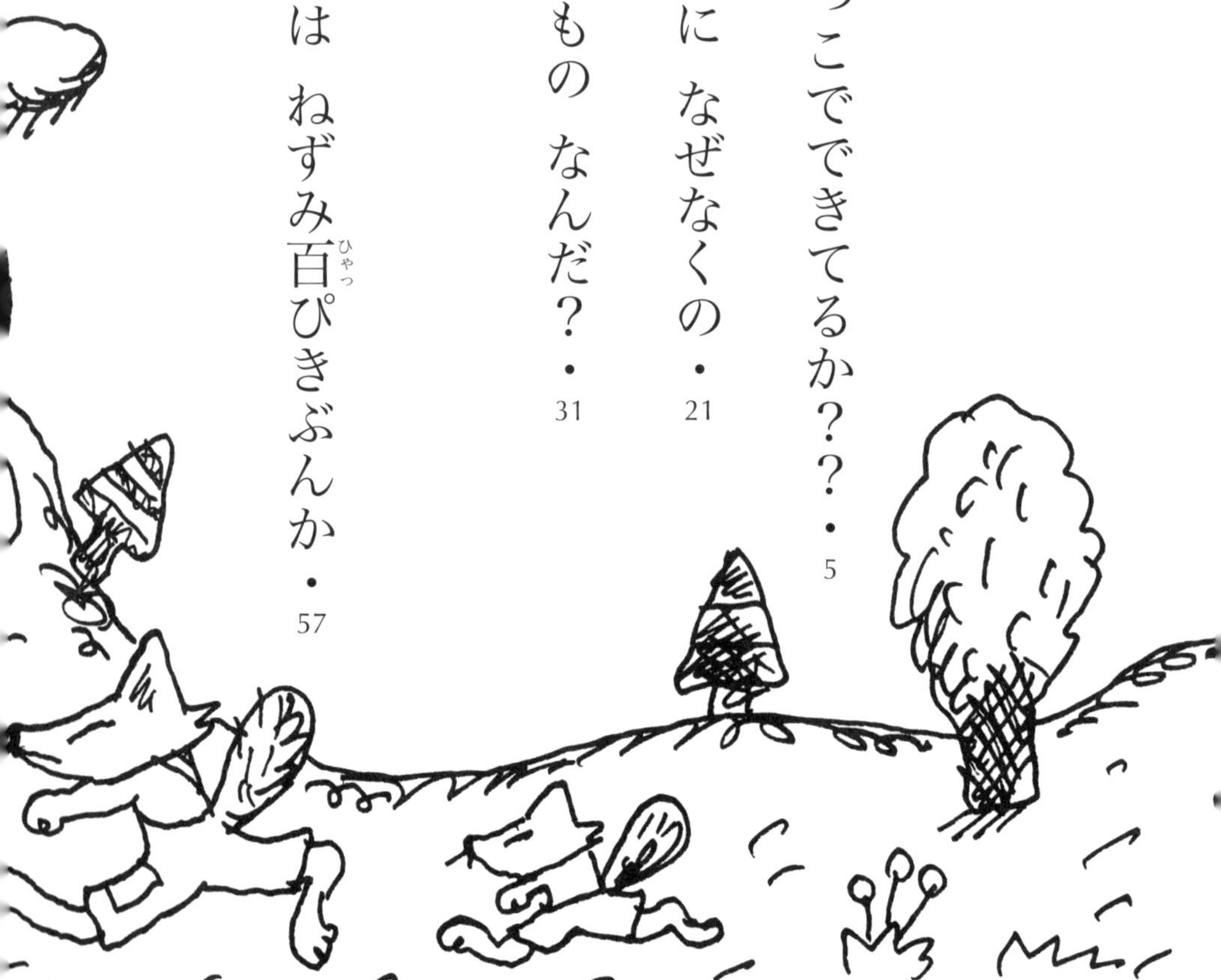

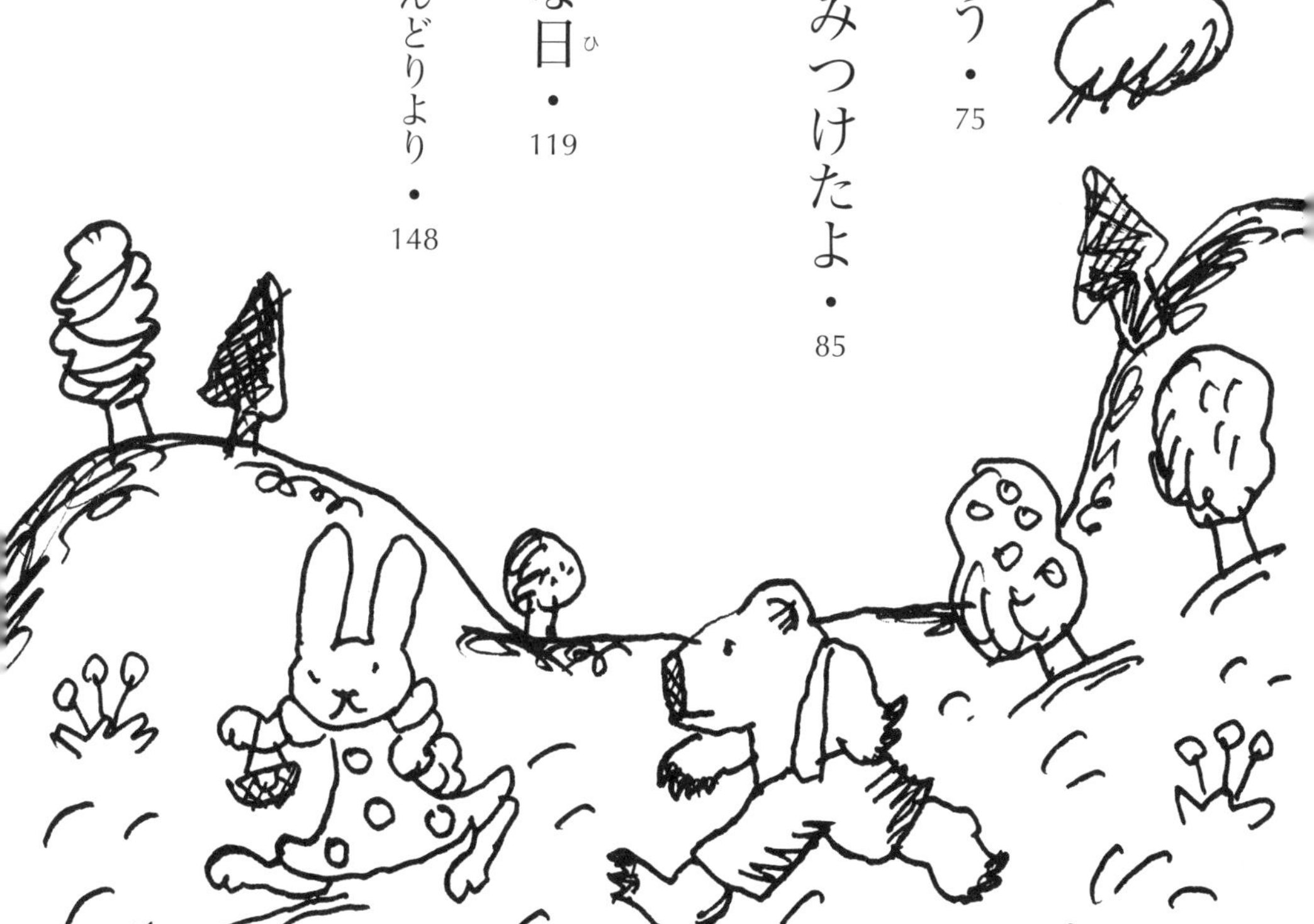

装丁　丸尾靖子

ウーフは

おしっこでできてるか？？

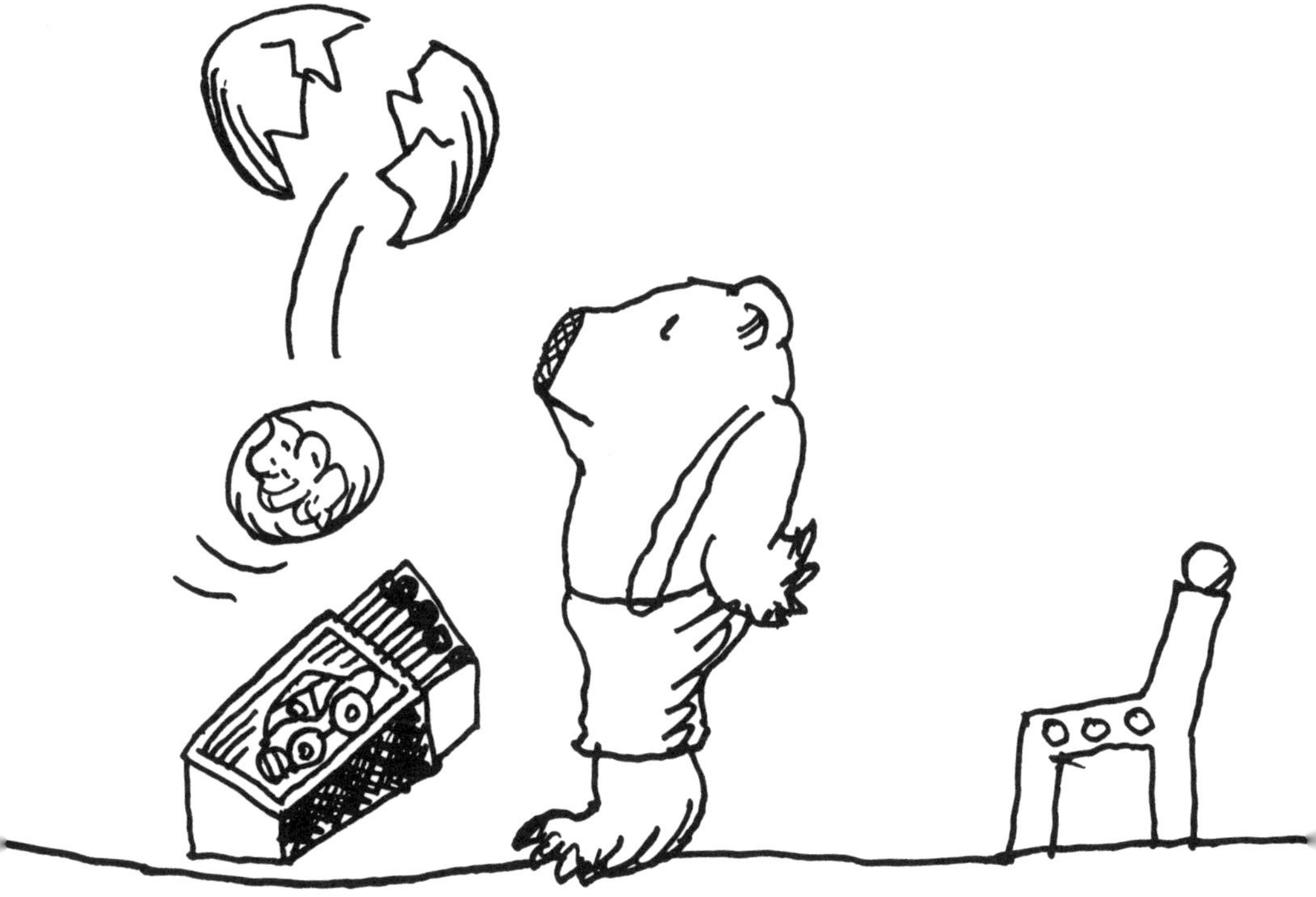

くまの子《こ》ウーフの朝《あさ》ごはんは、パンとはちみつと目玉《めだま》やきでした。ウーフのおかあさんは、かた手《て》でたまごをぽんとわって、フライパンでじょうずにやきました。

おさらにのせた目玉《めだま》やきは、金色《きんいろ》にかがやいています。

ウーフは、はちみつをつけて、パンをたべました。それから、おさじでたまごのきみをすくいました。

「おかあさん。」

と、ウーフはいいました。

「ぽんって、たまごをわったでしょう。そしたら、ぽんって、たまごがでてきたね。きのうも、そのまえもそうだね。」

「そうよ。たまごがどうかしたの、ウーフ。」

と、おかあさんがたずねました。

「どうかしないんだね、たまごって。」

ウーフは感心《かんしん》して、ためいきをつきました。

「ぽんとわったら、いつもきまったものがでてくるんだ。ぼくなら、なんでも、よくまちがえるのにねえ。ちっともまちがえないね。」

「それ、なんのことなの。」

「あのね、たまごの中《なか》から、ビー玉《だま》やらマッチなんか、でてこないねってこと。」

「あらら、たいへんだ。」

ウーフのおかあさんは、目《め》をまるくしました。

「ぽんとわって、たまごの中《なか》からマッチがでてきたら、ウーフの朝《あさ》のごはんはどうしましょう。」

ウーフはおさじで、たまごのきみをすくってなめました。

「たまごは、なんでできてるの。きみと白《しろ》みで、できてるんだねえ。」

「そうだよ、ウーフ。」

と、新聞《しんぶん》を見《み》ていたおとうさんがいいました。

「このおさじは、なんでできてるの。」

ウーフは、おさじをなめながらいいました。

「そいつは、かねだ。ステンレスという
かねでできてるよ。」

「じゃ、このパンは。」

「パンは、こむぎこでできてるのさ。」

「ふうん、じゃ、ぼくのいすは。」

「これは木《き》さ。」

「ざぶとんは。」

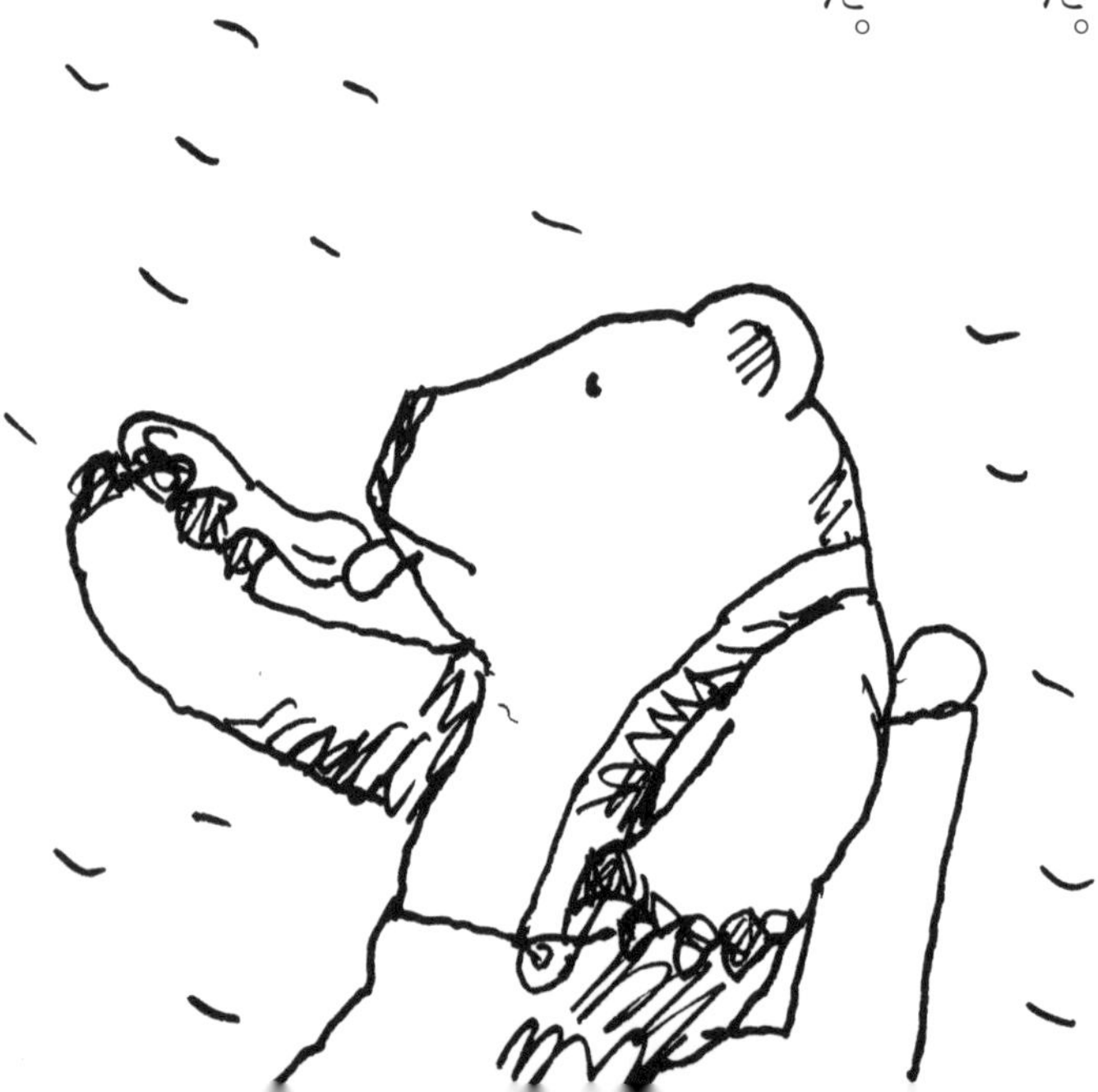

「きれと、ふわふわのわたさ。」

「へえー。」

ウーフは、すっかり感心《かんしん》してしまいました。

「コップはガラス。ビー玉《だま》もガラス。新聞《しんぶん》は紙《かみ》で、このおさらも木《き》だねえ。へえ、ぼく、なにがなんでできてるか、すっかりわかっちゃった。よし、きつねのツネタくんにもおしえてやろう。」

ウーフは、むしゃむしゃとパンをたべました。はちみつも目玉《めだま》やきも、きれいになめてしまいました。それから、手《て》をぱんぱんとたたいて、パンくずをおとしてから、

「ごちそうさま。」

といって、外《そと》へあそびにいきました。

すると、きんぽうげの野原《のはら》を、めんどりがさんぽしていました。

「めんどりさん、いつもたまごをありがとう。」

と、ウーフがあいさつしました。

「おはよう、ウーフちゃん。どこへいくの。」

と、めんどりがいいました。

「あのねえ。」

と、いいかけてから、ウーフはめんどりのおなかをじろじろ見《み》ました。

「あのねえ、めんどりさん、きのう、ぼくがたまごをもらいにいったら、たまごをうんでくれたでしょう。きょうもいったら。」

「たまごをひとつ、あげるわよ。」

と、めんどりがいいました。

「あした、ぼくがいったら。」

「たまごをまたひとつ、うんであげるわ。」

「そのあしたも。」

「ええ、そのあしたも、そのあしたも、あんたがもらいにきたら、そのたびにうんであげるわ。」

「めんどりさんのからだに、たまご、いくつはいってるの。百《ひゃく》くらい？」

と、ウーフがたずねました。めんどりは首《くび》をかしげました。

「さあね、かぞえたことがないのよ。百《ひゃく》よりおおいんじゃないかね。」

「ふう。」

ウーフは、うなりました。

「それなら、めんどりは、たまごでできてるんだ。」

「たまごでできてるって？」

「ホットケーキは、たまごとこむぎこでできてるんだよ。そいでね、めんどりはたまごでできてるって、やっとわかっちゃった。」

　コッコッコッコッ

　めんどりはなにかいおうとして、目《め》をぱちくりさせました。そのひょうしに、草《くさ》の上《うえ》にたまごをぽんと、うみおとしました。

「あっ、ありがとう。」

　ウーフは、うみたてのあたたかいたまごを手《て》にのせて、めんどりとわかれました。

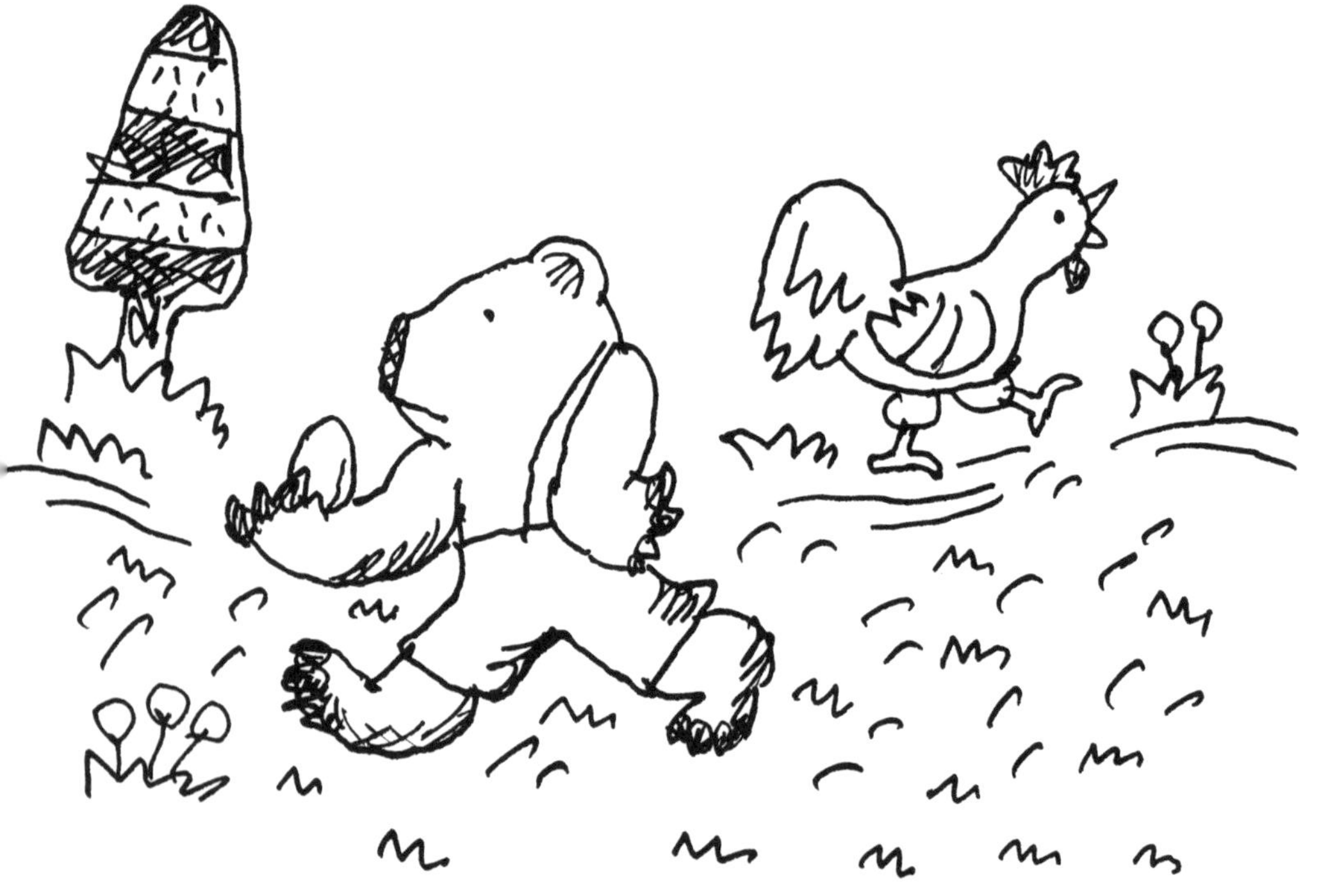

「おはよう、ウーフ。どこへいくの。」

きつねのツネタがやってきました。

ツネタは、ウーフの手《て》のたまごをじろじろながめていいました。

「それ、どうしたんだい。」

「いま、めんどりさんにもらってきたの。」

と、ウーフはこたえました。

「ねえ、ツネタくん。めんどりはなんでできてるか、あてたらえらいよ。」

「そんなこときまってら。めんどりは、ガラと肉《にく》とはねでできてるのさ。しらなかったのかい。」

「ちがうよ。」

と、ウーフは、びっくりしていいました。

「めんどりのからだには、百《ひゃく》よりもたくさん、たまごがはいっているんだよ。でないと、あんなに毎日《まいにち》、たまごをうめないだろ。めんどりはね、たまごでできてるの！」

「へえ、たまごをうむなら、たまごでできてるっていうのかい。そんなら、ウーフ、こたえてみろ。ぼくのいうことにこたえられなかったら、このたまご、もらっちゃうからな。」

ツネタは、ひげをぴくぴくさせていいました。

「ウーフ。すると、きみは、いったいなんでできてるんだい。」

「ぼく……。」

ウーフは、こまってしまいました。

「朝《あさ》、パンとはちみつとたまごをたべたから、パンとはちみつとたまごでできてるのかなあ。」

「めんどりはたまごをうむ。けれど、ウーフはうまないよ。うまないかわりに、からだからだすのはおしっこさ。はは、ウーフはね、おしっこでできてるのさ。じゃ、このたまご、もらってくぜ。バイバイ。」

ツネタはウーフの手《て》から、うみたてのたまごをさらってにげだしました。

「うそだい。おしっこなんかでできてないやあ。」

ウーフは、ツネタにとびかかりました。

ツネタは、とんでにげました。

おいかけたウーフは、つまずいてころびました。とがった小石《こいし》が、足《あし》にささって、ウーフはなきだしました。

「いたいよう。」

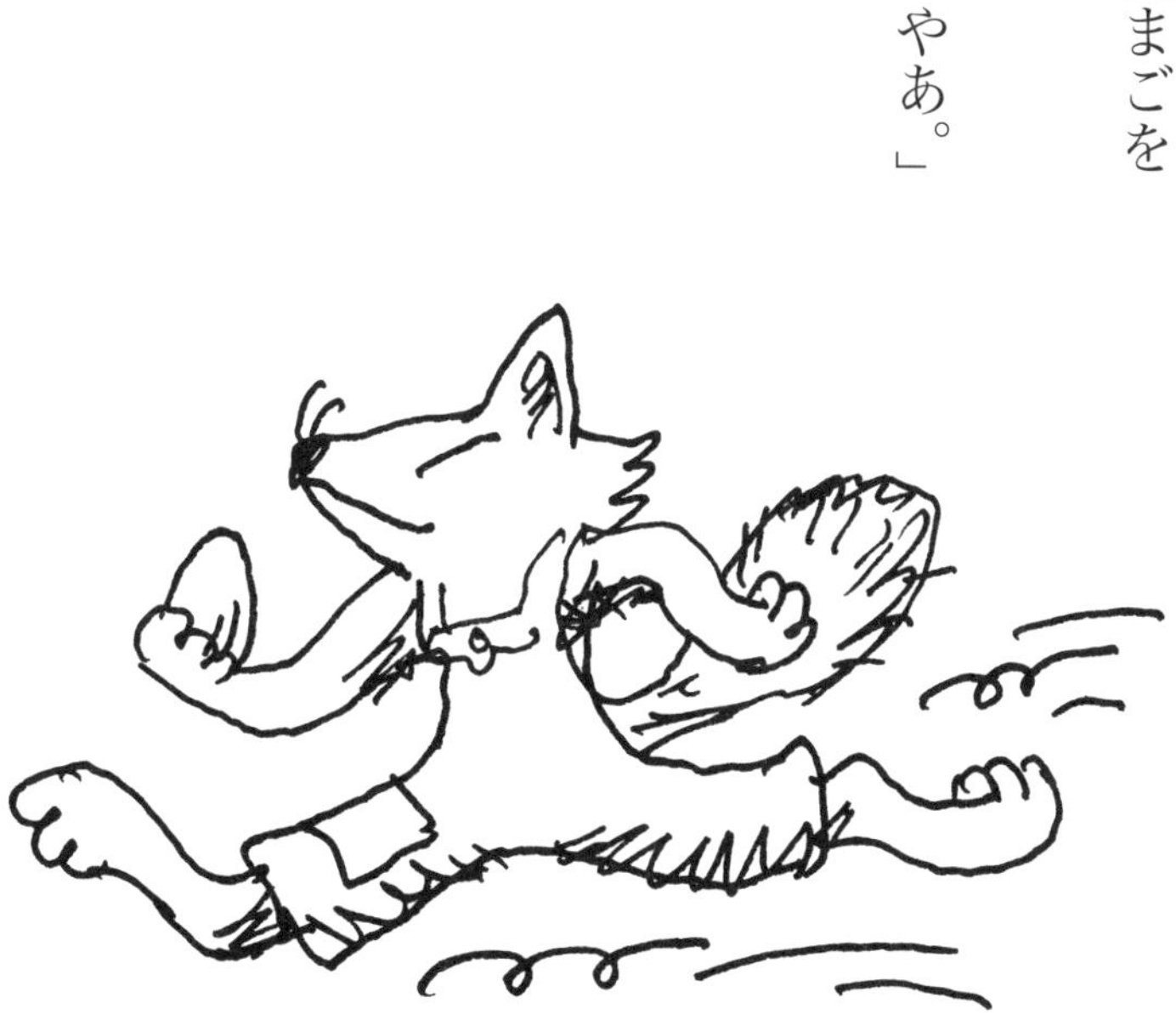

なきながら、足《あし》をさすりました。みじかいもしゃもしゃの毛《け》のあいだから、足《あし》にささった小石《こいし》を、つまみだしました。

ちが、にじんでいました。

「あっ、ちだ。」

ウーフが、きず口《ぐち》をのぞきこんだひょうしに、なみだのつぶが、ぽたんとおっこちました。

「うー、いたいよう。」

ウーフは、うなりました。それから、あれっと思《おも》いました。

「ぼくのからだからでるのは、おしっこだけじゃないや。ちもでるし、なみだもでるよ。ツネタなんかうそつきだい。」

ウーフは、なきやんで、たちあがりました。足《あし》のきずが、ずくんずくんしています。

ずくん　ずくん
うそつきだい　ずくん　ずくん
足《あし》は力《ちから》をいれて、そういっているようでした。

ウーフは、足《あし》をひきずりながら、歩《ある》きだしました。

きんぽうげの花《はな》は、きらきらかがやき、野原《のはら》を気《き》もちのいい風《かぜ》がふいていきました。

ウーフは、草《くさ》の上《うえ》にねころがりました。

青《あお》い空《そら》をながめました。

「やっぱりさ、ぼくがおしっこでできてるのはへんだよ。ぼくがおしっこなら、おしっこが、足《あし》がいたいなんて思《おも》うかなあ。」

ウーフは、ころりところがりました。

「ここから、この草《くさ》っ原《ぱら》をころころころがってかえろうっと。」

ころころころがると、ウーフのせなかとおなかのまわりを、青《あお》い空《そら》
と、やわらかい草《くさ》が、かわるがわるにぐるぐるまわりました。
　ころころころころ
　ころころころ
　ウーフは、ころげながら、
「足《あし》がいたくたって、へいきだい。ころころころころ、おもしろいや。
ぼくは、ウーフさ。くまの子《こ》のウーフは、いたいと思《おも》ったり、たべた
いと思《おも》ったり、おこったり、よろこんだりするんだ。おしっこなんか、
そんなことかんがえっこないさ。ころがってかえるなんてすてきなこ
と、なみだも、ちも、かんがえつかないさ。」
と、思《おも》いました。
　ころころころ

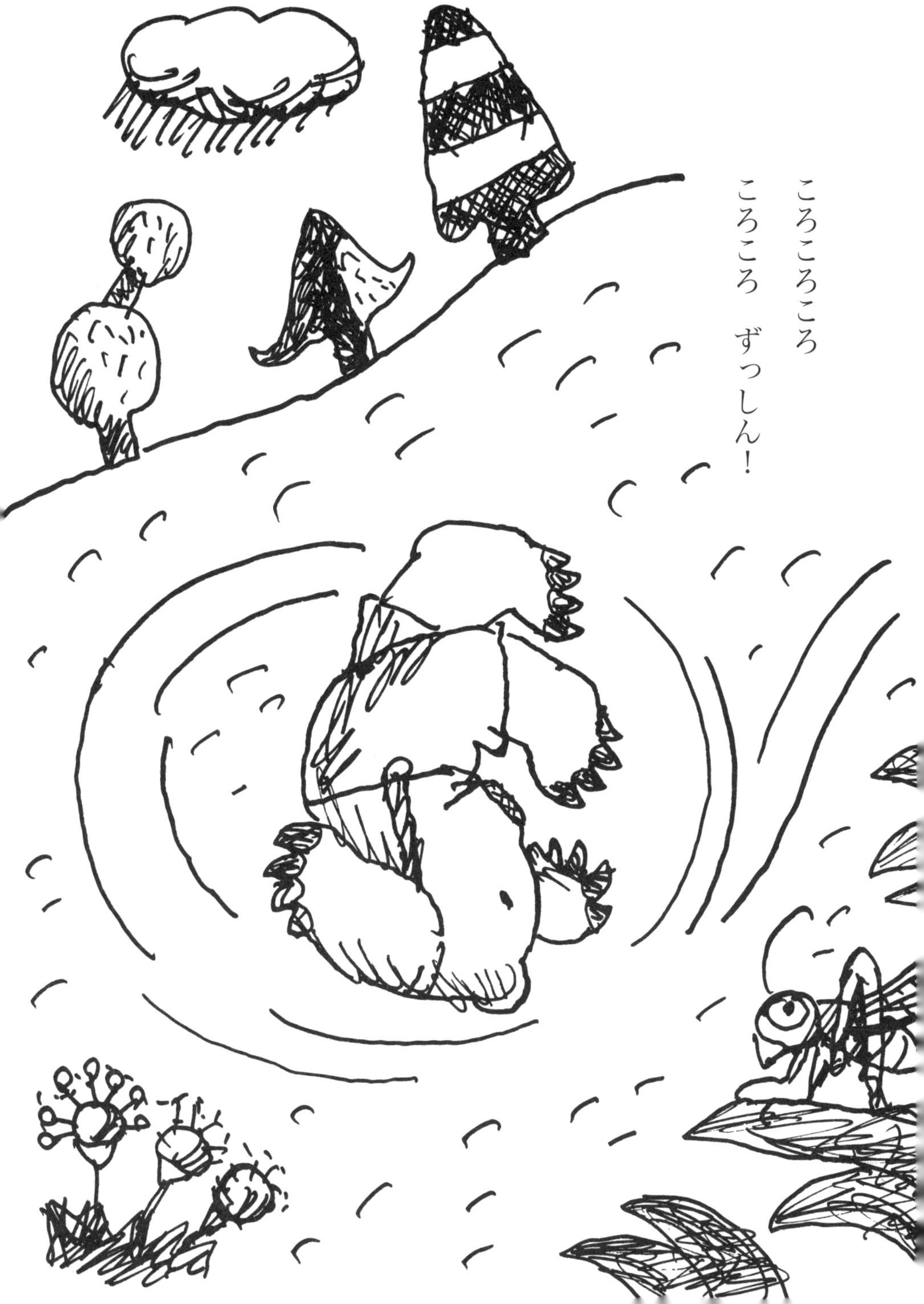

ころころころ
ころころ　ずっしん！

ウーフは、うちの入《い》り口《ぐち》のドアにぶつかってとまりました。

「いたいっ。」

ウーフは、おきあがりました。おかあさんが、顔《かお》をだしました。

「まあ、ウーフ。どうしたの。」

「いたいっていってるのは、ぼくだよ。ウーフだよ。おかあさん、ただいま。」

と、ウーフがいいました。

「ねえ、おかあさん、ぼく、わかったよ。ぼくね、なんでできてるかっていえばね。」

ウーフは、うれしそうにいいました。

「ぼくでできてるの。ウーフは、ウーフでできてるんだよ。ね、おとうさん、そうでしょう。」

ちょうちょだけに
なぜなくの

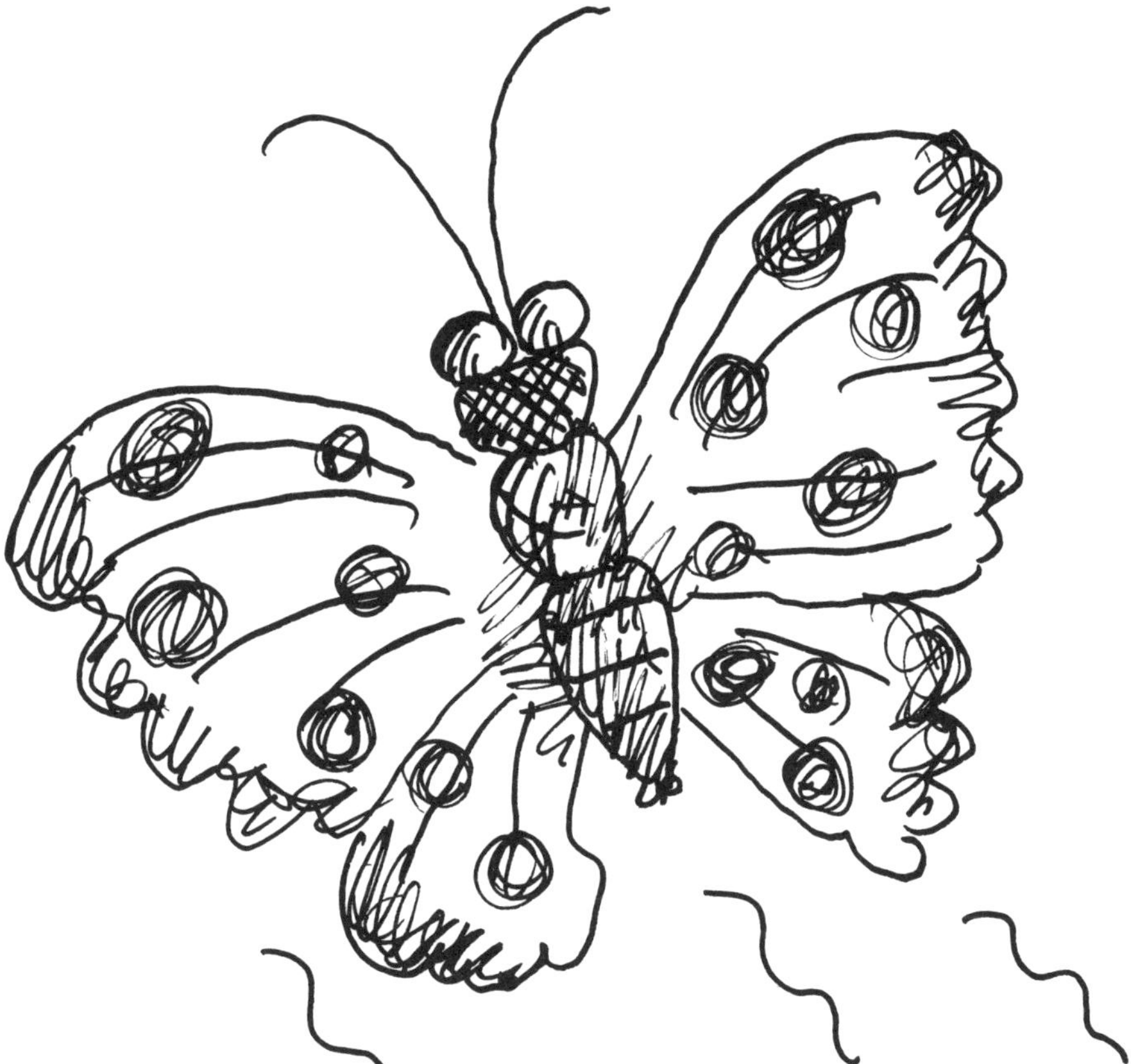

ゆうがた——。

風《かぜ》がふいて、まどのカーテンがふわあっとふくれました。

風《かぜ》といっしょに、青《あお》いちょうちょが、へやの中《なか》にまいこんできました。ちょうちょはひらひらとんでから、かべの絵《え》のがくにとまりました。

「あっ、ちょうちょ。」

ウーフはのびあがりました。

ちょうちょはまいあがって、こんどは、テーブルの上《うえ》の紅茶《こうちゃ》のちゃわんにとまりました。そこで、はねをとじたり、ゆっくりひらいたりしました。

青《あお》いはねから、光《ひかり》がこぼれるようでした。

ウーフは、むねがどきどきしました。そっと、つかもうとすると、

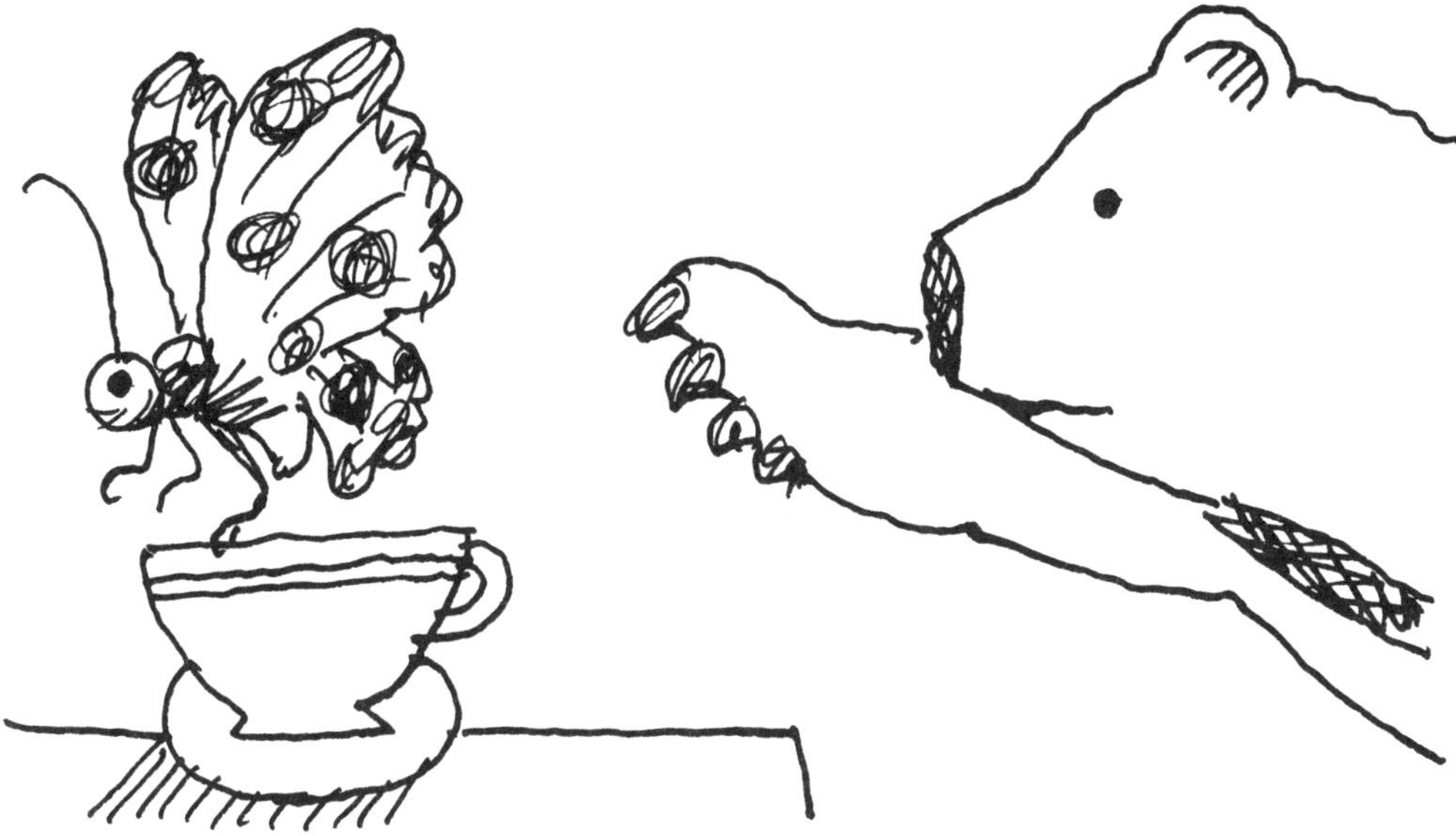

ひらひらとびたちました。

ウーフは、ぼうしをもっておいかけました。

つかまえた！

てのひらにのせて口《くち》をよせると、ちょうちょは、またまいあがりました。

「ウーフ、ちょうちょは外《そと》へいきたいんだよ。にがしてやりなさい。」

新聞《しんぶん》を見《み》ていたウーフのおとうさんが、まどのほうをむいていいました。

「いやだ。これ、ぼくのちょうちょだ。」

と、ウーフがいいました。

「にがしてやりなさい。」

おとうさんは新聞《しんぶん》で、ちょうちょをおいはらうようにしました。

ちょうちょは、まどのほうへひらひらとんでいきました。

「にげちゃだめ！」

ウーフが、まどをしめました。ちょうちょのはねが、まどにはさまりました。

「あっ。」

ウーフがまどをあけると、風《かぜ》がちょうちょをふきこみました。けれど、ちょうちょはもう、ひらひらまいあがらずに、ふきとばされて、ゆかにおちました。

ウーフは、ちょうちょをひろいあげました。

「しんじゃった……。」

ちょうちょのからだはつぶれていました。ウーフは、むねがつまったようになって、なきだしました。

「ぼくが、まどではさんじゃった……。」

「ウーフ、おはかをつくってあげたら。」

と、おかあさんがいいました。

ウーフは、ちょうちょをもって、外《そと》へでました。

つりがねそうのさいているそばに、ちょうちょをそっとうずめました。

「ウーちゃん、なにしてるの。」

うさぎのミミがきました。

「青《あお》いきれいなちょうちょだったんだ……。おはかにうめたの。」

と、ウーフがなきながらこたえました。

「かわいそうねえ。」

ミミは、おはかにドロップをそなえて、おがみました。

「おはか、つくったのかい。」

きつねのツネタもきて、いいました。

「ちょうちょのおはかよ。ウーちゃんのちょうちょがしんだの。とてもかわいそうなの。」

と、ミミがいいました。

「ぼくも、おがんでやるよ。」

ツネタもおはかをおがみました。それから、ウーフの顔《かお》を見《み》て、

「へえ、ウーフったら、ほんとにないてたの？」

と、びっくりしてたずねました。

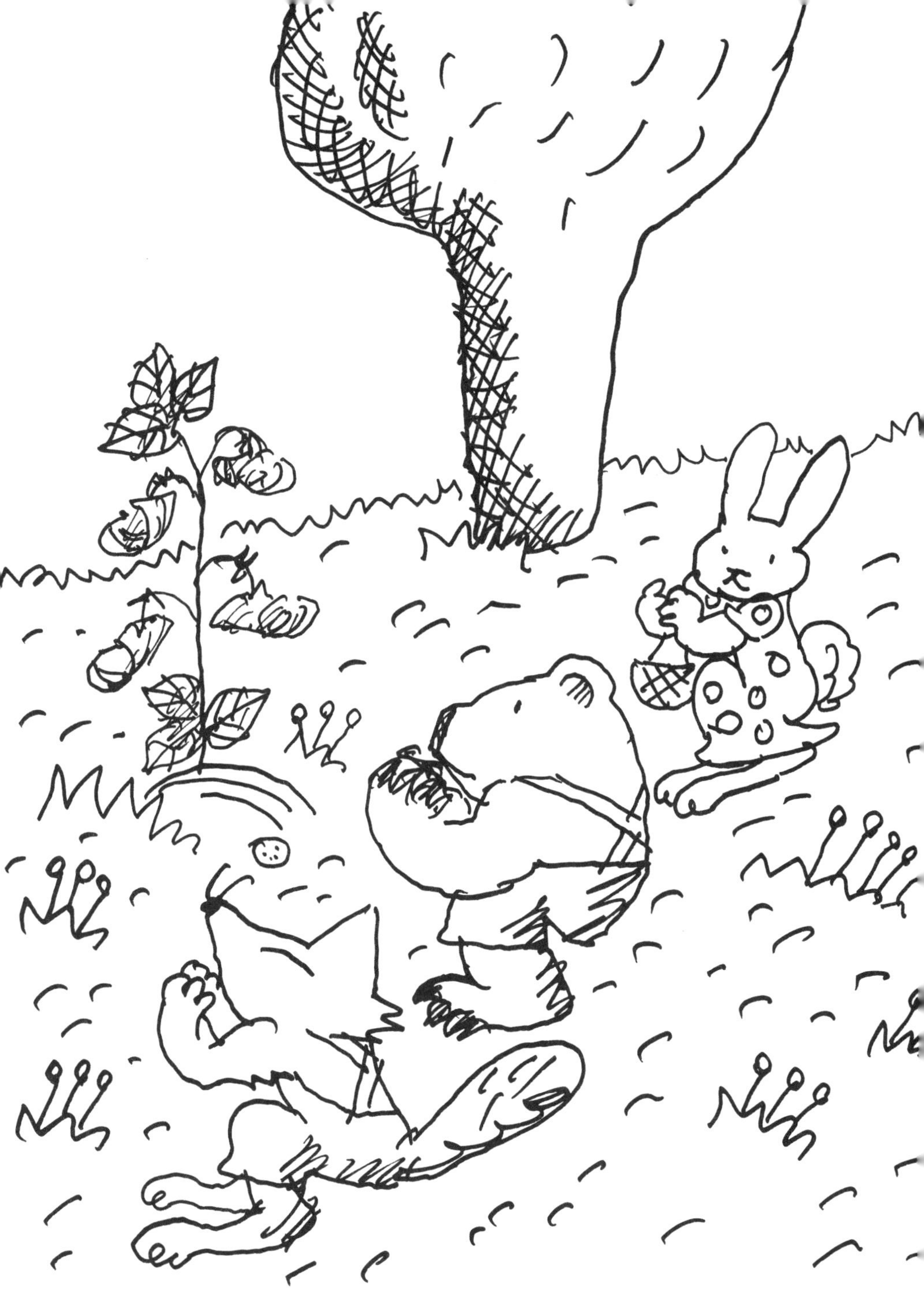

「だって、ぼくがまどではさんで、しなせちゃったんだ。」

ウーフは、すすりなきながらいいました。

「へえ、ウーフ、こないだ、ぼくと、とんぼとってあそばなかった？」

ツネタは、へんな顔《かお》をしました。

「あのとんぼ、はねがもげてしんじゃったけど、ウーフ、なかなかったね。どうして？」

「しらない……。」

と、ウーフがこたえました。

「こないだなんか、おしりでてんとうむしつぶしたよ。ウーフ、ははあなんて、わらってたじゃないか。」

「……しらない……。」

と、ウーフがこたえました。

「へんなウーフ。さかなも肉《にく》もぱくぱくたべるくせして、は、ちょうちょだけ、どうしてかわいそうなの。おかしいや。」

「ひどいわ、ツネタちゃん。せっかくウーちゃんがないてるのに。」

と、ミミがいいました。

「せっかくなんて、へんだね。まあ、どうぞないてるといいや。こんばん、ビフテキたべるときは、もっとわんわんなくんだぞ。」

ツネタはひげをぴんとさせて、いばっていってしまいました。

「うう、ううっ。」

ウーフは、なきました。

「なかないでね、ウーちゃん。またくるわ。」

ミミも、さよならしてしまいました。

ウーフのなみだが、地面《じめん》にぽとんとおちました。

おはかにそなえたドロップに、ありがいっぱいたかっていました。

ありは、行列《ぎょうれつ》をつくって、ドロップにあつまってきます。

「こら、ありんこ。そのドロップはちょうちょにあげたんだよ。なめちゃだめだ。」

ウーフはどなりました。

「こら、だめだってば。こら、ぼくがなめちゃうぞ。」

ウーフは、ドロップをつまんで、ぺろりとなめました。

口《くち》の中《なか》がもじょもじょしました。口《くち》の中《なか》で、
たすけてくれえ　戸《と》をあけてくれえ
と、小《ちい》さな声《こえ》がしたようでした。

ウーフはいきをとめて、なみだのたまった目《め》をまるくしました。

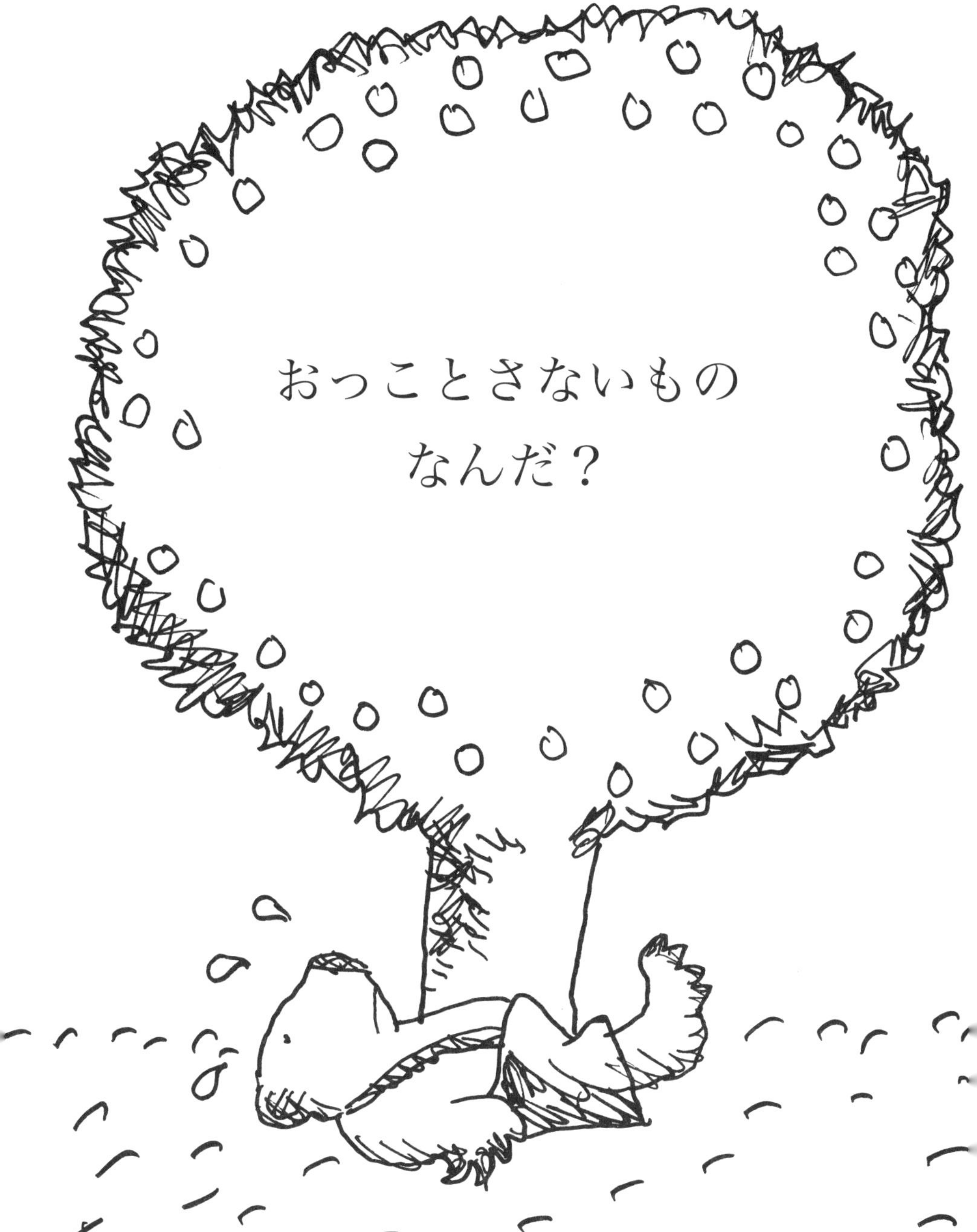
おっことさないもの
なんだ？

あついあつい、夏《なつ》の日《ひ》でした。

「あつくて、いやになっちゃうなあ。」

くまの子《こ》ウーフは、朝《あさ》から、もう、何回《なんかい》めかのためいきをつきました。

「昼《ひる》ねしたってあついし、目《め》がさめてもあついし……。」

ウーフはいま、昼《ひる》ねからさめたところです。木《こ》かげで、ねころんだまま、空《そら》を見《み》ると、空《そら》には、ソフトクリームのような雲《くも》がうかんでいました。

「ああー、ソフトクリーム百《ひゃっ》こ、なめたいな。」

ウーフが、ためいきを、ふうーとついたとき、だれかが、木《き》の上《うえ》でわらいました。

「あついって、あたりまえよ。あんた、そんなあつい毛皮《けがわ》をきてるんだもん。」

「だれだ。なーんだ、ピピか。」

ウーフは、木《き》の枝《えだ》を見《み》あげました。小鳥《ことり》のピピは、はねをばたばたさせて、下《した》の枝《えだ》にとまりなおしました。

「くまって、大《おお》きいくせに、みんな、おばかさんなのね。毛皮《けがわ》をぬいじゃえば、すずしいのにね。人間《にんげん》なんか、夏《なつ》ははだかんぼでおよいでるわよ。」

それから、きゅうに、ひそひそ声《ごえ》でいいました。

「ちょっと、ウーちゃん、いいことおしえたげる。あたしね、町《まち》のお店《みせ》で毛皮《けがわ》を売《う》ってるの見《み》たことあるのよ。」

「へえ、毛皮《けがわ》を売《う》ってんだって。」

ウーフは、目《め》をまるくしました。

「だから、あんたも、毛皮《けがわ》をぬいで、売《う》ったらどうお。お金《かね》もちになれるわよ。」

「えっ、ぼくがお金《かね》もちに。」

ウーフは、びっくりしてさけびました。

「そうよ。はだかんぼになって、すずしくなって、おまけにお金《かね》もちになれるのよ。ソフトクリームなんて、百《ひゃっ》こも買《か》えるわよ。」

「ほんと、それ。」

ウーフは思《おも》わず、たちあがりました。

「そうよ。はちみつだって、はちみつをいれとくすてきなつぼだって、ビー玉《だま》だって、なんだって買《か》えちゃうわよ。」

「じゃ、花火《はなび》も、ヨットも。」

ウーフは、さけびました。

「すごいや。ぼく、すぐにぬいじゃうよ。ピピ、なんていいことをおしえてくれるんだろう。お金《かね》もちになったら、ソフトクリームをごちそうするよ。ね、ピピ、毛皮《けがわ》ぬぐのてつだってよ。」

ウーフは、シャツをぬぐように、首《くび》のうしろの毛皮《けがわ》をつまんでひっぱりました。

よいしょ、よいしょ。

けれど、毛皮《けがわ》はぬげません。

「むずかしいや。ぼくの毛皮《けがわ》には、

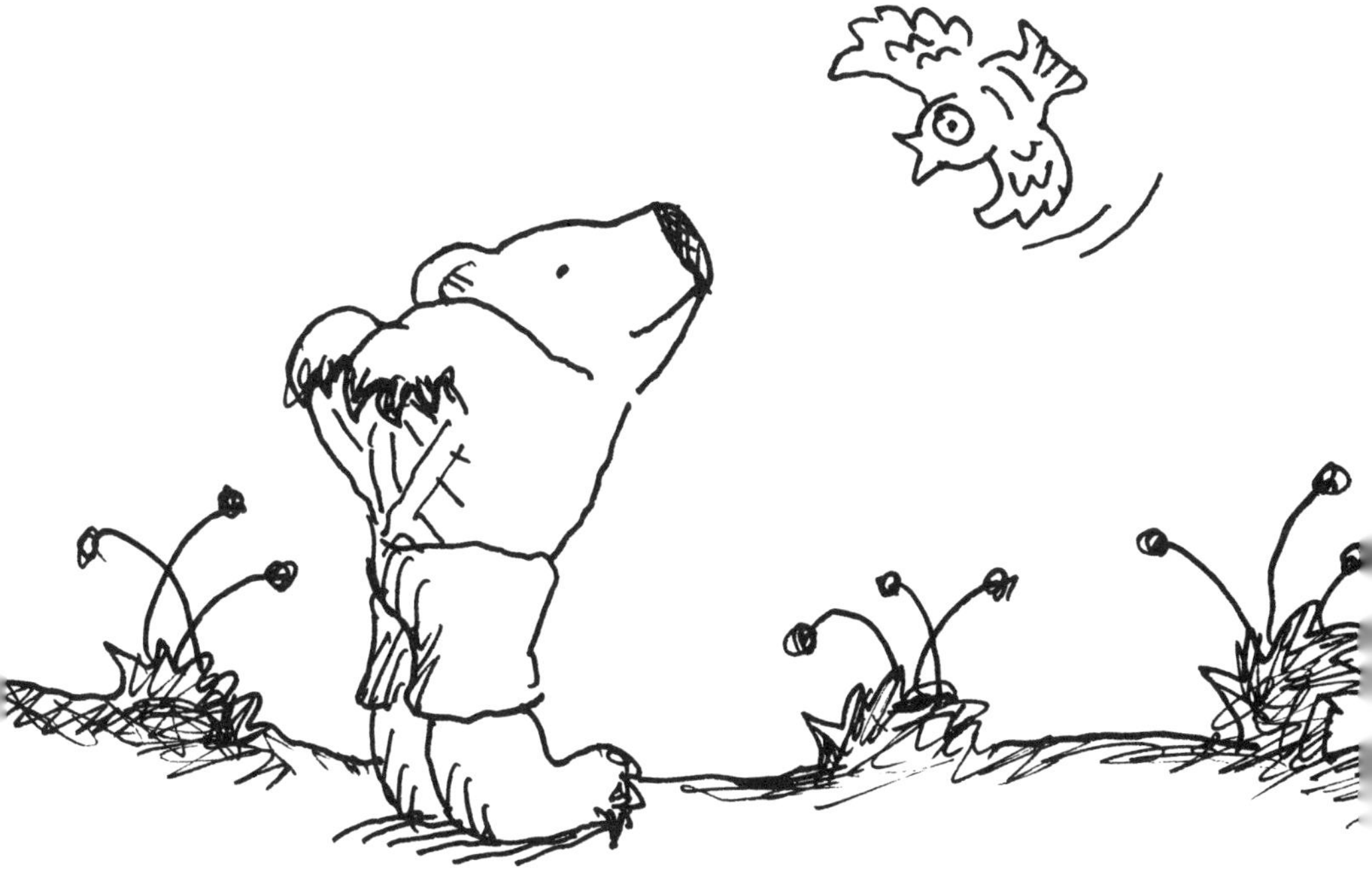

ボタンもチャックも、ないんだもの。」

「だめねえ。ウーちゃんは、ひとりで毛皮《けがわ》もぬげないんだから……。

いいわよ。あたし、はさみをかりてきてあげる。」

ピピは、ばたばたとんでいって、どこからか、ぴかぴかひかるはさみをかりてきました。

「さあ、もう、だいじょうぶ。せなかから、きったげるわ。」

「気《き》をつけてよ。ほんとに、毛皮《けがわ》だけきってくれよ。」

ウーフは、こわくなってたのみました。

ピピは、へいきよ、というように、かちかちはさみをならしました。

それから、ウーフのせなかにとまりました。

じゃっきん！

「あいたっ。」

ウーフは、とびあがりました。はさみが、がちゃんところがりおち、金色《きんいろ》の毛《け》が、ぱらぱらこぼれおちました。

「なによ。じっとしてなきゃ、だめじゃないの。」

ピピが、おこりました。

「せなかがつくんとしたよ。気《き》をつけてったら。」

ウーフがどなりました。

「だいじょうぶよ。さあ、じっとしててよ。」

ピピが、はさみをひろって、もういちどきりました。はさみのさきが、ウーフのせなかの肉《にく》をつまみました。

「いたいってば！」

ウーフは、どなりました。

「もう、よしとくれ。毛皮《けがわ》をきらないで、せなかをきるなんて、いやだい。」

「ウーフのよわむし、おばかさん。あんた、お金《かね》もちになりたくないの。」

「だって、せなかきられて、つつかれて、いやだい。ピピなんか、うそつきだい。ちっとも毛皮《けがわ》、ぬがしてくれないじゃないか。」

「そうなの。あたしが、こんなにしんせつにしてあげてるのにね。いいわよ。わかったわよ。」

ピピは、はさみをかちかちならして、おどかすようにとびまわりました。

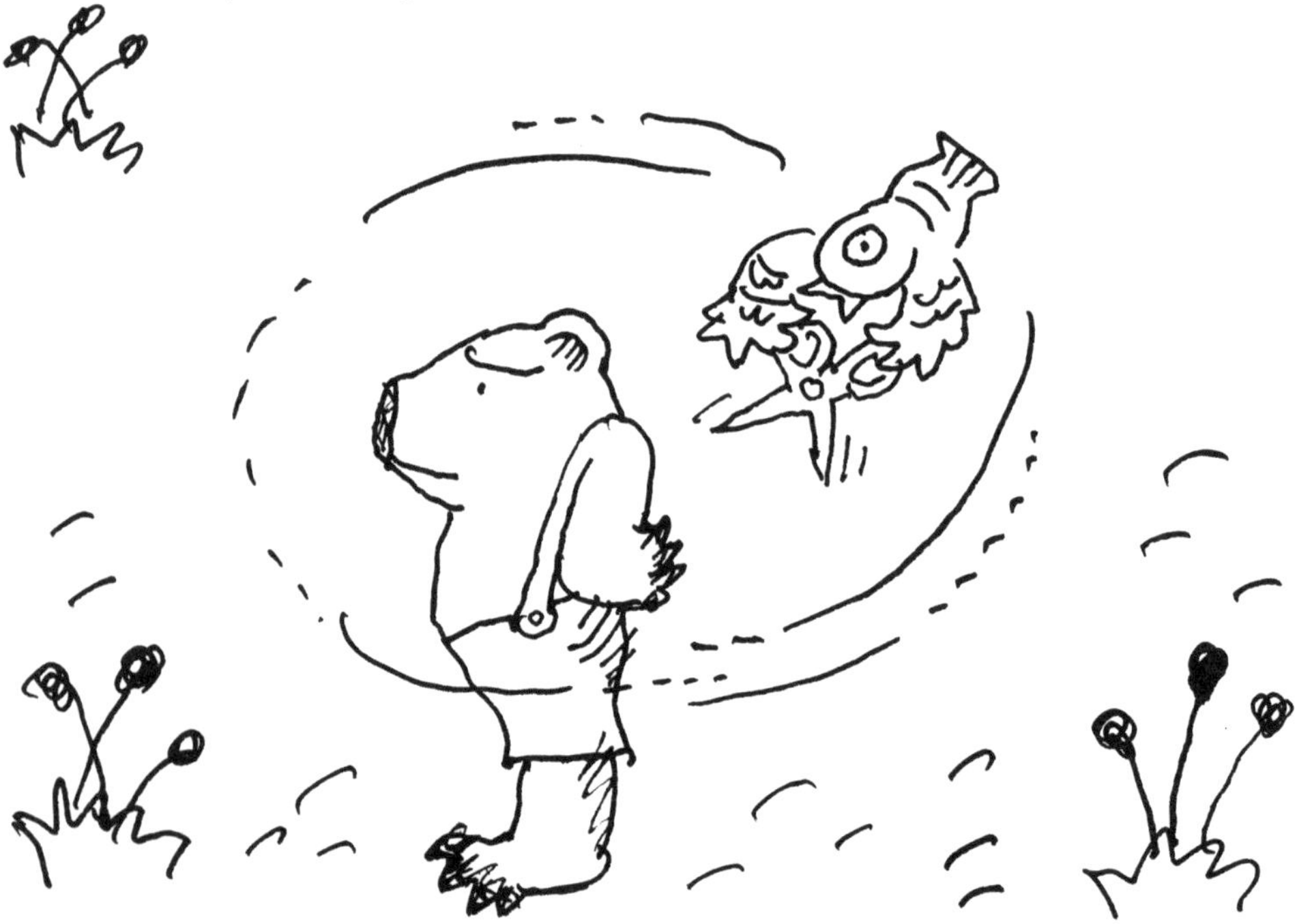

「へい。だから、くまはばかなのよ。夏《なつ》でもふうふう毛皮《けがわ》きて、いつまでたっても、お金《かね》もちになれないのよ。」

「うるさい。おまえなんか、あっちへいけ。」

ウーフは、手《て》をふりあげました。

ピピはぷりぷりおこって、いってしまいました。

でも……、ピピがいってしまうと、ウーフはがっかりして、地面《じめん》にすわりこんでしまいました。

おなかがきゅうにどかんとすいてしまったように、かなしくなりました。

「あーあ、ソフトクリームも、はちみつも、花火《はなび》も、ヨットも、みんなだめ……。」

ウーフは、なきだしました。

ウーフがないていたら、どこかすぐそばで、小《ちい》さな声《こえ》がいいました。

「おまえさん、なにをないてるのさ。」

そこで、ウーフはなきながらこたえました。

「あーん、ぼく、お金《かね》もちになりたいよう。」

すると、小《ちい》さな声《こえ》は、ちょっとのあいだだまりこみました。それから、小《ちい》さなしゃっくりをひとつして、いいました。

「わしも、むかしは金《かね》もちだったがねえ。」

「えっ、あんた、だれ。」

ウーフはびっくりして、顔《かお》をあげました。

「わしかい。ほら、目《め》のまえの草《くさ》の葉《は》っぱの上《うえ》をごらん。こがねむしだよ。」

ウーフが草《くさ》の葉《は》っぱをよくよく見《み》ると、みどり色《いろ》にひかる、まるいボタンのような虫《むし》が、顔《かお》をなでていいました。

「わしもな、くまちゃんや、むかしは金《かね》もちだって、歌《うた》にまでうたわれたもんだったよ。」

こがねむしは、またひとつしゃっくりをして、いいました。

「ところが、いまじゃ文《もん》なしだ。こがねむしは金《かね》なしだって、子《こ》どもがうたうよ。金《かね》をいれたかばんをおっことしてからはな。」

「そのかばん、みつからないの。」

ウーフは、びっくりしてたずねました。

「ああ。ちょうちょに、とんぼに、かまきり、ありにもきいてまわったがね、どこからも、ではこなかったよ……。金《かね》なんて、そんなもんだよ。くまちゃん、おまえさんも、おっことしたり、なくしたりしないものだけ、もってればいいのさ。なくんじゃないよ、なあ。」

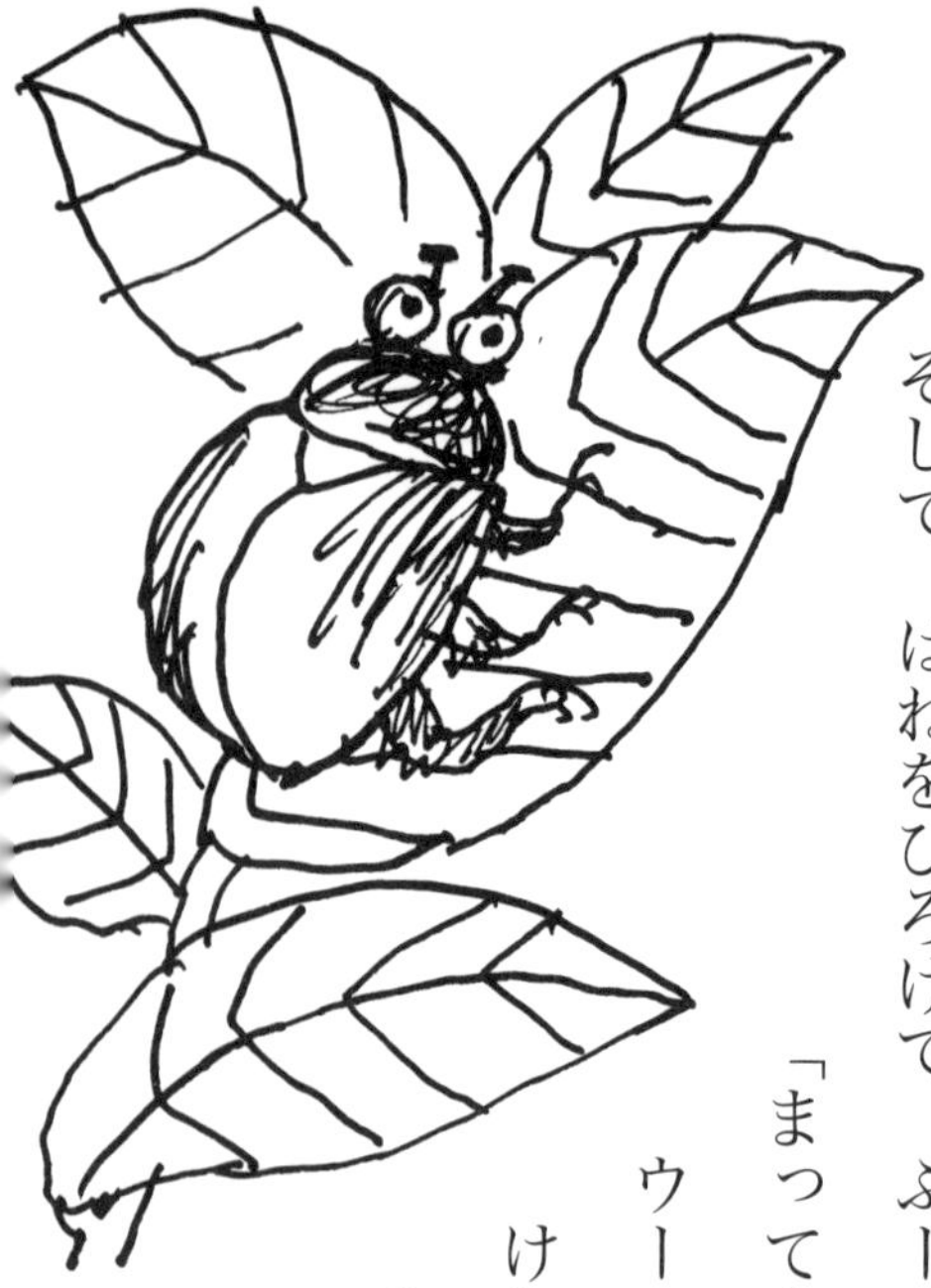

こがねむしは、しわがれ声《ごえ》でくりかえしました。ウーフは、思《おも》いきってたずねました。

「じゃ、あのー、おっことさないものって、なんなの。」

ところが、こがねむしは、きゅうに首《くび》をあげました。

「や、お茶《ちゃ》の時間《じかん》だ。むこうの野原《のはら》で、みんながあつまってるころだわい。」

そして、はねをひろげて、ぶーんと、とんでいってしまいました。

「まってよ、おしえてよったら。」

ウーフは、あわてておいかけました。

けれど、こがねむしは、にじのようにひかりながら、もう、見《み》えなくなってしまいました。

ウーフはつまらなくなって、うちへかえりました。

そして、いつものように大《おお》きな声《こえ》でいいました。

「おかあさん、なんかちょうだい。」

それから、いそいでいいなおしました。

「おっことして、なくさないものだよ。おっことさないもの、ちょうだい！」

すると、おかあさんはウーフの顔《かお》をのぞきこみました。ふかふかの毛《け》の中《なか》で、おかあさんの目《め》がわらいながら、たずねました。

「ウーフ、いまかけてきて、なにかおっことしたの。」

「ぼく？　ううん、わかんない。」

ウーフは、首《くび》をふりました。

「あんまり走《はし》ったから、ふたつの足《あし》をおっことしたかな。あんまり手《て》をふったから、ふたつの手《て》をおっことしたかな。目《め》はどこかな。」

おかあさんは、ウーフのからだをしらべました。

「あらら、せなかの毛《け》がへんだ。ここ、すこしおっことしたね。そのほかは、鼻《はな》も口《くち》も足《あし》も、どうやらおっことさなかったようね。」

「おっことすもんか。」

ウーフは、手足《てあし》をふって、さけびました。

「目《め》も、鼻《はな》も、口《くち》も、手《て》も、足《あし》も、おっことすもんか。はさみなんかで、きられるもんか。」

「だから、なんでも見《み》られる。なんでももてる。」

と、おかあさんがいいました。

「元気《げんき》なくまの子《こ》は、山《やま》いっぱいに、なんでももってるのよ。きれいな花《はな》も、おいしい木《き》の実《み》も、はちみつも、なんだってね。」

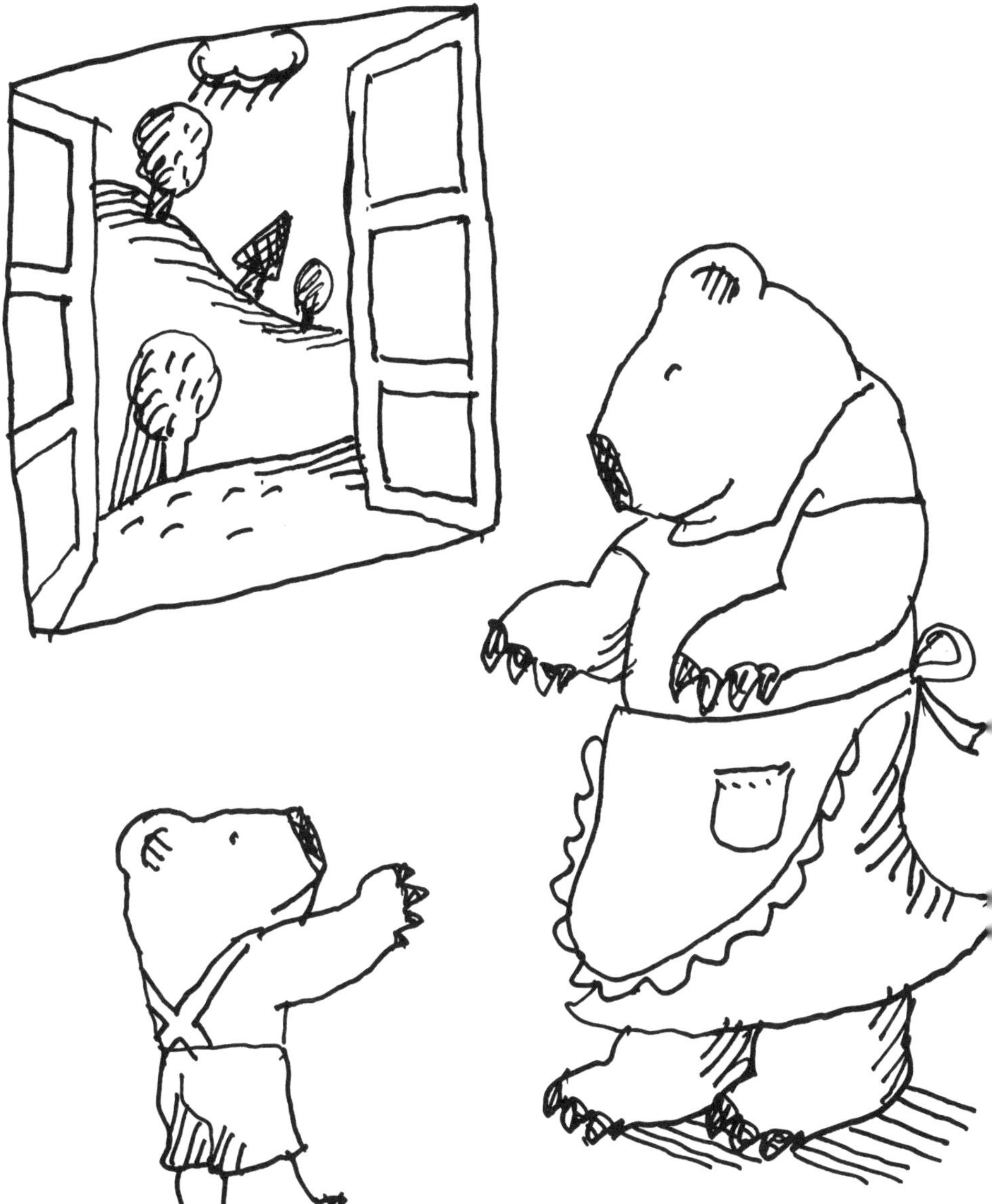

「うふふふふ。」

ウーフは、すっかりうれしくなって、わらいました。

「山《やま》いっぱい、もってる！　すごいや。」

それから、いいました。

「あのね、こがねむしね、お金《かね》もちだったのに、お金《かね》をすっかりなくしちゃったんだって。でもね、ちっちゃな、にじをもってたよ。とてもきれいな、にじ！　あ、そうだ。おかあさん、おやつちょうだい。」

？　？　？

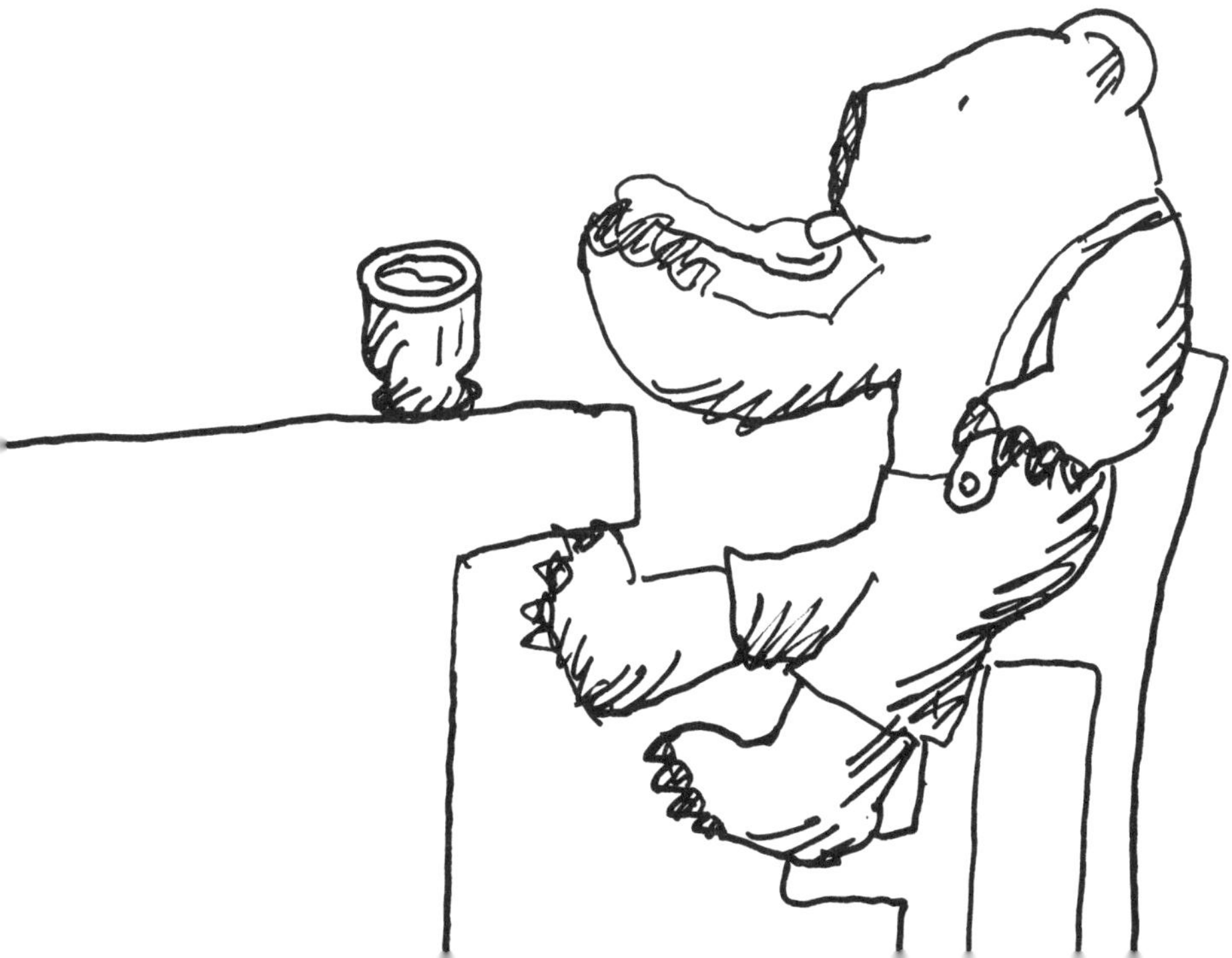

ちょうど、三時《じ》。

おやつの時間《じかん》でした。

ウーフは、ぺちゃぺちゃとしたをならしながら、はちみつをなめていました。

このあいだ、きつつきのゲラが、ウーフのために木《き》をくりぬいて、コップをつくってくれました。ウーフは、それをはちみついれのコップにしていたのです。

ウーフは、コップから、ひとさじすくってはなめ、ひとさじすくっては、ぺちゃぺちゃやりながら、外《そと》を見《み》ました。

まどから見《み》える野原《のはら》には、青《あお》いつりがねそうや、うすもも色《いろ》のなでしこの花《はな》が、風《かぜ》にゆれていました。

さいごのひとさじを、ゆっくりなめてから、もういちど、まどの外《そと》を見《み》たウーフは、あれ、と思《おも》いました。

なでしこの花《はな》のあいだに、白《しろ》いものが二本《ほん》、にょっきりたって見《み》えました。

「あれ、花《はな》じゃないよね。きのこかな。どこかで見《み》たような気《き》がするなあ。」

ウーフは、おさじをおいて、外《そと》へでてみました。草《くさ》の中《なか》をかけていくと、白《しろ》いものは、ぴくんとうごいて、たちあがりました。

「なんだ、ミミちゃんだったのか。そこでなにしてたの。」

と、ウーフがたずねました。

「きのう、ここらで服《ふく》のボタンをおとしたの。」

と、ミミがこたえました。

「ボタンをさがしてるのか。ぼくがみつけてあげるよ。」

ウーフは、草《くさ》のあいだをさがしました。すると、つりがねそうの花《はな》のねもとに、赤《あか》いボタンが、ころんとおちていました。

「ほら、みつかった。」

ウーフは、ボタンをミミにわたしました。

「ぼく、目《め》がいいんだね。すぐにみつけちゃった。」

それから、ウーフは、ミミの耳《みみ》をながめました。

「でもさ、これ、さっきはきのこかと思《おも》っちゃったよ。ねえ、ミミちゃん。」

ウーフは、たずねました。

「うさぎの耳《みみ》って、どうしてそんなに長《なが》いの。」

「それはね、なんでもよく音《おと》をきくためよ。」

と、ミミがこたえました。

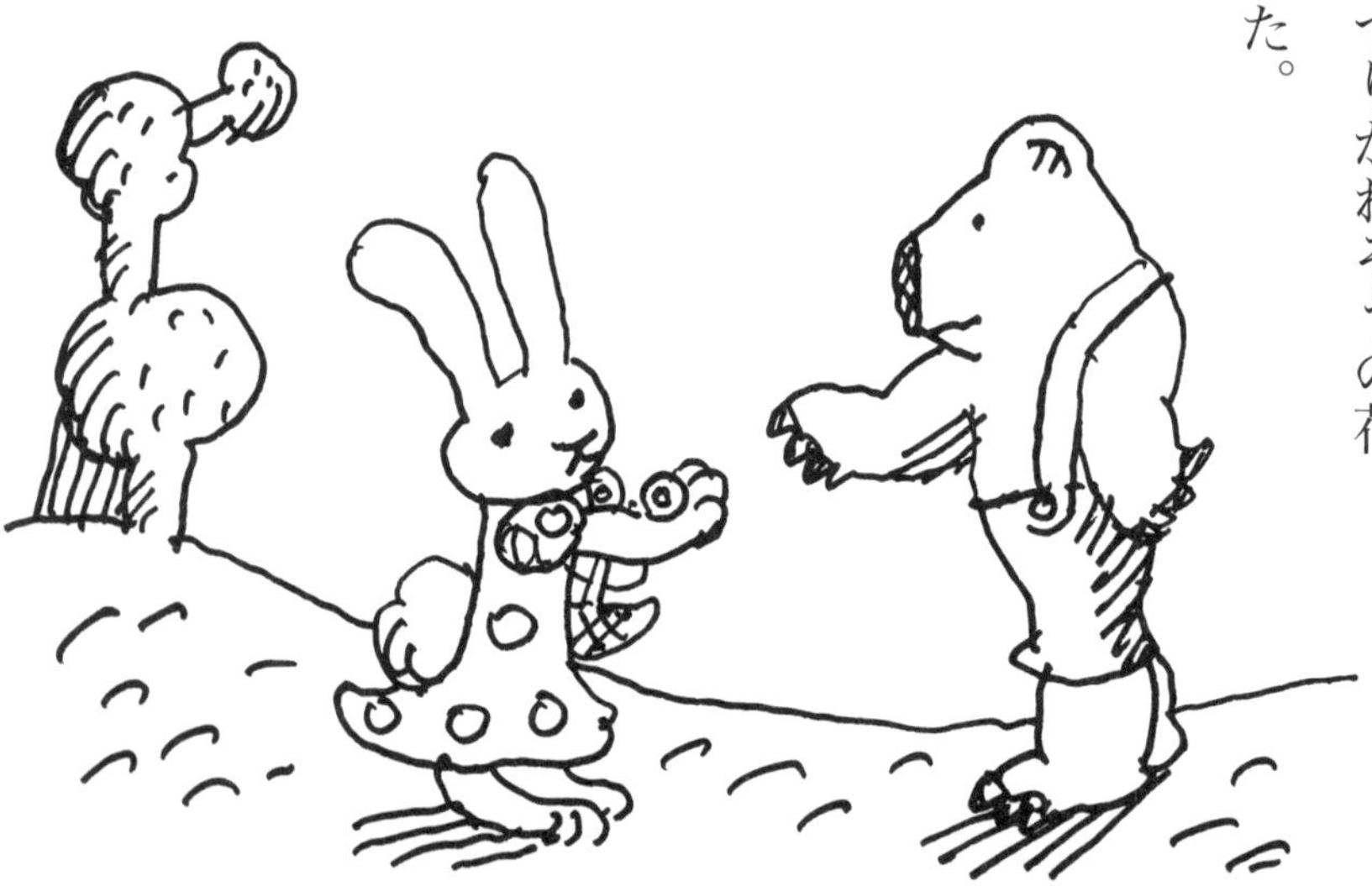

「おかあさんがおしえてくれたわ。うさぎはよわい動物《どうぶつ》だから、こわいひとの足音《あしおと》や、ふつうとかわったもの音《おと》は、なんでも早《はや》くきこえなくちゃ、こまるんだって。」

「そうかい。じゃ、ミミちゃんは、なんでもよくきこえるかい。」

「ええ、きこえるわよ。」

ミミは、こっくりしました。

「ならさ、ミミちゃん。ぼくが、いまからいうこと、きこえるか。」

ウーフは、ミミから五《ご》メートルもはなれたところで、口《くち》に手《て》をあてて、ラッパのようにしました。口《くち》だけうごかして、

「…………」

それから、大《おお》きな声《こえ》でたずねました。

「ミミちゃん、きこえた？」

すると、ミミは耳《みみ》をぴんとたてていいました。

「きこえたけど、わかんなかった。もう一《いっ》ぺんいってみて。」

「じゃ、いうよ。……きこえた？」

「ううん。」

と、ミミは首《くび》をふりました。

「きこえたけど、いま、耳《みみ》のそばで、はちがぶんぶんいって、よくわかんなかった。もう一《いっ》ぺん、いって。」

「じゃ、いうよ。ミミちゃん、大《だい》すき。」

と、ウーフが小《ちい》さい声《こえ》でいったら、ミミはうれしそうに、うふんとわらいました。そして、首《くび》をふりました。

「まだ、よくわかんないのよ。もう一《いっ》ぺんいって。」

「じゃ、もう一《いっ》ぺんだよ。ミミちゃん、すき。」

と、ウーフがいったら、ミミは、ぽっと赤《あか》くなりました。

「きこえた？」

「ううん。」

ミミが、首《くび》をふりました。

そのとき、ウーフのうしろの草《くさ》むらで、

「ちっ、ちっ。」

と、だれかがいいました。ふりかえると、きつねのツネタがたっていました。

「ミミちゃんの耳《みみ》って、ちっともよくないね。」

と、ウーフがいいました。

すると、ツネタがささやきました。

「じゃあな、ウーフ。こんど、小《ちい》さい声《こえ》で、

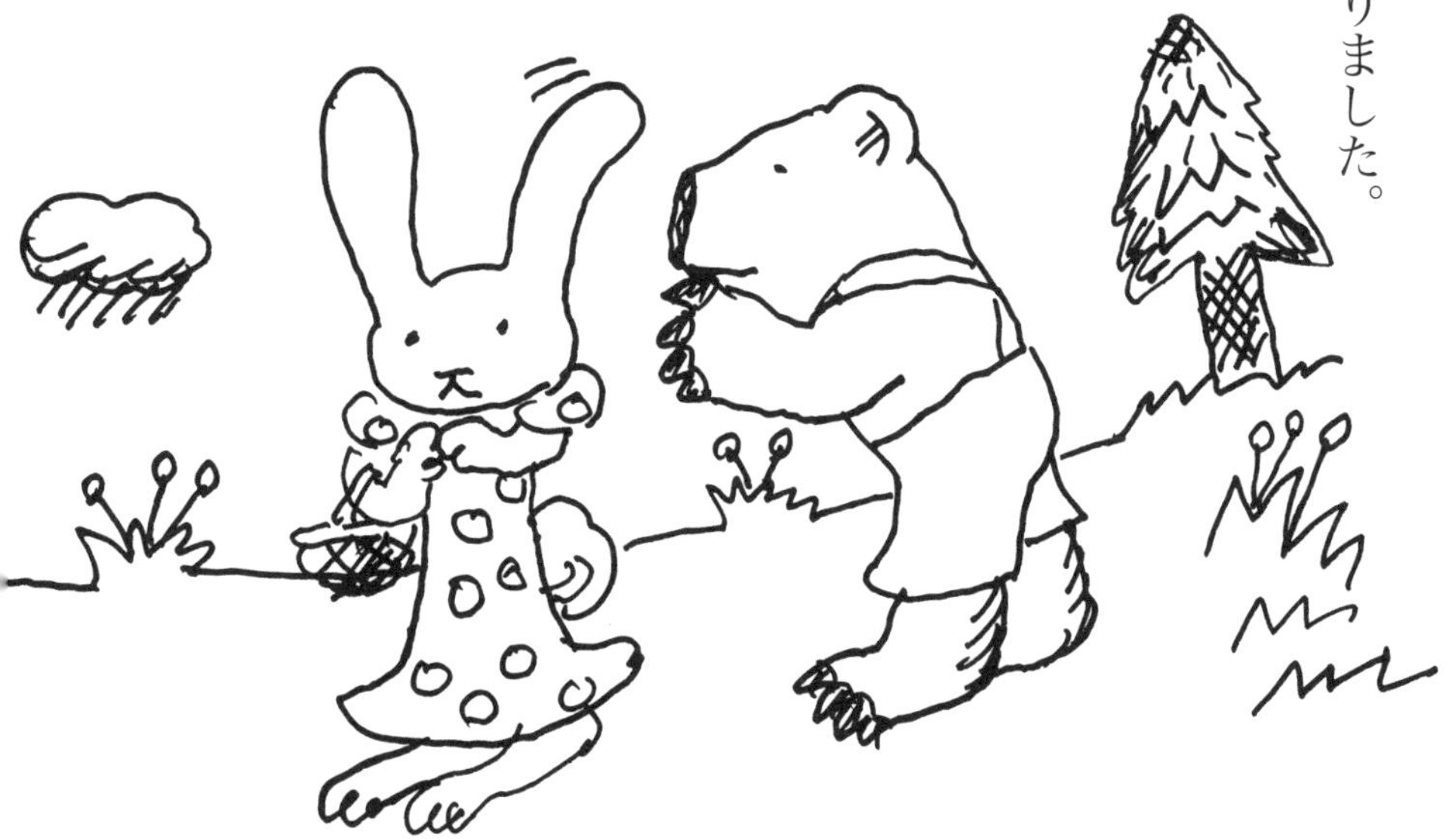

こういってみろ。すぐきこえちゃうぞ。」

「そうかなあ。」

ウーフは、ツネタにおしえられたとおり、小《ち》さな声《こえ》で、いってみました。すると、まあ、ミミはなき声《ごえ》でさけびました。

「ウーちゃんのいじわるう。さっき、すきだっていったくせに、いじわるう。」

「えっ、さっきの、きこえてたの。ミミちゃんたら、わからないなんていってさ。」

ウーフが、びっくりしていいました。

「ひどいわ。それなのに、こんどはきらいなんていうの。いいわ、あたし、もうあそばない。」

ミミは、ウーフをにらむと、ぴょんとはねてかけだしました。

かわいいぽやぽやのしっぽが、なでしこの花《はな》をとびこえて、きえていきました。

「あ、まってよ、ミミちゃん。」

ウーフが、よびました。すると、

「な、わかったろ。」

ツネタが、ウーフのかたをぽんと、たたきました。

「いいかい、ウーフ。うさぎの耳《みみ》ってのはなあ、その……さ、やっぱりよくきこえるんだよ。」

「ふうん。」

ウーフは、うなりました。

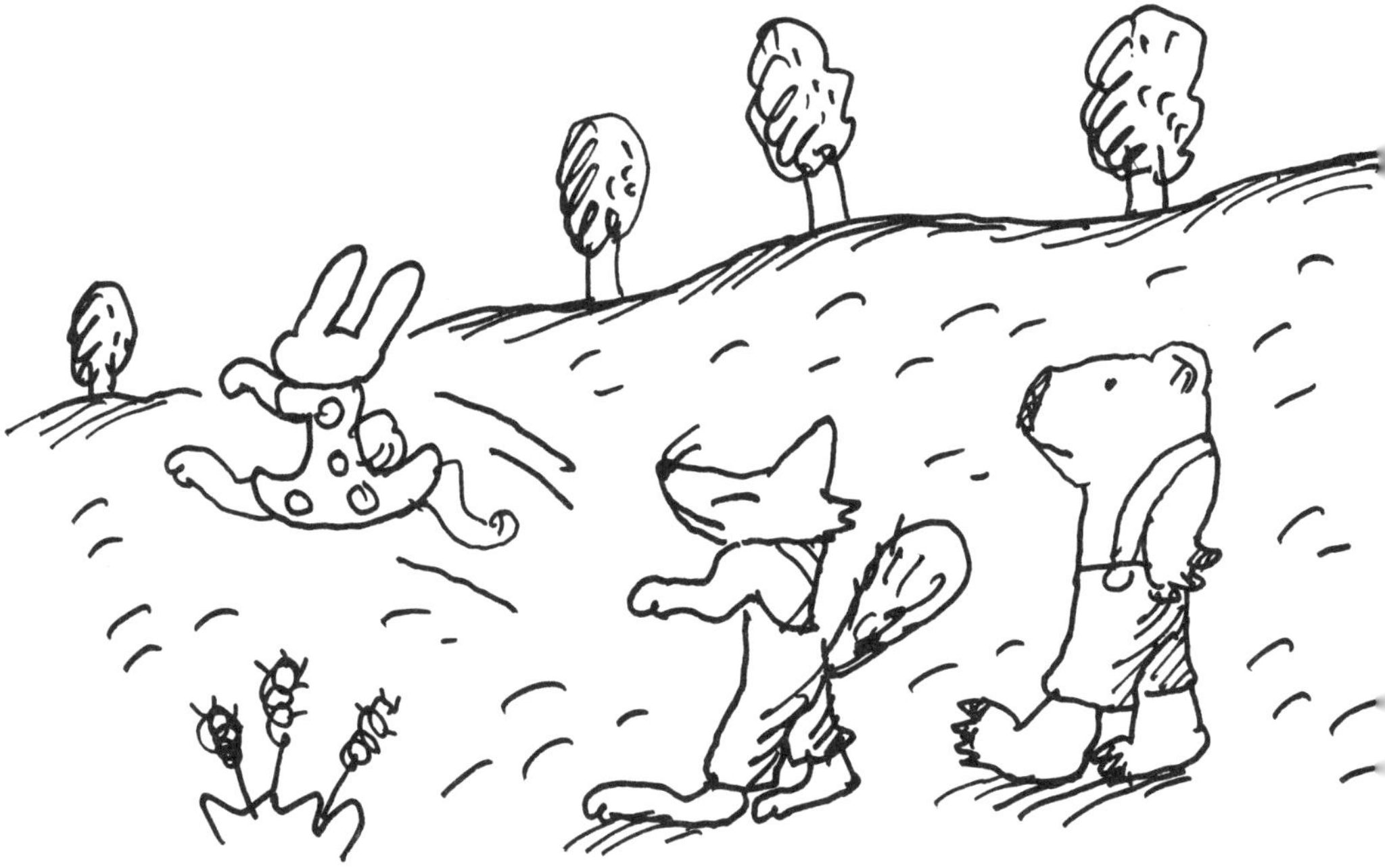

それから、ミミがあわてておとしていったボタンをひろいあげました。

「このボタン、せっかくみつけてあげたのに。」

すると、ツネタはそのボタンをつかみました。

「ミミちゃんは、きみとあそばないって、いったろ。じゃ、ぼくがあそんでやるさ。」

「おーい、ミミちゃーん。」

と、ミミのいったあとをおいかけました。

金色《きんいろ》の大《おお》きなしっぽが、つりがねそうの花《はな》となでしこの花《はな》の上《うえ》を、おどりながらかけていくのを見《み》て、ウーフは、

「うーふーう。」

と、大《おお》きなためいきをつきました。

くま一《いっ》ぴきぶんは
ねずみ百《ひゃっ》ぴきぶんか

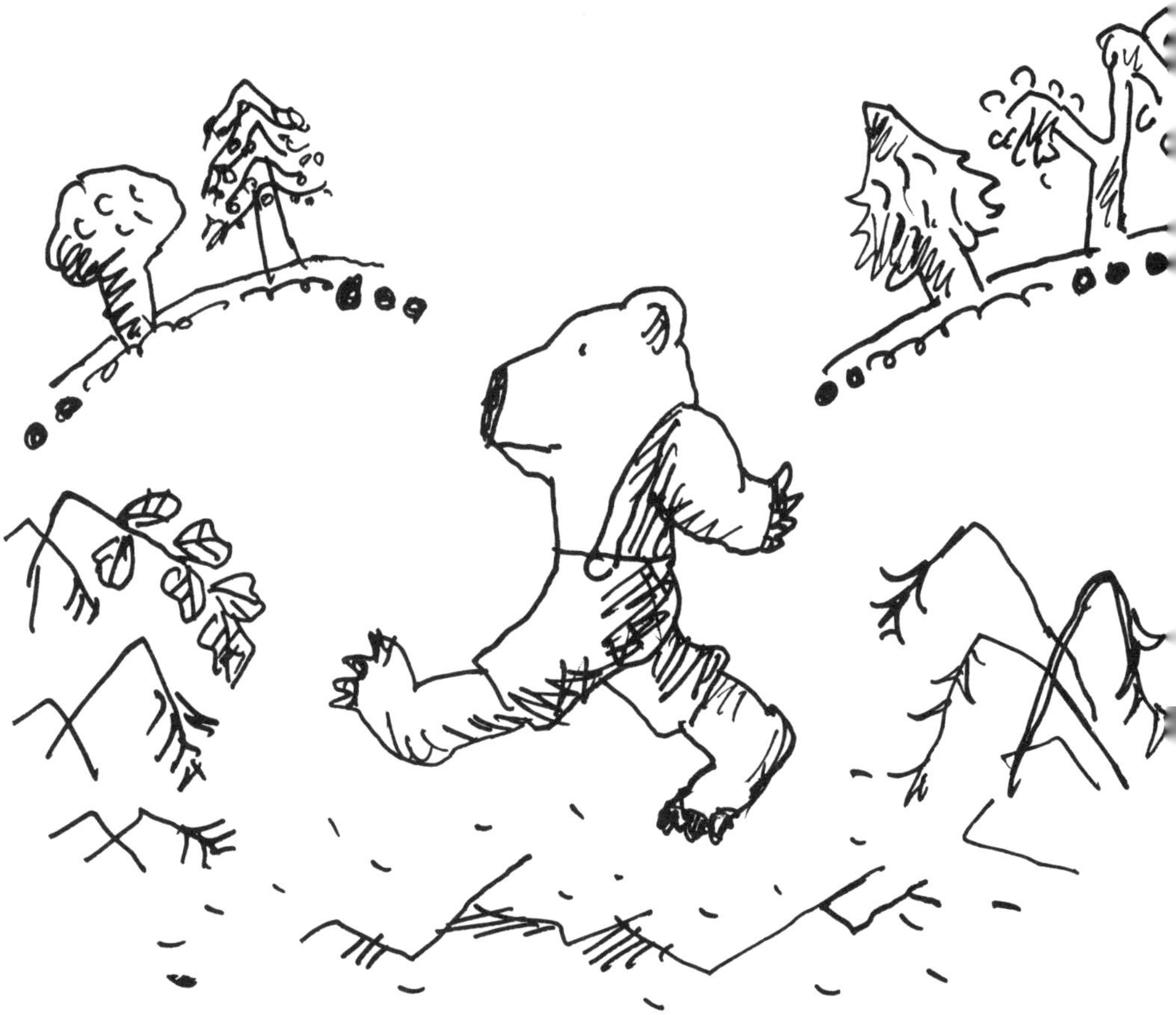

お天気《てんき》の日《ひ》が、つづきました。

いく日《にち》も、雨《あめ》がふらないので、どこのうちでも水《みず》がなくてこまりました。小《ちい》さな井戸《いど》は、すぐ水《みず》がかれてしまったのです。

けれど、ウーフの家《いえ》では、去年《きょねん》、ふかい井戸《いど》をほって、モーターで水《みず》をくみあげていたので、つめたい水《みず》がたくさんでました。

ウーフの家《いえ》に、きつねも、やぎも、りすも、みんながバケツをさげて、水《みず》をもらいにきました。

木《き》も草《くさ》も、すっかりかわいて、ききょうの花《はな》も、つぼみのまま、ひらかないでかれてしまいました。

林《はやし》の木《き》の葉《は》は、ちりちりにちぢれたようになって、からから風《かぜ》になっていました。

ウーフがやぶにいくと、やぶの小枝《こえだ》に、かたつむりがひからびていました。
「かたつむり、つのだしてごらん。」
ウーフは、かたつむりをつつきました。けれど、かたつむりは、歩《ある》くのもうごくのもいやになったらしく、からのおくにひっこんで、でてこようとしませんでした。
おくのほうからかすれ声《ごえ》で、こういうのがきこえました。
からからだ　からからだ
からも　からだも　からからだ
「ねえ、かたつむり、きみ、水《みず》がほ

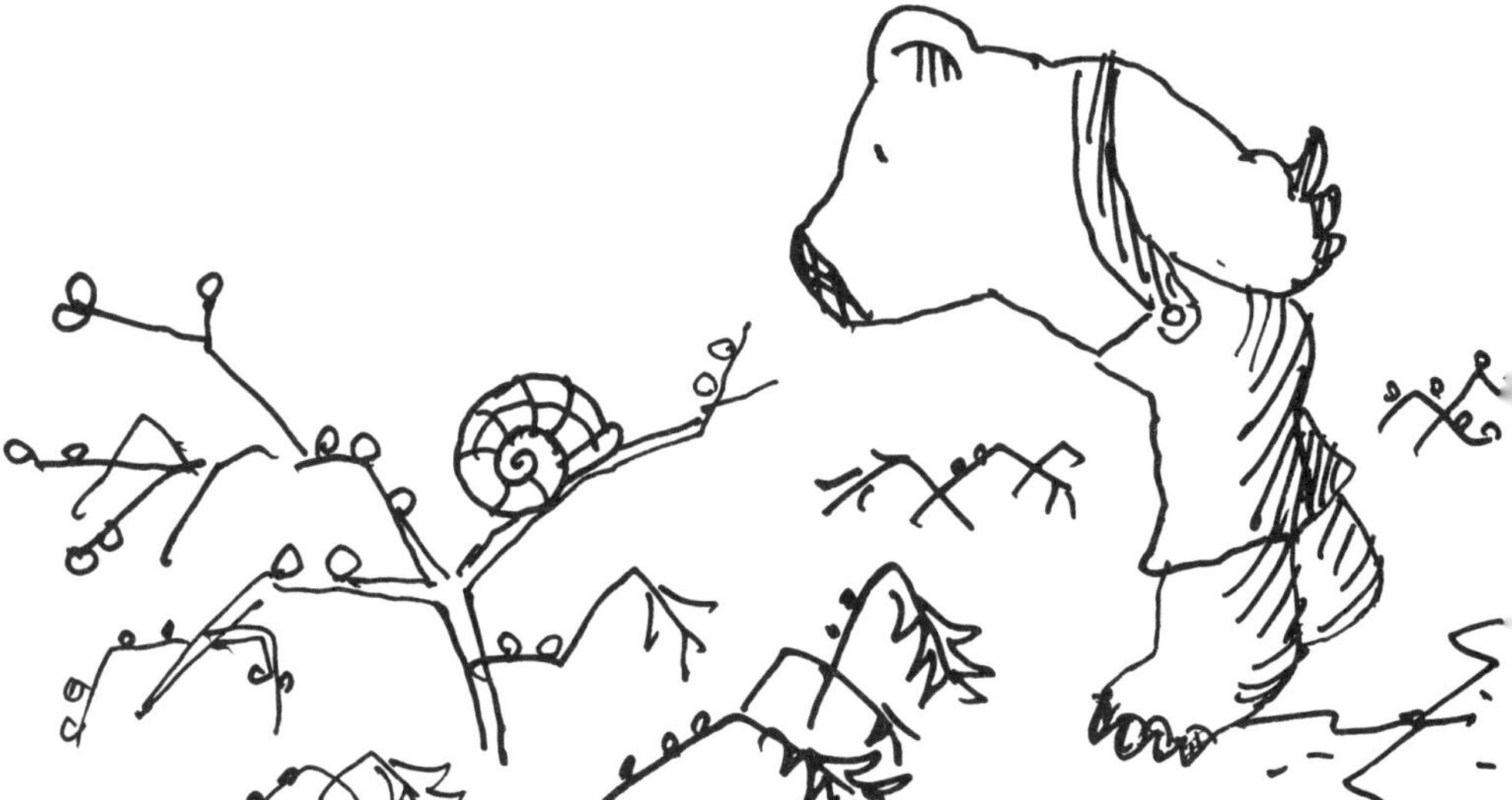

しいのかい。」

ウーフは、からをのぞきました。けれども、かたつむりはもう、へんじをしませんでした。

ウーフは、かたつむりをポケットにいれました。

原《はら》っぱにでて、川《かわ》のほうへ歩《ある》いていくと、道《みち》のはしっこに、小《ちい》さなかにがいました。

「やあ、かに。そんなところで、なにかんがえてるの。」

と、ウーフがたずねました。

　こうらが　ひびわれる
　こうらが　ひびわれる
かには、かすれたきしきしする声《こえ》でつぶやきました。

「水《みず》がないからかい。」

ウーフは、たずねました。

かにには、もう、へんじをしませんでした。ウーフは、かにをポケットにいれて、川《かわ》のほうへ歩《ある》いていきました。

すると、

「おう、どいた、どいた、どいた。」

ねじりはちまきをしたきつねのおじさんが、りょう手《て》にさかなのはいったバケツをさげて、かけてきました。

「あっ、ツネタのおとうさんだ。」

ウーフは、目《め》をまるくしました。

ツネタのおとうさんは、ウーフを見《み》ると、

「川《かわ》は水《みず》がないんだ。あそべやしないぜ。さ、早《はや》くかえった、かえった。」

と、どなりました。

「水《みず》がないって、かたつむりや、かににやる水《みず》もないの。」

と、ウーフがたずねました。

「ああ、ない、ない、ないね。さあ、どいた、どいた。」

おじさんは、ウーフのかたをちょいとおしてから、バケツをさげたまま、

「あらよー。」

と、かけていきました。

すると、そのあとから、ねじりはちまきをしたツネタと弟《おとうと》のコンが、やっぱり、バケツをさげて、

「あらよー。」

と、やってきました。

「や、ウーフだな。なにしにきた。」

ツネタはウーフを見《み》て、こわい顔《かお》をしました。

「かたつむりとかにを、水《みず》のあるところにつれてきたのさ。でも、ツネタくんとこ、みんなでさかなをとってるのかい。すごいや。ずいぶんとれるんだね。」

と、ウーフはバケツをのぞきこみました。バケツには、さかながごじょごじょうごいていました。

「へ、川《かわ》の水《みず》がなくなって、さかなは手《て》づかみだぜ。町《まち》へ売《う》りにいって、ひとも

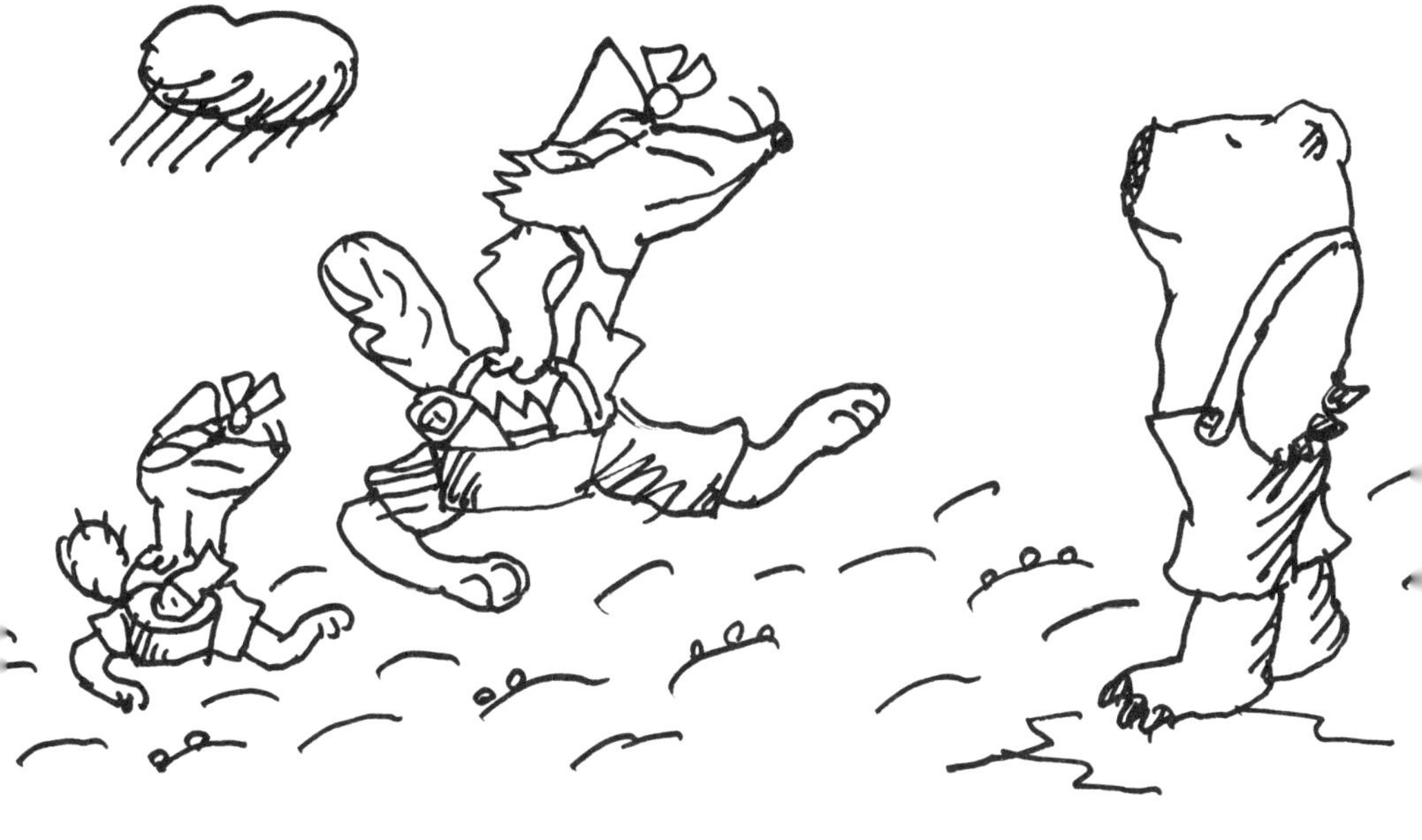

うけするんだ。」

「や、そんなら、ぼくもするよ。」

「だめ！」

ツネタは、どなりつけました。

「ここのやつは、もうみんな、注文《ちゅうもん》とってあるんだからな。この川《かわ》は、ぼくのなわばりさ。ウーフは、かえれよ。」

「ぼくのなわばりさ。ウーフは、かえれよ。」

コンまで、口《くち》をとがらして、まねしました。

「へえ、ずるいの。」

ウーフは、かえりながら思《おも》いました。

（ツネタくんのうちでは、水《みず》がないからって、ぼくのうちに水《みず》もらいにくるのにな。ただなんかであげて、そんしちゃうよ。こんどから、バケツ一《いっ》ぱい百円《ひゃくえん》にして、もうけようかなあ。）

ウーフがかえると、どうでしょう。

井戸水《いどみず》をくみあげる、モーターがこしょうして、水《みず》がでません。

「おとうさんが、町《まち》に、しゅうりやさんをたのみにいったのよ。水《みず》がないから、ミミちゃんのところから、もらってきてね。」

と、おかあさんがウーフに、いいました。

「じゃ、いってきます。」

ウーフは、バケツをもちました。

「かたつむりもかにも、もうすこしまつんだよ。いま、水《みず》をもらったげるからね。」

ウーフは、ミミの家《いえ》にいきました。ミミの家《いえ》にはもう、バケツをさげた、やぎときつねがきて、ならんでいました。

ウーフのすぐあとから、りすとねずみがやってきました。

やぎときつねが、水《みず》をもらってかえりました。ウーフがバケツをだすと、りすのキキが、きいきい声《ごえ》でさけびました。

「ウーフくんとこは、水《みず》があるんだろ。」

「いま、モーターがこしょうで、水《みず》がくめないいんだよ。」

と、ウーフがいいました。

「こまるよ、そんな大《おお》きなバケツじゃ。ミミちゃんちの井戸《いど》は小《ちい》さいんだもの、ぼくらのぶんがなくなるよ。」

するとねずみのチチも、さけびました。

「そのバケツは、ぼくらの百《ひゃっ》ぱいぶんだよ。」

「こまるなあ。くまなんか、いつもそうなんだ。」

と、キキはいいました。ウーフが子《こ》どものくまだからか、いばっていいました。

「山《やま》にいちごがなったたって、かきやくりがなったたって、くま一《いっ》ぴきで、ぼくらの百《ひゃっ》ぴきぶんたべちまうんだ。」

「ぼくらの百《ひゃっ》ぴきぶん！」

と、チチもどなりました。

「いいよ、そんなら、いらないや。かたつむり一《いっ》ぴきぶんと、かに一《いっ》ぴきぶんの水《みず》だけもらうよ。」

ウーフは、ポケットのかたつむりとかにを、バケツにいれて、水《みず》をたらっとかけてやりました。

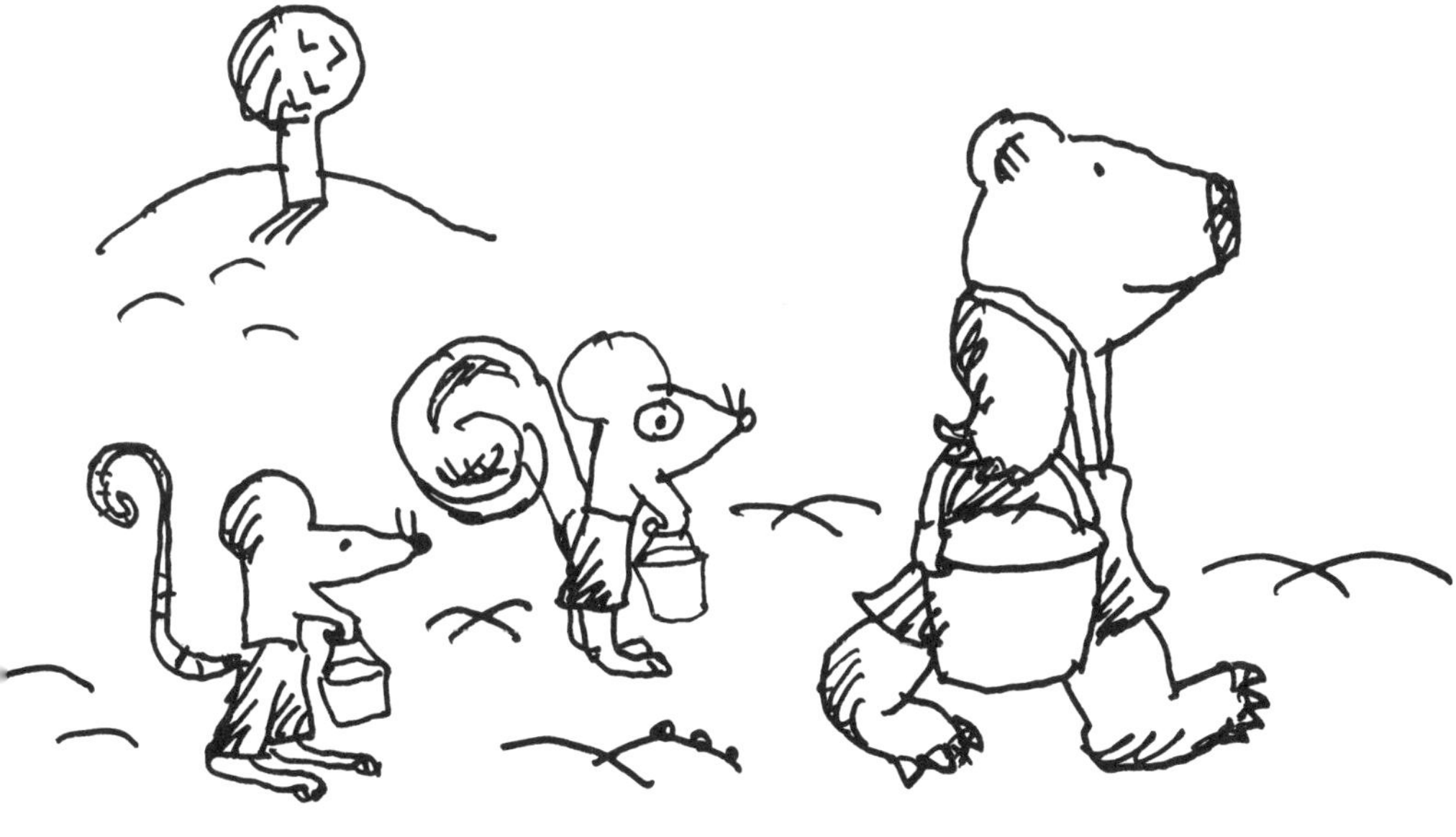

それから、

「ありがとう。さいなら。」

といって、うちへかえりました。

うちでは、しゅうりやさんがきて、モーターをとりかえていました。

やっと、水《みず》がでるようになりました。

ウーフは、おとうさんにいいました。

「ねえ、おとうさん。くまなんか、たべるのものむのも、ねずみの百《ひゃっ》ぴきぶんだって、山《やま》のかきもくりも、くま一《いっ》ぴきで百《ひゃっ》ぴきぶんたべちゃうって、ねずみのチチがおこるんだ。でも、ぼく、百《ひゃっ》ぴきぶん、のどがかわくよ。百《ひゃっ》ぴきぶん、おなかすくよねえ。」

すると、おとうさんはいいました。

「のどがかわいたかい。もう、水《みず》がでるよ。さあ、のみなさい。それから、ほかのひとにもわけてあげようね。」

「ぼく、ねずみにもりすにも、水《みず》がほしいといったら、あげるよ。でもね、きみ一《いっ》ぴきでかたつむり百《ひゃっ》ぴきぶんだなんて、いわないぞ。」

と、ウーフがいいました。

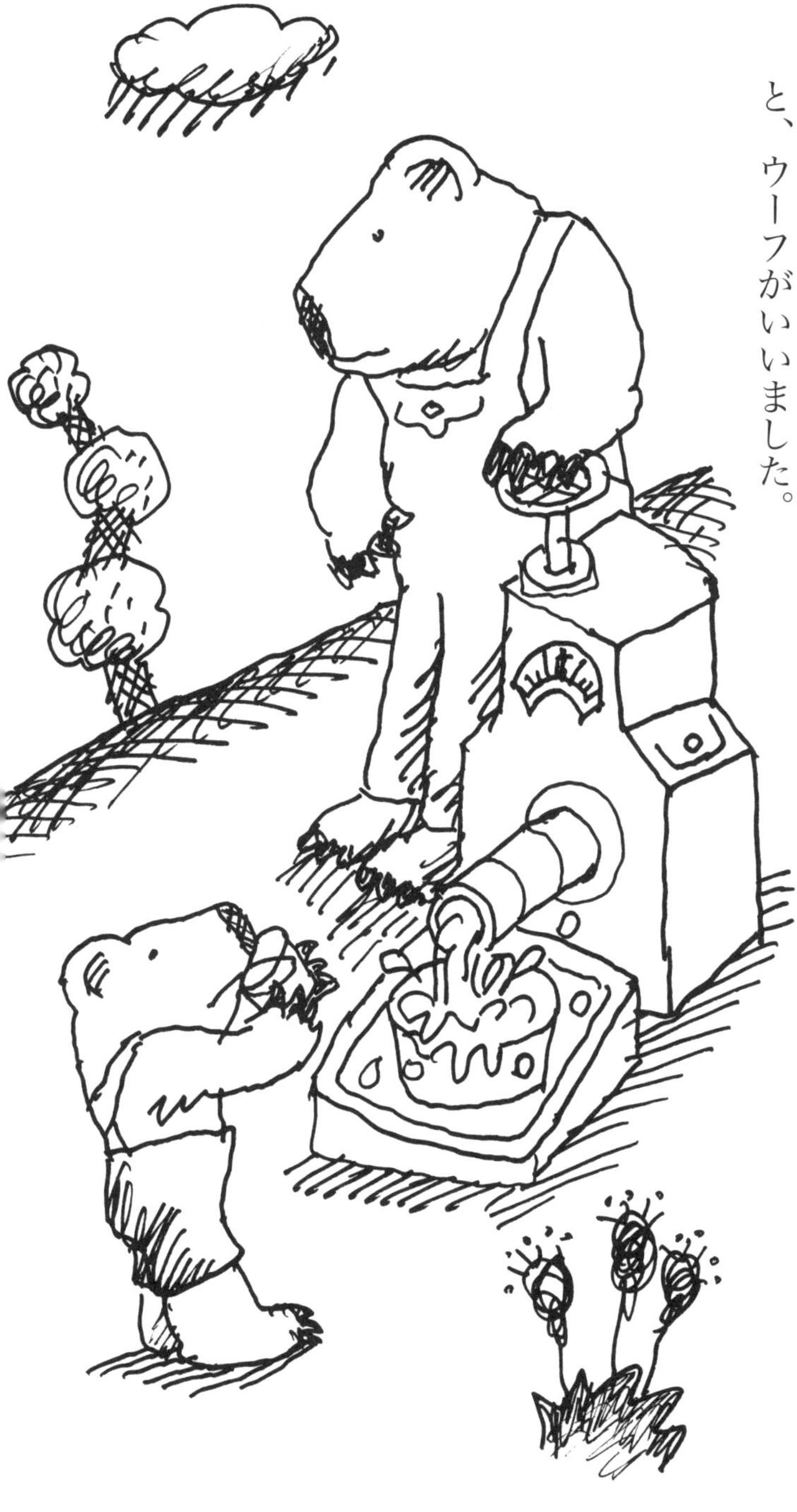

それから、三日《みっか》めに、雨《あめ》がふりました。

雨《あめ》はざあざあふって、山《やま》をぬらし、野原《のはら》をぬらしました。

雨《あめ》がたっぷりふったので、くたんとしていた木《き》も草《くさ》も、元気《げんき》をとりもどして、青《あお》あおとしてきました。かわいてひびわれた土《つち》も、もとどおりになりました。

かたつむりは、つのをだしたりひっこめたりして歩《ある》きまわり、かにははさみをふって、ばんざいしました。

川《かわ》の水《みず》もふえて、さかなたちもおよぎはじめました。

雨《あめ》はふりつづいて、五日《いつか》めにはれました。

空《そら》を見《み》て、

「あ、にじだ。」

と、ウーフがさけびました。

「おとうさん、にじだよ。」

畑《はたけ》にいたおとうさんも、空《そら》を見《み》あげました。

「やあ、きれいだなあ。」

おとうさんは、まどから、おかあさんをよびました。

「おかあさん、にじだよ。それから、ぼうしをとっておくれ。」

「おとうさん、どこへいくの。」

と、ウーフがたずねました。

「ミミちゃんのうちで、あつまりがあるんだよ。こんどから、水《みず》でこまらないように、貯水池《ちょすいち》をつくろうって、そうだんするんだよ。」

「どこにつくるの。ねえ、それ、みんなでつくるの。おとうさんもはたらくの。」

「そうだよ。」

と、おとうさんがこたえました。

「おとうさんは力《ちから》もちだからな、ウーフ。」

「ねずみの百《ひゃっ》ぴきぶんよりも！」

と、ウーフがさけびました。

「くまは百《ひゃっ》ぴきぶんたべるから、百《ひゃっ》ぴきぶんはたらけば、いいんだ。そうだね、おとうさん。」

するど、おとうさんがわらいました。

「いいんだよ。ねずみは、ねずみ一《いっ》ぴきぶん。きつねは、きつね一《いっ》ぴきぶん、はたらくのさ。だれのなんびきぶんなんかじゃないんだよ。おとうさんはくまだから、くまの一《いっ》ぴきぶん。ウーフなら、くまの子《こ》の一《いっ》ぴきぶんさ。みんなが一《いっ》ぴきぶん、しっかりはたらけばいいんだ。や、にじがむこうの上《うえ》までかかったよ。」

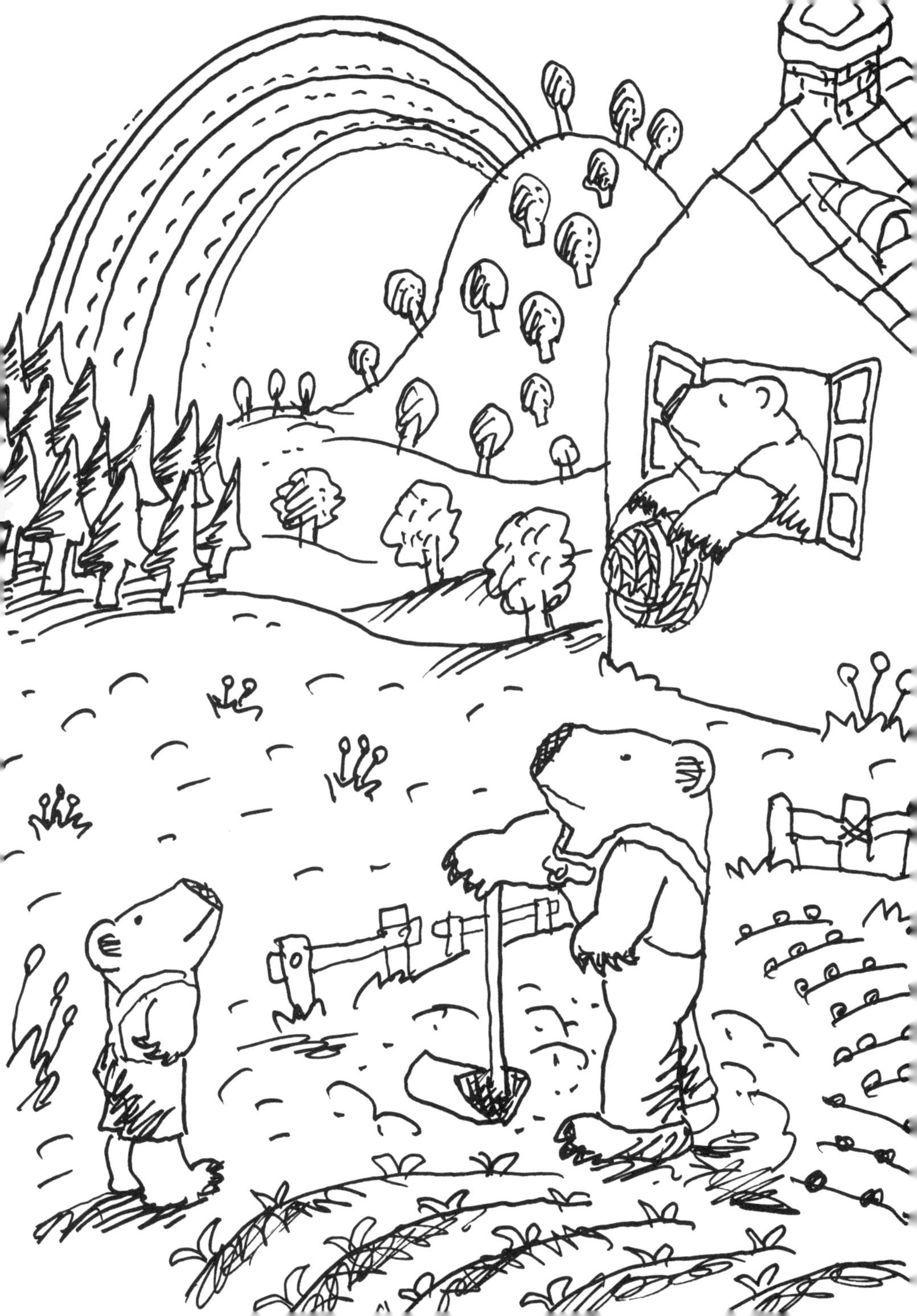

おとうさんは、空《そら》を見《み》あげました。

「林《はやし》からでて、山《やま》の上《うえ》まで、まるでたいこばしみたいだ。」

と、ウーフがいいました。

「ほんとうに、ひさしぶりのにじね。」

ぼうしをもってきたおかあさんも、まどからにじを見《み》あげました。

まっさおな空《そら》にかかったにじの色《いろ》は、いままでに見《み》たどのにじよりも、くっきりとうつくしく見《み》えました。

にじも、にじ一本《いっぽん》ぶん、いっしょうけんめいかかっているように見《み》えました。

おかあさん おめでとう

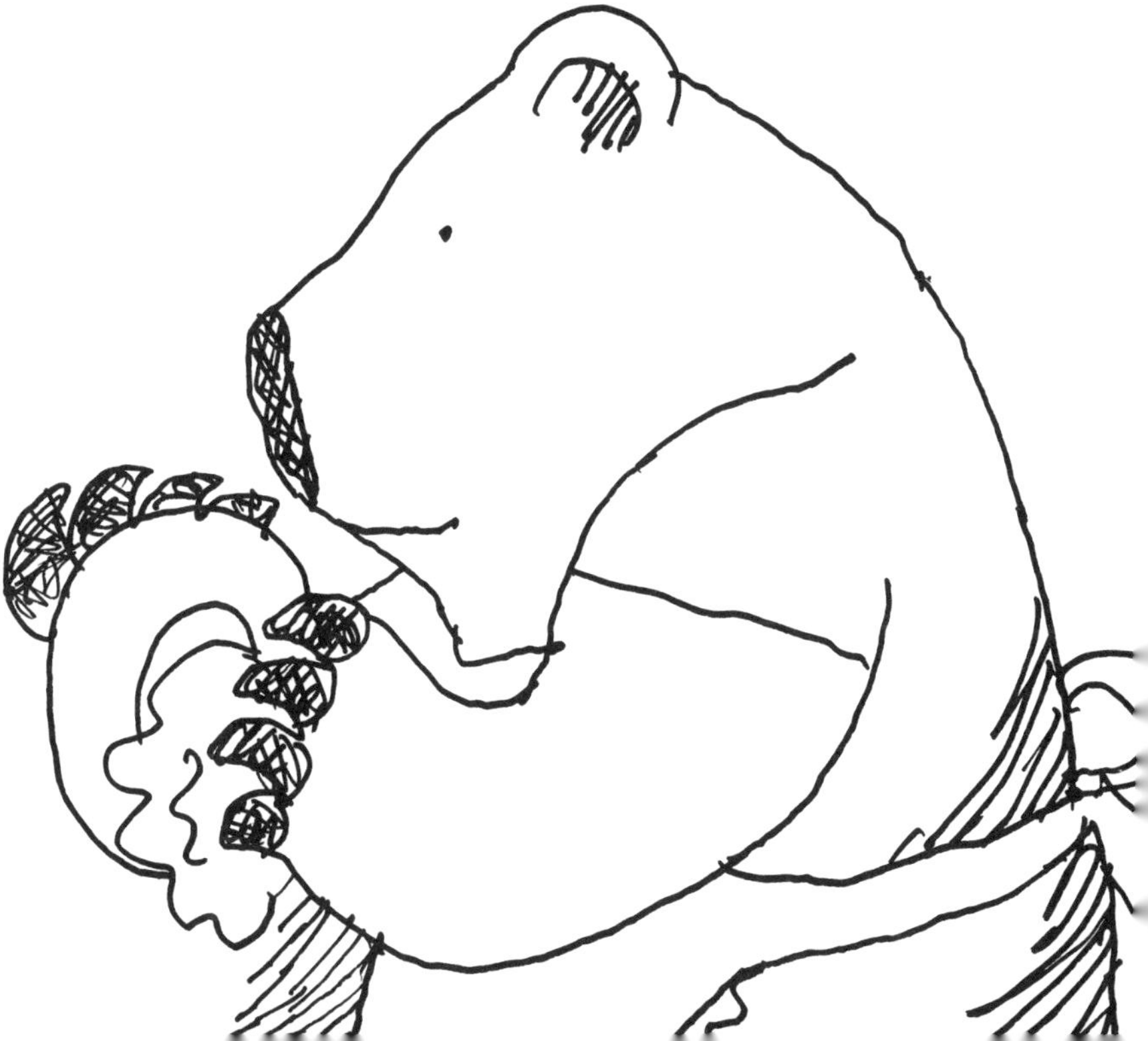

おかあさんのたんじょう日《び》の朝《あさ》のことです。

くまの子《こ》のウーフが、たずねました。

「おかあさんも、はじめはあかちゃんだったの。」

「そうですよ。ポケットにはいるくらいの、あかちゃんだったのよ。」

と、おかあさんがこたえました。

ウーフは、感心《かんしん》して、おかあさんを見《み》あげました。

「たくさんたべたから、そんなに大《おお》きくなれたのかなあ。」

ウーフのおかあさんは、もしゃもしゃの毛《け》をした、それは大《おお》きなくまでした。おかあさんは、わらいました。

「そうね。それから、よく運動《うんどう》したからですよ。さあ、お天気《てんき》がいいから、ウーフも山《やま》であそんでおいで。かえってきたら、ごちそうができてますよ。」

「はあい、いってきます。」

ウーフは、山《やま》へでかけました。

たんたん　たんたん　たんじょう日《び》
きょうは　おかあさんの
たんじょう日《び》

ウーフはうたいました。

「きょうは、おかあさんのたんじょう日《び》だから、プレゼントをあげなくちゃ。なにがいいかな。ビー玉《だま》？　花火《はなび》？　野球《やきゅう》のバットは、どうだろ。」

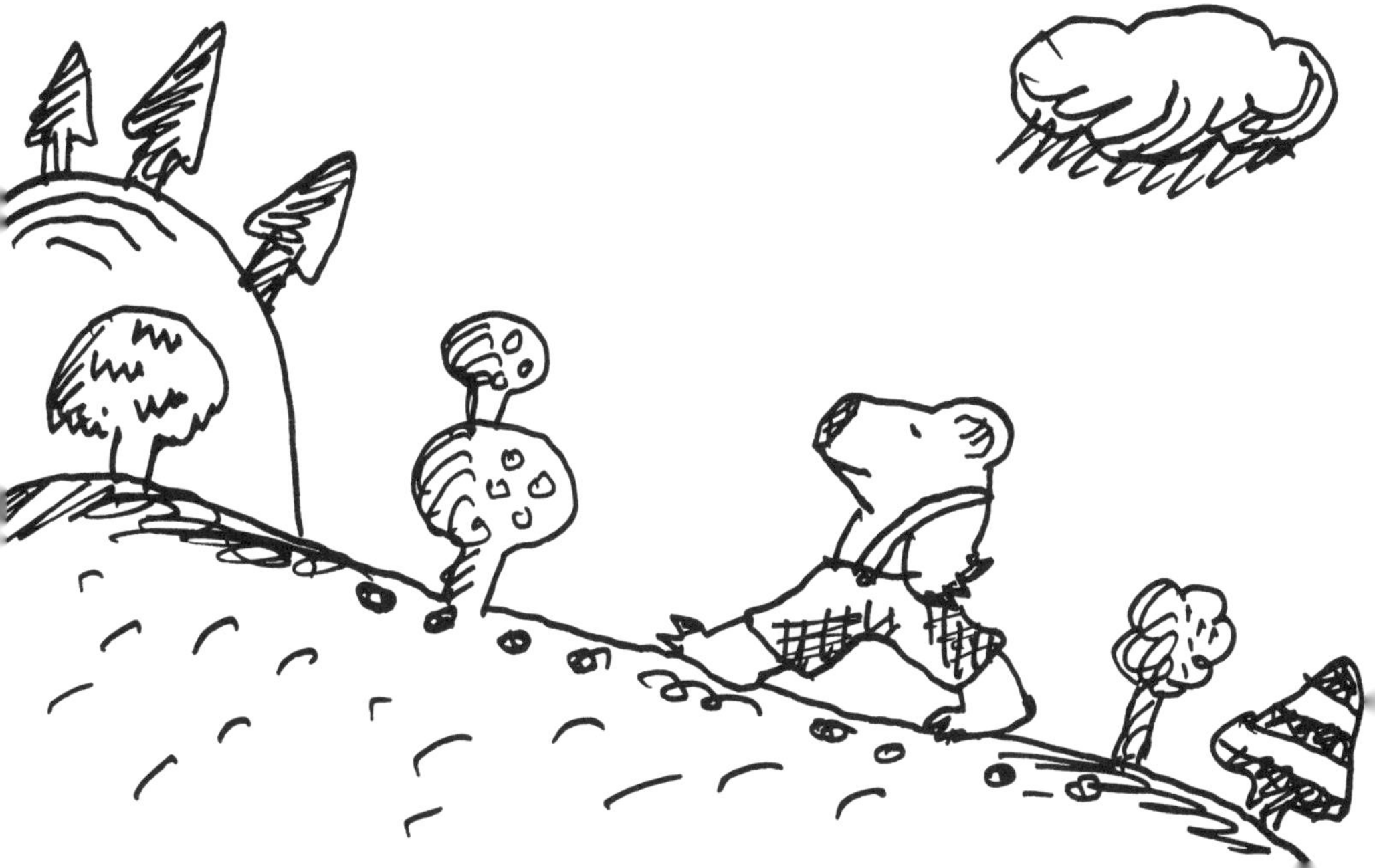

たちどまって、かんがえました。

「それとも、かぶとむし？　へびのぬけがらなら、すてきなの、もってるけどなあ。」

すると、木《き》の枝《えだ》で、小鳥《ことり》のピピがわらいました。

「おかしなウーちゃんね。それ、みんな、ウーちゃんがすきなものばかりじゃないの。おかあさんがすきなものを、あげなくちゃだめよ。」

「そうか。ピピのおかあさんは、なにがすきなの。」

と、ウーフがたずねました。

「きまってるわ。おいしい毛虫《けむし》よ。それから、木《き》の実《み》もすきよ。」

と、ピピがいいました。

「ぼくのおかあさんも、木《き》の実《み》がすきだよ。

それから、はちみつも、かにも。」

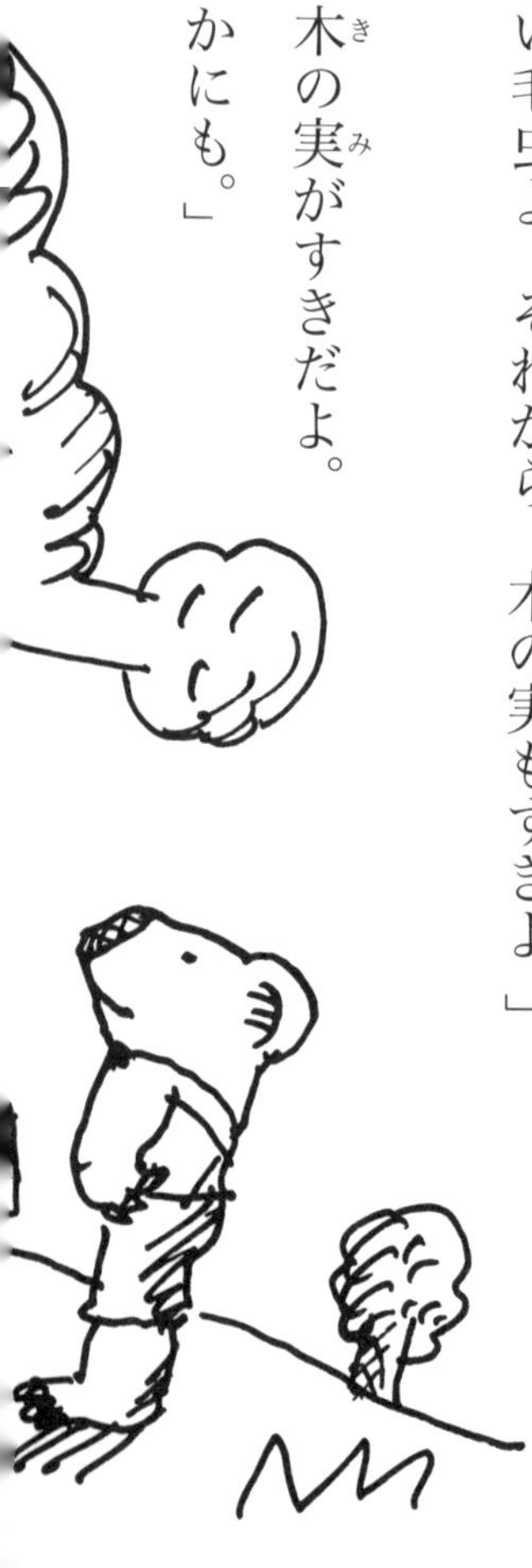

ウーフは、さけびました。

「これで、きまったぞ。」

山《やま》には、ぶどうがなっていました。

ウーフは、ぶどうをとりました。

「さあ、こんどははちみつだ。ふん、ふん。」

ウーフは、鼻《はな》をならしました。

「あまいにおいがするぞ。この木《き》のうろに、はちみつがあるんだな。おうい、みつばちくん、はちみつをくれないか。」

ウーフは、木《き》のねもとのあなをのぞきました。するとと、中《なか》からみつばちがとびだしてきました。みつばちは、ブンブン、ウーフの鼻《はな》をねらって、とびかかります。ウーフは、あわてておいはらいました。

「おい、ぼくの鼻《はな》は、りんごの花《はな》じゃないぞ。だいじなくまの鼻《はな》だぞ。

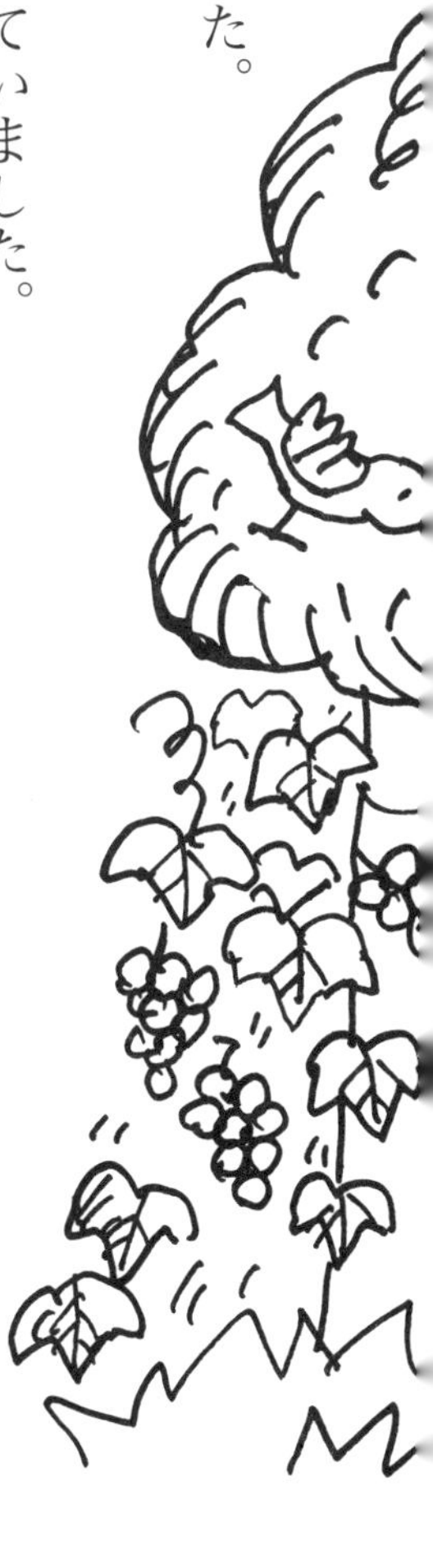

まちがえるなよ。おい、あっちいけったら。」

けれど、わからずやのみつばちは、ウーフのおでこをさしました。

「いたっ。」

ウーフは、しりもちをつきました。ポケットのぶどうが、おしりの下《した》でつぶれました。

ウーフは、とびあがってにげだしました。

にげて、にげて、川《かわ》のきしまでやってきました。

「ああ、ああ。」

ウーフは、ためいきをつきました。おでこをなでました。

「ぼくにはちみつをくれないで、こぶをくれるなんて、いやなみつばちだね。それに、おや。」

ぬれたおしりにさわって、いいました。

「しりもちのおかげで、ぶどうがぺっしゃんこ。せっかくのプレゼントが、なくなったよ。どうしようかな。」

ウーフは、川原《かわら》を見《み》ました。かにが、目玉《めだま》をうごかして、ウーフを見《み》ました。

「かにだ。さあ、つかまえたぞ。」

ウーフは、かにをつかみました。かには、はさみでしっかり、ウーフの指《ゆび》をはさみました。

「あっちっち。いたいよ。」

ウーフは、あわててかにをふりおとしました。かには、ガシャガシャ、にげていきました。

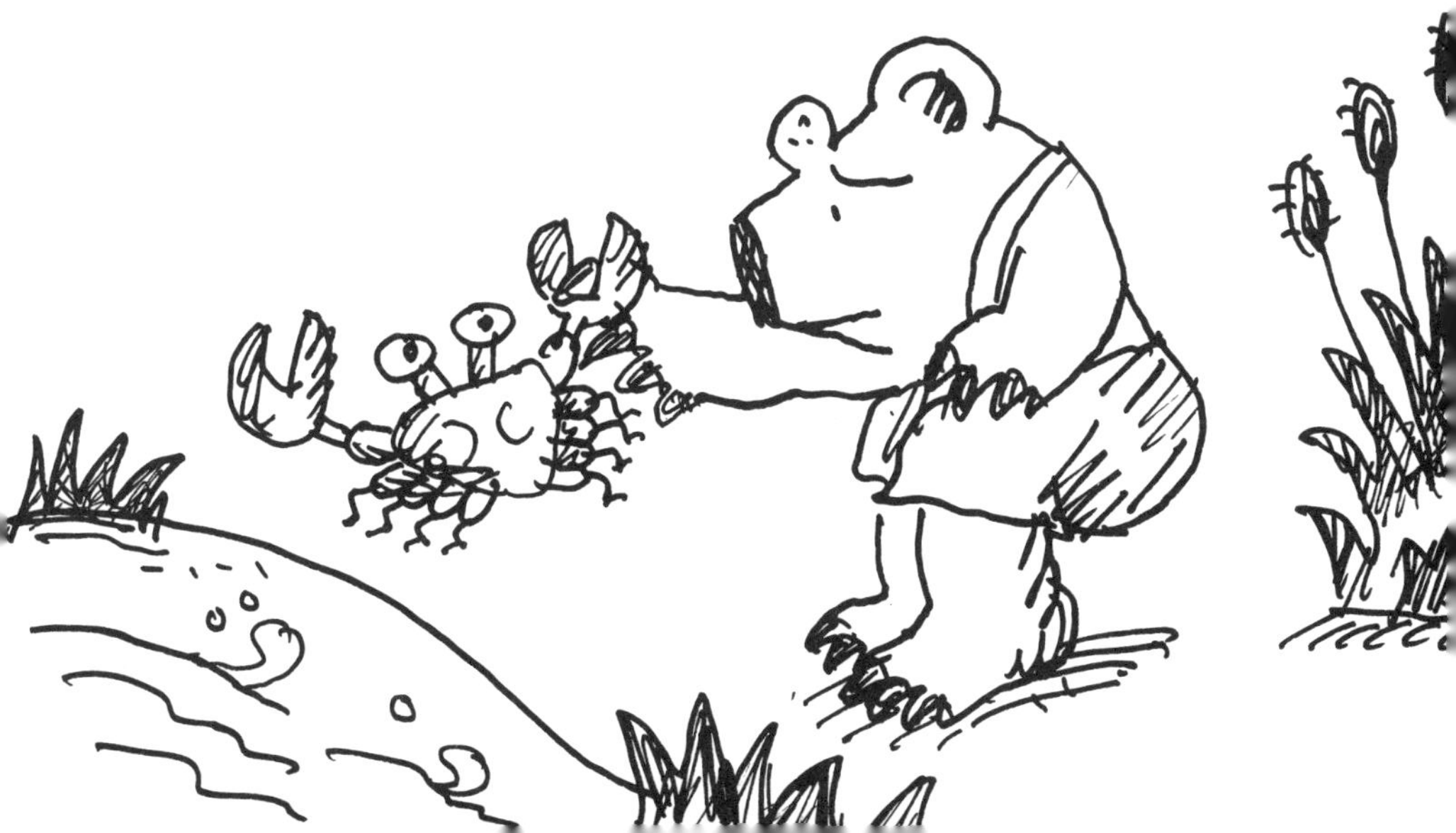

「ただいま。」

ウーフは、うちへかえりました。

「あら、おかえりなさい。ウーフ、そのおでこ、どうしたの。」

と、おかあさんがたずねました。

「ぼくね、プレゼントに、おかあさんのすきなもの、かんがえたんだ。」

ウーフは、かなしい声《こえ》でいいました。

「でも、ぶどうは、つぶれちゃったし、はちみつもかにも、とれなかったんだ。でもね、かわりに、花《はな》をつんできたんだよ。はい、おかあさん。」

「テーブルにかざる花《はな》が、ほしかったのよ。ありがとう、ウーフ。」

と、おかあさんがいいました。

「水《みず》でひやすといいわ、そのおでこ。」

「うん。」

ウーフは、下《した》をむきました。

「いいのよ、ウーフ、がっかりしなくても。」

と、おかあさんがいいました。

「おかあさんの大《だい》すきなものは、ちゃんとここにあるのよ。」

おかあさんは、おとうさんを見《み》て、わらいました。

「ほら、おとうさんがいるでしょ。それから、ここよ。はちにさされても、ころんでも、元気《げんき》なくまの子《こ》ウーフがね。」

「わあ。」

ウーフは、おかあさんにだきつきました。おかあさんは、ウーフをだきあげました。

「おかあさん、おたんじょう日《び》おめでとう。」

と、ウーフがいいました。

「ありがとう、ウーフ。」

と、おかあさんがいいました。

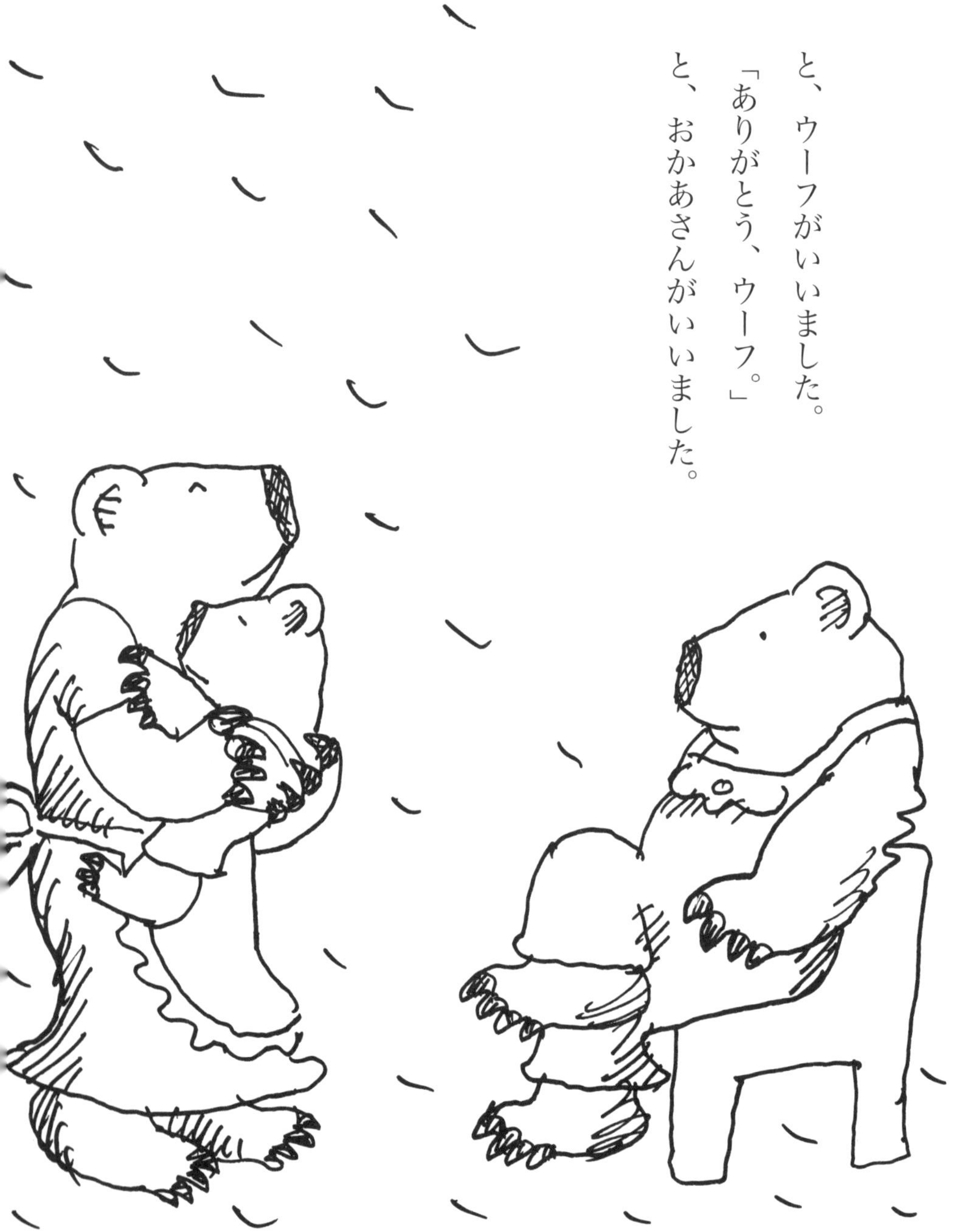

ウーフは

あかちゃんみつけたよ

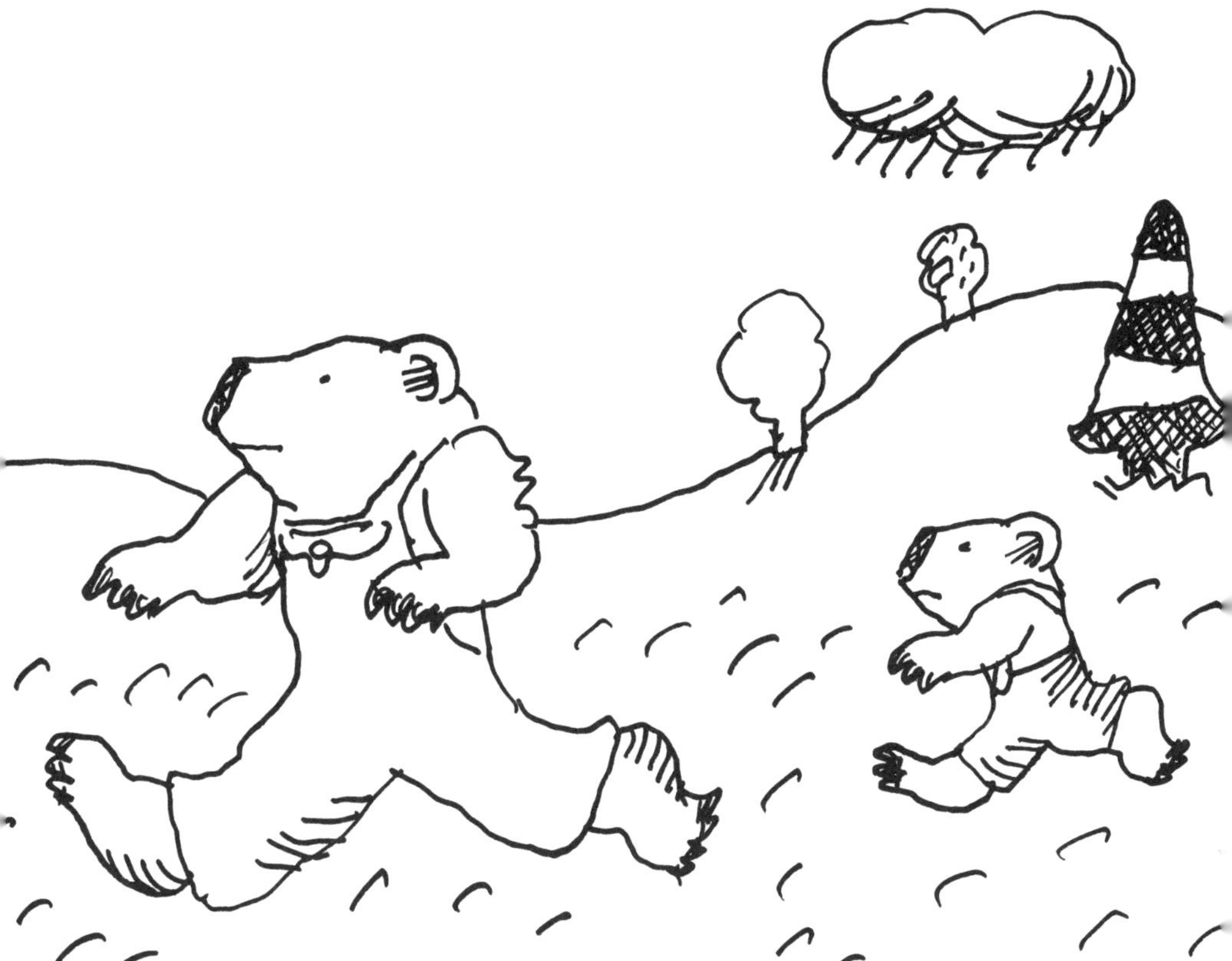

朝《あさ》です。

おとうさんがかけ足《あし》。ウーフもかけ足《あし》。

ふたりでジョギング。

風《かぜ》がふいて、いい気《き》もちです。

「ぼくが走《はし》ると、おうちが走《はし》る。門《もん》もかきねも走《はし》って、うしろへいっちゃった。草《くさ》も走《はし》るよ。木《き》も走《はし》る。みんなが走《はし》るよ。」

川《かわ》にでました。

「おい、ひとやすみだ。」

と、おとうさん。

「あら、ぼくがとまったら、みんな走《はし》るのをやめたよ。川《かわ》の水《みず》だけが走《はし》ってる。かけっこがすきなんだなあ。むこうから、こっちへどんどんかけてくるよ。」

「川《かわ》は、海《うみ》へかけていくんだよ。」

「山《やま》のほうからかけてくるね。おかしいね。山《やま》にはそんなに水《みず》がないでしょう。」

「ああ、川《かわ》は、山《やま》でうまれるんだよ。うまれたばかりの川《かわ》は、まだ小《ちい》さなあかちゃんで、ちろちろわらってるのさ。山《やま》からかけてくるうちに、大《おお》きくなるんだよ。」

「へえ。」

ウーフは、目《め》をまるくしました。

「川《かわ》のあかちゃんだって？　ぼく、見《み》にいきたいなあ。」

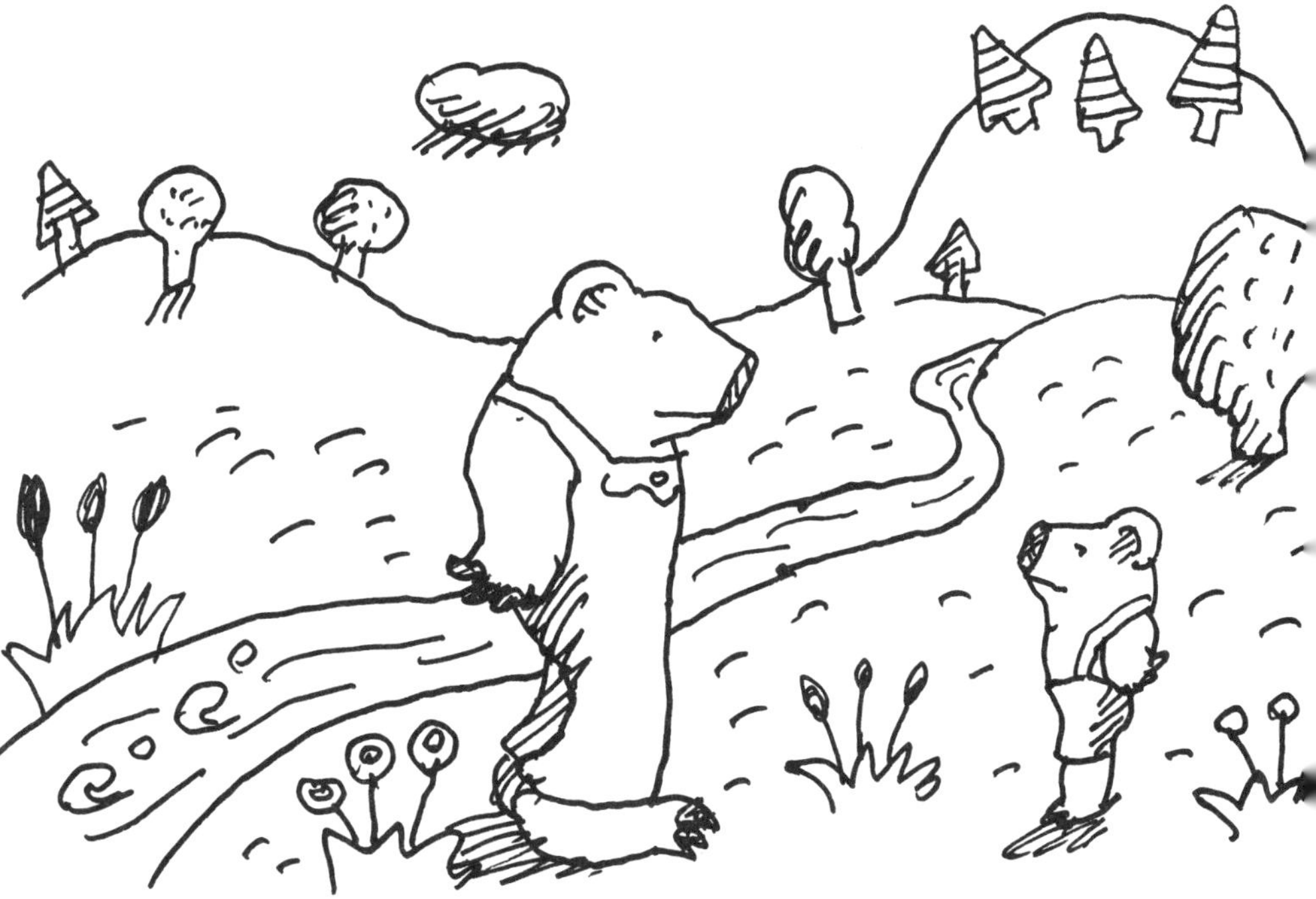

ウーフは、おかあさんにおむすびをつくってもらって、山《やま》へいくことにしました。

「川《かわ》のきしをどんどん歩《ある》いていけば、山《やま》へいくよ。川《かわ》のあかちゃんに、きっとあえるよ。おい、川《かわ》の水《みず》。おまえは、海《うみ》へいくんだろう。ぼくは山《やま》だよ。さよなら。」

ウーフは歩《ある》きだしました。

「川《かわ》の水《みず》って、やけにぴかぴかひかるなあ。あとからあとから、くるんだ。こんちは、さよなら、こんちは、さよなら。ああ、あいさつしてたら、くたびれちゃう。」

おや、むこうから、ボートがきます。

「や、チチくんがのってる。おーい、やっほー。」

ボートにのったねずみのチチたち五《ご》ひきが、手《て》をあげ、

「やっほー。」

といったしゅんかん、ぐらりとゆれて、ボートはてんぷくしてしまいました。

ウーフは、すぐに水《みず》にとびこんで、五《ご》ひきをたすけあげました。

「ぶ、ぶ、ぶ、ぶ、ぬれねずみだ。」

と、チチがいいました。

「ボートにのってるときは、ゆだんしちゃだめだよ。」

ウーフがちゅういすると、チチたちは、

「ゆだんたいてき、ぬれねずみか。」

「ところでウーフくん、ひとりぼっちでどこへいくの。」

「山《やま》へさ。川《かわ》のあかちゃん、見《み》にいくんだ。」

「川《かわ》のあかちゃんだって。うそだろ。」

「かわうそのあかちゃんか。」

「しらないや、ねえ。」

みんなが、口《くち》ぐちにいいました。

「川《かわ》のあかちゃんは、山《やま》でうまれるって、おとうさんがいってたもの。」

ウーフがいうと、

「へえ、ぼくらは、むこうの畑《はたけ》のうちでうまれたんだよ。川《かわ》のあかちゃん、ぼくたちみたいに、五《いつ》つ子《ご》かなあ。」

「ぼく、見《み》てきて、おしえたげるよ。」

「じゃ、気《き》をつけてね。」

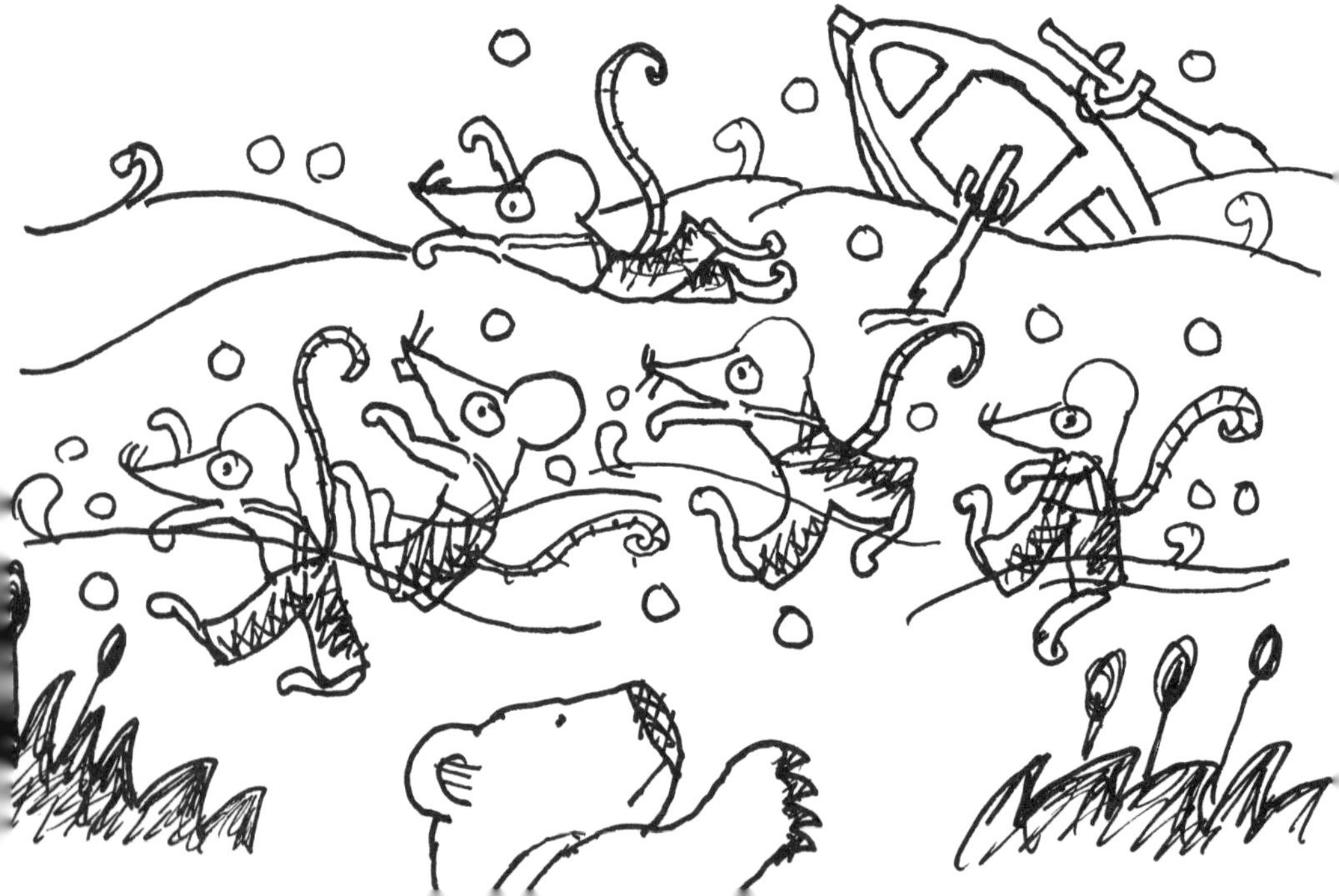

「チチくんたちも、バイバイ。」

ウーフが、ずんずん歩《ある》いていくと、目《め》のまえを小《ちい》さな青《あお》いものが、さっとよぎりました。

かわせみです。さかなをくわえて、木《き》の枝《えだ》にとまると、かわせみは、ぱくりとさかなをたべました。

「すごい！」

と、ウーフがいいました。

「ほんの朝《あさ》めしまえ。」

と、かわせみがこたえました。

「いや、いまのは昼《ひる》めしまえかな。くまの子《こ》くんは、どこへいくんだい。」

「ぼくは、ウーフだよ。これから山《やま》に、川《かわ》のあかちゃんを見《み》にいくの。」

「へえ、川《かわ》にも、あかちゃんがいるのかい。どんなたまごから、うまれるのかなあ。あぶくみたいなたまごかなあ。見《み》てきたら、おしえてくれよな。」

「うん、おしえたげるよ。」

どんどんいくうち、川《かわ》の水《みず》は、だんだんはやくなり、とてもいそいで、かけてきます。

はんたいに、ウーフの足《あし》はのろのろ。

「川《かわ》のやつ、元気《げんき》だなあ。」

川《かわ》がまがったところには、ぐるぐるうずがまいています。

「あんまりいそぐから、見《み》ろ、目《め》をまわしてら。」

ウーフはわらいました。

「あら、赤《あか》いものがうかんでる。なんだろう。」

ひろいあげると、それは、あかちゃんのガラガラでした。

「川《かわ》のあかちゃんのガラガラだよ、きっと。」

ウーフは、どきどきしました。

「もうじき、川《かわ》のあかちゃんにあえるよ。」

ウーフは、ガラガラをもって、また歩《ある》いていきました。

「こんどは、たきだぞ。川《かわ》がおちてくるよ。川《かわ》だって、たまには、たってみたいよな。空《そら》ばかり見《み》ても、たいくつだもん。おーい、むこうが見《み》えるかい。野原《のはら》や村《むら》が見《み》えるかい。」

ウーフはたずねました。

けれど、川《かわ》は、ただ、
ど　ど　どう
と、こたえました。

たきのそばは岩《いわ》だらけで、とてものぼれません。

ウーフは、まわり道《みち》をして、木立《こだ》ちの中《なか》を、やっとこさっとこ、のぼりました。

どこを見《み》ても、草《くさ》と木《き》ばかり。

川《かわ》は、どこへいったのでしょう。

さがしまわって、ウーフはこころぼそくなりました。

「せっかくここまできたのに、川《かわ》のあかちゃん、どこにいったの。せっかく、ガラガラもってきてあげたのに。ぼく、まいごになっちゃうよ。」

くたびれたウーフはしゃがみこむと、いつかねむってしまいました。

「目《め》がさめたかい、ぼうや。」

やさしい声《こえ》に、ウーフは、目《め》をあけました。

「あ、おかあさん。」

いいえ。よく見《み》ると、それはおかあさんではなくて、とても年《とし》とった、くまのおばあさんでした。

「おかあさん？　ずいぶんむかしは、あたしも、おかあさんとよばれたことがあったたねえ。」

おばあさんは、わらいました。

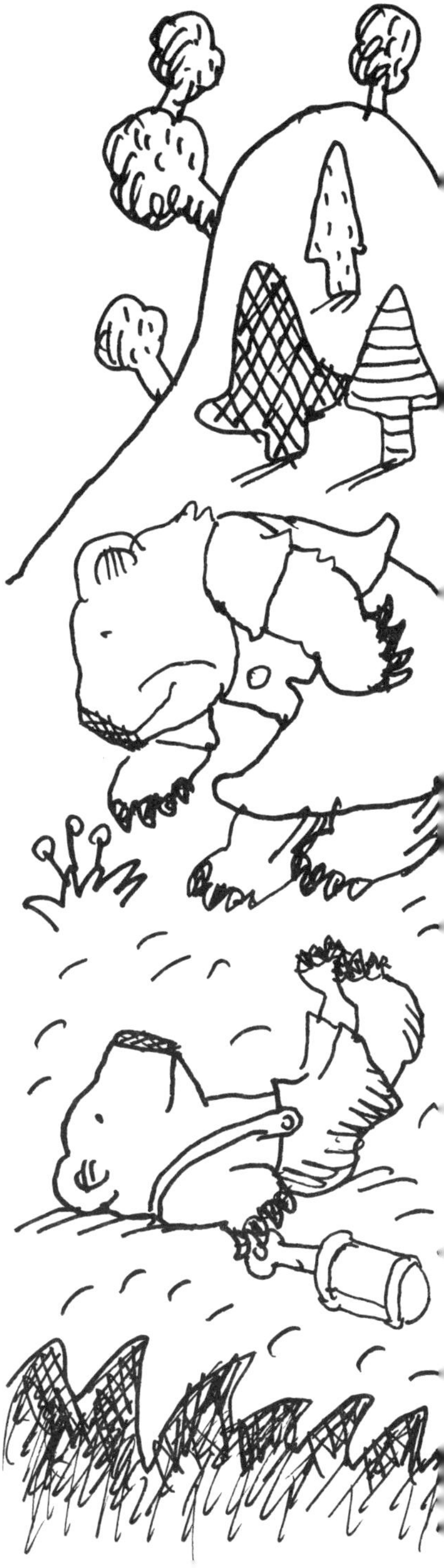

「ひとりで、こんな山《やま》まできたのかい。小鳥《ことり》がみつけて、くまの子《こ》がねてるって、あたしをよびにきたんだよ。おまえ、下《した》の村《むら》のウーフだろう。だいじょうぶ。小鳥《ことり》がうちへしらせにいったから、すぐ、おとうさんがむかえにきてくれるよ。」

「ありがとう。おばあさん、ぼくはね、川《かわ》のあかちゃんを見《み》にきたの。これ、川《かわ》でひろったの。川《かわ》のあかちゃんのガラガラでしょう。」

ウーフはガラガラを、おばあさんに見《み》せました。

「おやまあ、なんと。」

おばあさんはめがねをかけなおし、つくづくとガラガラを見《み》ました。

「どうして、川《かわ》におちてたのかねえ。うん、これはたしかにうちのまごがもらって、それからまた、だれかにあげたガラガラだよ。ふるいものだよ。ごらん、ずいぶんきずがついてる。はて、名前《なまえ》がかいてあるよ。どらどら。ドーフ、ドーフとかいてある。」

「おとうさんの名前《なまえ》だ。」

ウーフがさけびました。

「思《おも》いだしたよ。ドーフのガラガラだったんだね。それをうちのまごにくれたんだっけ。むかしのことだよ。」

「おとうさんのガラガラだって？」

ウーフはわらいだしました。

「あはは、おかしいや。だけどおばあさん、どうして、おとうさんのこと、しってるの。」

「そりゃ、しってるさ。だってあたしは、ドーフのおばあさんのねえさんなんだよ。つまりおまえ、ウーフと、ドーフと、あたしは、しんせきどうしなのさ。」

「おとうさんのガラガラだって！　おとうさんのおばあさんの、おねえさんだって！」

　ウーフはたまげてしまいました。

「この世《よ》には、ふしぎなことがいっぱいあるものさ。」

と、おばあさんはいいました。

「あたしだって、いまは、ひとりでさびしくくらしているんだよ。ウーフにあえるなんて、ほんとうにうれしいよ。さあ、ウーフ。川《かわ》のあかちゃんを見《み》にきたんだろう。おばあさんといっしょに、さがしにいこうよ。」

　おばあさんとウーフは、草《くさ》の中《なか》を歩《ある》いていきます。

「川《かわ》のあかちゃんは、かくれんぼしてるの？」

と、ウーフがたずねます。

「おまち。」

おばあさんは、たちどまります。

「きこえるかい。」

「ん？」

ウーフは、耳《みみ》をすませました。

ちろちろちろ
「あ、きこえる。あれかしら。」

ウーフは、ちろちろするほうへ、かけていきました。

草《くさ》の中《なか》のくぼみに、きれいな清水《しみず》がわいてながれて、きらきら、ちろちろ。

「みいつけた。」

ウーフはさけびました。

「川《かわ》のあかちゃん、みいつけた！」

ウーフは、水《みず》に口《くち》をつけました。

つめたい水《みず》です。

　あぶぶぶ
ウーフはわらいました。

おばあさんは、うなずいていいました。

「川《かわ》はここでうまれて、山《やま》から谷《たに》へ、それから町《まち》へ、そうして海《うみ》へながれていくんだよ。あたしたちに水《みず》をのませてくれて、さかなたちをそだててね。」

ふたりは、山《やま》から野原《のはら》を見《み》おろしました。

夕《ゆう》やけ空《ぞら》の下《した》、川《かわ》は銀色《ぎんいろ》にひかって、ながれていきます。

「ほら、あのへんが、ウーフの村《むら》だよ。そのむこうが、海《うみ》……。」

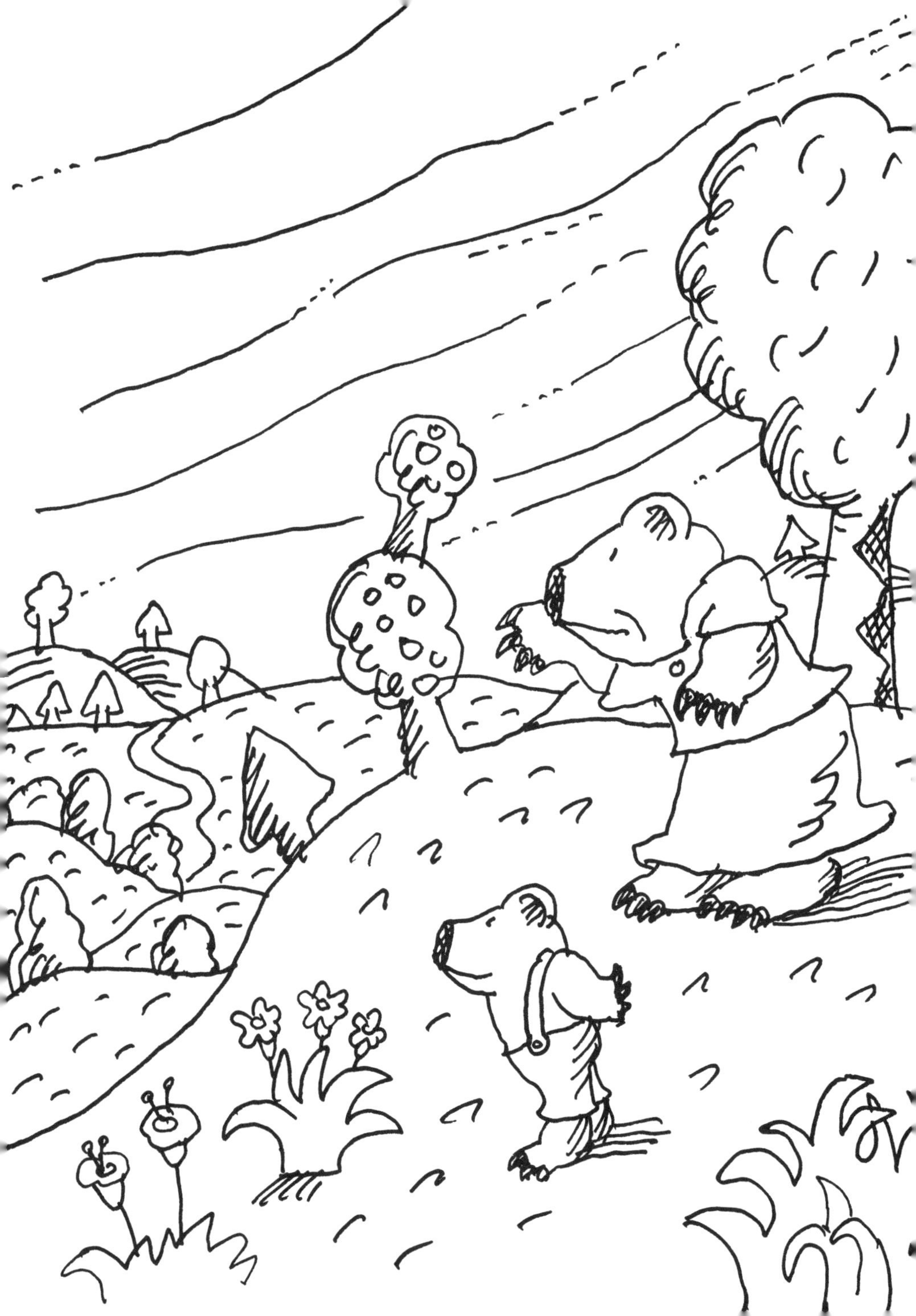

そして、山道《やまみち》をのぼってくるのは、

「あ、おとうさんだ。おとうさーん。」

ウーフは、大《おお》きな声《こえ》でよびました。

ぴかぴかのウーフ

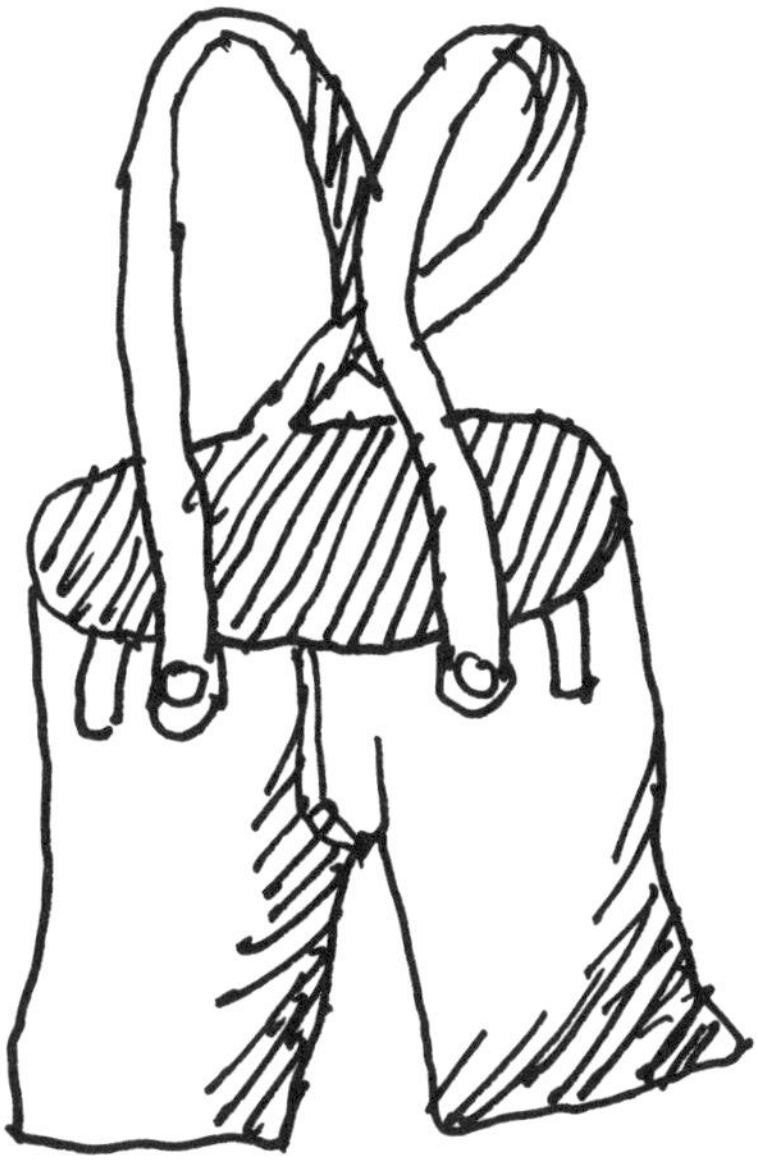

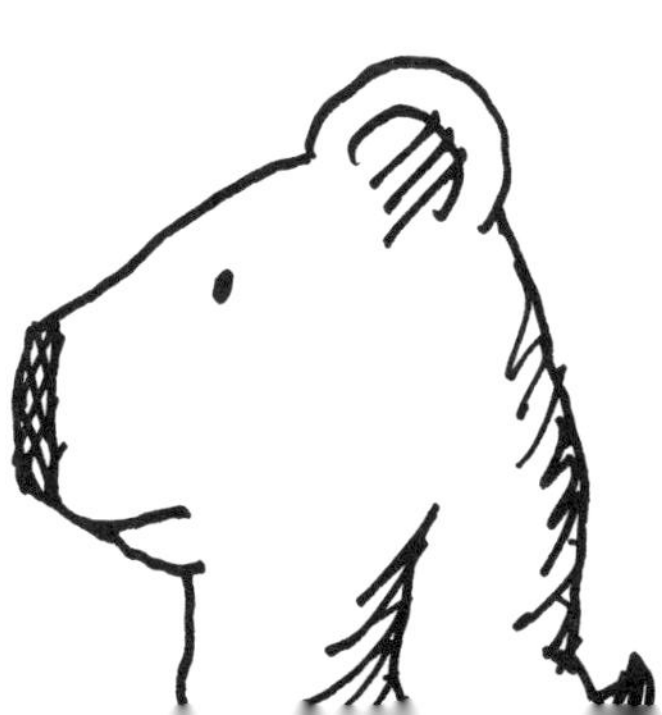

「あら、ウーフ。」

おかあさんがいいました。

「そのズボン、ずいぶん小《ちい》さくなったわね。そうそう、きょうね、となり村《むら》のおばさんが、あそびにくるの。あそこには、男《おとこ》の子《こ》が三人《さんにん》もいるんですもの。そのズボン、まわしてあげましょう。きっと、よろこんではいてくれるわ。」

「えっ、これ、あげちゃうの？」

ウーフは、びっくりしました。

「いやだい。まだはけるよ。」

「子《こ》どもは大《おお》きくなるけれど、シャツやズボンは大《おお》きくならないのよ。大《おお》きくなるのはうれしいことでしょ。ね、ウーフには、あたらしいズボンをつくってあげるわ。」

「いやだい。これがいいんだい。」

青《あお》いズボン、つりズボン。

ウーフといっしょに木《き》のぼりして、いっしょに野原《のはら》をころがった、
大《だい》すきなズボンをあげちゃうなんて。

「いやだい、いやだい。あげるもんか。」

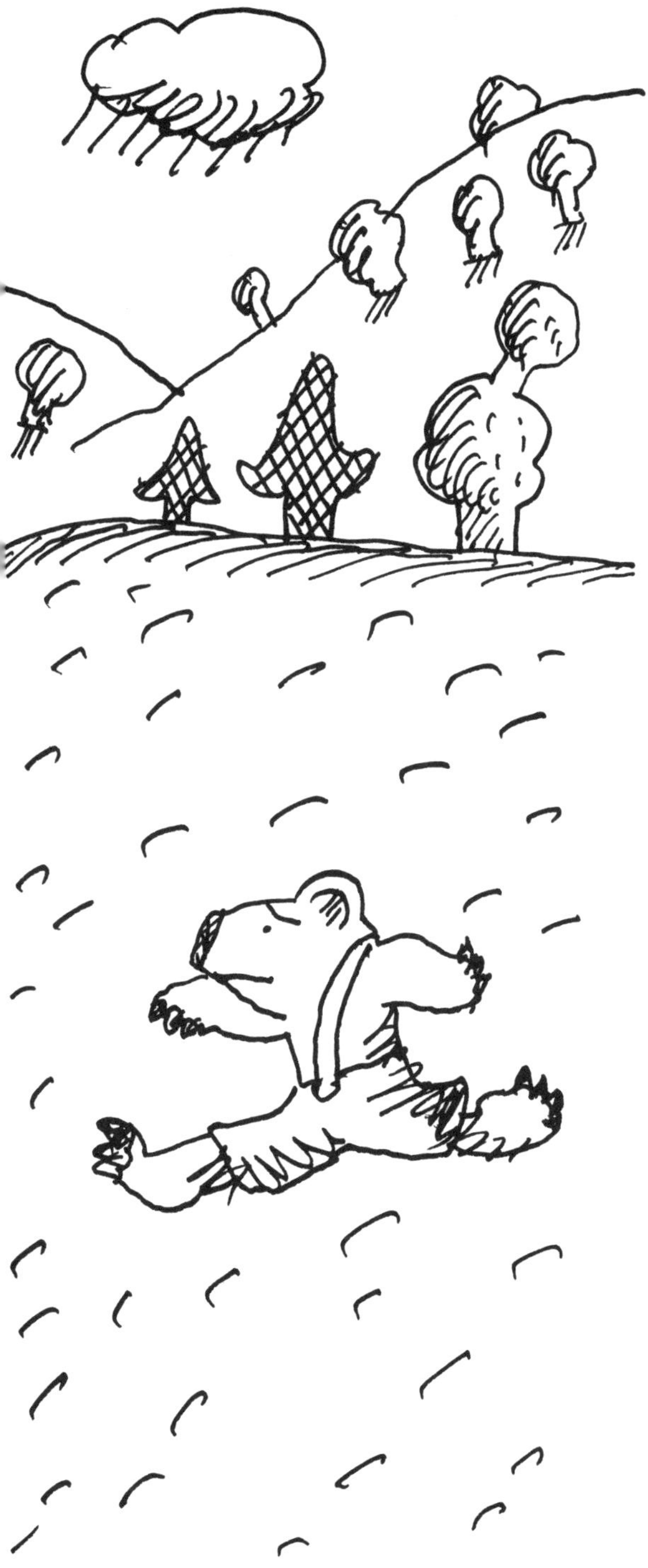

ウーフは外《そと》へにげだしました。

ウーフが、ばたばたかけていったら、

「たすけてー、たすけてー。火事《かじ》だ、じしんだ、ひとごろしー。」

草《くさ》むらから、ねぼけたばったがとびだしました。

「なんだい。ふみつぶすなんて、いってないじゃないか。」

ウーフがどなりました。

「ひぇー、たすけてー。」

ばったは、ぴょんぴょんにげていきました。

「なんだい。あいつ。」

「おっ、ウーフじゃないか。」

あみを手《て》に、ツネタがやってきました。

「ちょうどいい。さかなとりにいこうぜ。」

「いやだい。」

ウーフは、首《くび》をふりました。

「ツネタくんなんか、ぼくにバケツをもたせるだけだもん。あみだって、つかわせてくれないもん。いやだい。」

「おっ、いうじゃないか。ひとりでかわいそうだから、さそったまでよ。さかなのとりかた見《み》せて、おしえてやろうという、親《おや》ごころがわかんないんだな。いいともよ。おまえみたいなちびをつれていくと、せわがやけらあ。ひとりで、のびのびいってくらあ。」

ツネタは、バケツをじゃらんとならして、いってしまいました。

「ぼくのこと、ちびだってさ。へっ、ちびだっていいやい。」

ウーフは、石《いし》ころを、えいっと、けっとばしました。

「きゃっ、あぶないわね。」

へびが、首《くび》をもちあげて、ウーフをやさしくにらみました。

「なにをかっかしてるのよ。あんまりおこると、おしりがはじけちゃうわよ。」

「えっ。」

ウーフは、あわてておしりに手《て》をやりました。

「だって、ズボンがぴちぴち。ほほほ。」

と、へびはしたをだしてわらいました。

「ズボン……。」

ウーフは、かなしくなりました。

「どうしたの。」

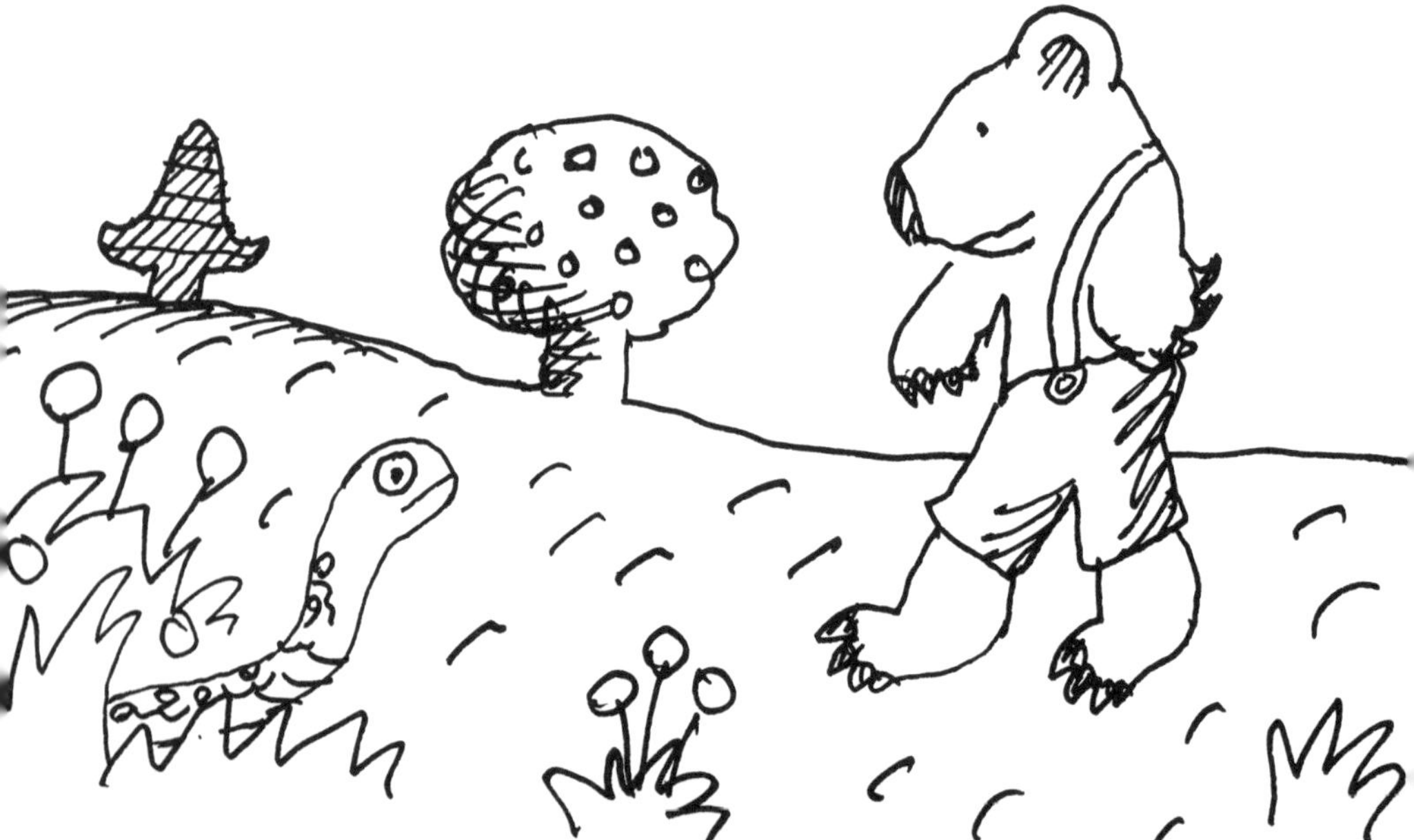

「このズボン、おかあさんがしんせきの子《こ》にあげるっていうんだ。」

「あーら、服《ふく》は小《ちい》さくなったら、ぬぐものよ。あたしだって、こんないいがらのスウェットスーツ。これだって、小《ちい》さくなったらぬいじゃうのよ。」

「へ、おばさん、それ、服《ふく》なの？」

「はだかに見《み》えた？　いやあねえ。からだにぴったしのこのスーツ。ぬぐときは、さびしいわよ。だって、ねるとき、おきるとき、いつもあたしといっしょ。あたしのねごともためいきも、なみだもしってるこのスーツ。わかれるのはせつないけど、あたらしい服《ふく》をきるときは、うれしいものよ。こころまでぴかぴか。いっちょう、やろうって気《き》になるわよ。」

「いっちょうって、おとうふくれるの？」

「ちがうわよ。よし、いくぜって気《き》もちよ。ウーフちゃん、へびのぬいだ服《ふく》は、だれもきてくれないのよ。ウーフちゃんのズボンをはく子《こ》がいるなんて、すてきじゃない。さ、頭《あたま》あげて、わらって、かっこよく、そのズボンぬぎなさいよ。」

「いやだよう。ぬぎませんよう。」

ウーフは、にげだしながらいいました。

「ぬぎなさいよう。」

へびは、しっぽでぴたぴた地面《じめん》をたたきました。

「あはは。」

ウーフはにげました。

にげて、にげて、ウーフはたけやぶにきました。

「ああ、へびのおばさんって、おかしいや。スウェットスーツなんて、ほんとにきてたのかな。ぬげぬげって、ぼくのズボン、ほしかったんだ。」

ウーフは、首《くび》をかしげました。

「でも、へびがズボンをはくとき、どうやってはくのかなあ。」

たけの葉《は》がゆれました。さやさや、わらっているようです。

「おや、ウーフくん。また、たけのこ見《み》にきたのかい。」

あなぐまのおじいさんが、声《こえ》をかけました。

ウーフは、たけやぶを見《み》まわしました。

「こないだは、小《ちい》さなたけのこ、いっぱいはえてたのになあ。あれ。」

ウーフは、目《め》をまるくしました。

ウーフのせよりまだたかく、すいすいのびたたけのこがたっています。

たけかしら、たけのこかしら。

「これ、たけ？　の、こ？」

ぱらりと、たけのかわがはがれて、おちました。

「たけのこは大《おお》きくなって、たけになるんだよ。ふるいきものをぬいで、すらりとのびていくのさ。そうしてね、あたらしいみどりの葉《は》っぱをつけるんだよ。」

「ふうーん。」

ウーフは、大《おお》きないきをつきました。

「たけのこ、いっぱいきものきて、ふくれてたよね。あれ、みんなぬいじゃうのか。そして、たけになるのか！」

「たけのかわは、おむすびをつつむのにいいんだよ。でも、たけのかわだけもらっても、つまらないやなあ。」

と、おじいさんはいいました。

「まごたちに、たけうまをたのまれて、たけをきるところなんだよ。ウーフくんにも、ひとつ、つくってあげような。」

「わーい。」

と、ウーフがいいました。

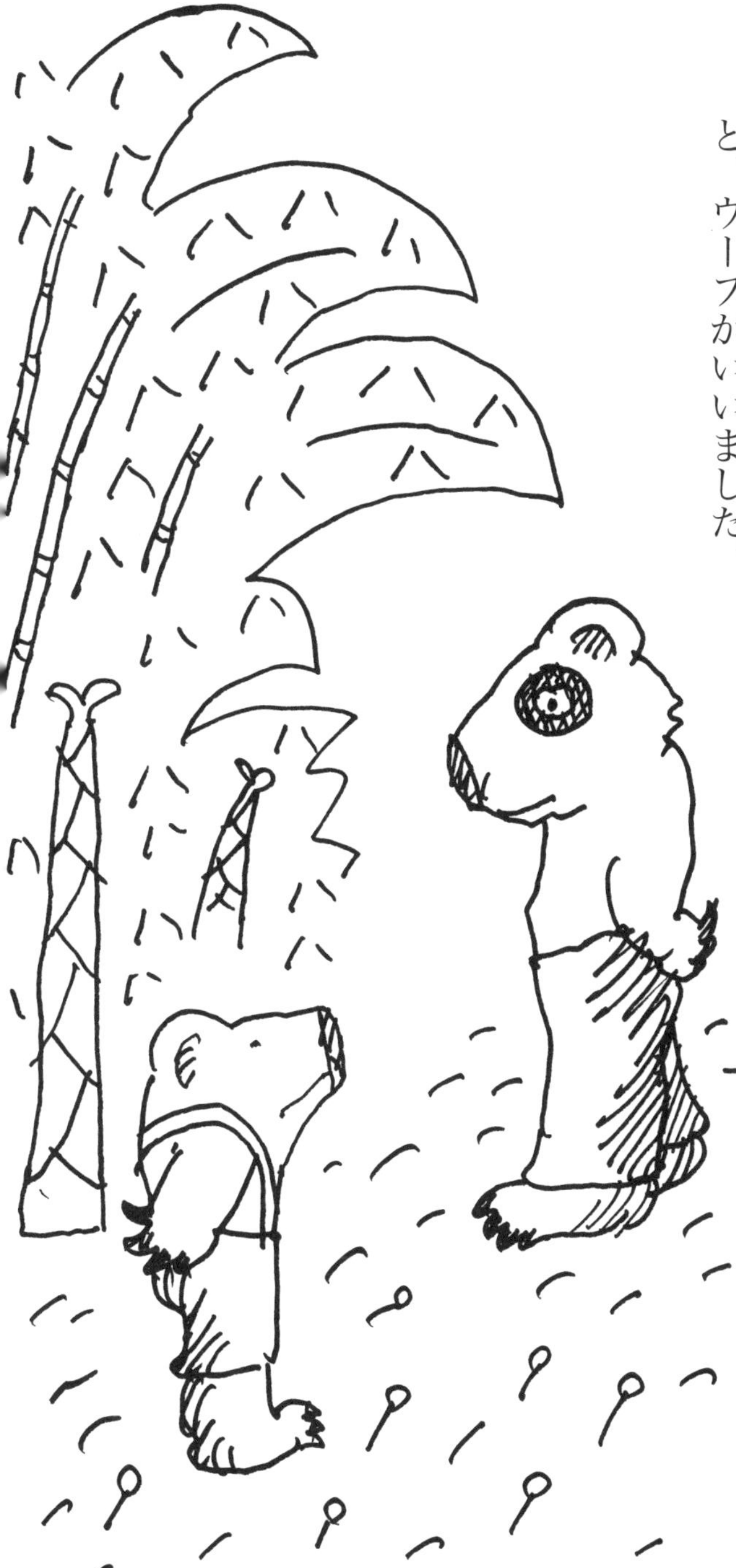

あなぐまのおじいさんがつくってくれた、たけうま。
のると、せがぐーんとたかくなる。
風《かぜ》が、おでこにあたります。
ぴかぴかの空《そら》が、近《ちか》くなる。
ウーフは、ひと足歩《あしある》いて、すとんとおち、
ふた足《あし》三足《みあし》、四足《よあし》で、どすん！
だんだんなれて、
　とことこ　すとん
とことこ　とことことこ
どすん！
とことことことこ
とことことこ

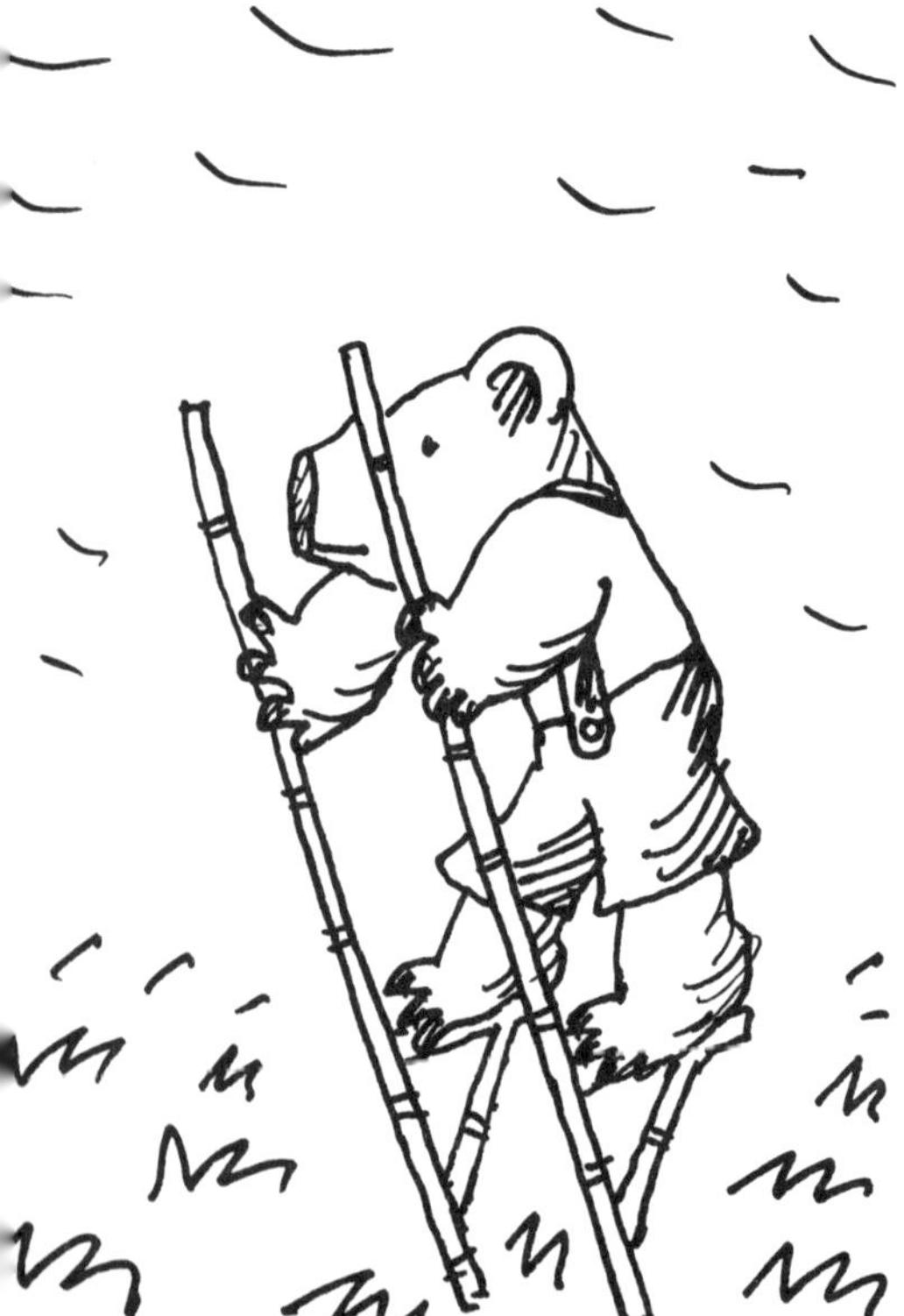

すとん！

あらあら

とことことことこ

とことことことこ

ちょうしがついて、とまりません。

「おい、ばったくん、そこらにいたら、よけてくれ。たけうまがいくぞ。」

とことことこ

野原《のはら》をいくと、あら、むこうから、小《ちい》さなくまの男《おとこ》の子《こ》たちが、かけてきました。

「やあ、おにいちゃんがのってる。たけうまにのってる。」

「すごいなあ。」

「すごいなあ。」

あとからくるのは、ぶなのき村《むら》のおばさんです。

「まあ、ウーフちゃん、大《おお》きくなったのね。こないだは、まだ、ほんのちびちゃんで、うばぐるまにのって、あそんでたのにねえ。」

「ちぇっ、ぼく、もうそんなちびじゃないや、大《おお》きいんだぞ。もうこのズボンだって、そっちのちびくんにあげるよ。」

ウーフは、元気《げんき》よくいいました。

「おばさん、おかあさんがまってたよ。ケーキもあるよ。さあ、みんないこうよ。」

「おにいちゃん、いこう、いこう。」

「よーし、じゃあ、汽車《きしゃ》になっていこう。」

ウーフは、たけうまをおりると、みんなを一列《いちれつ》にならばせました。

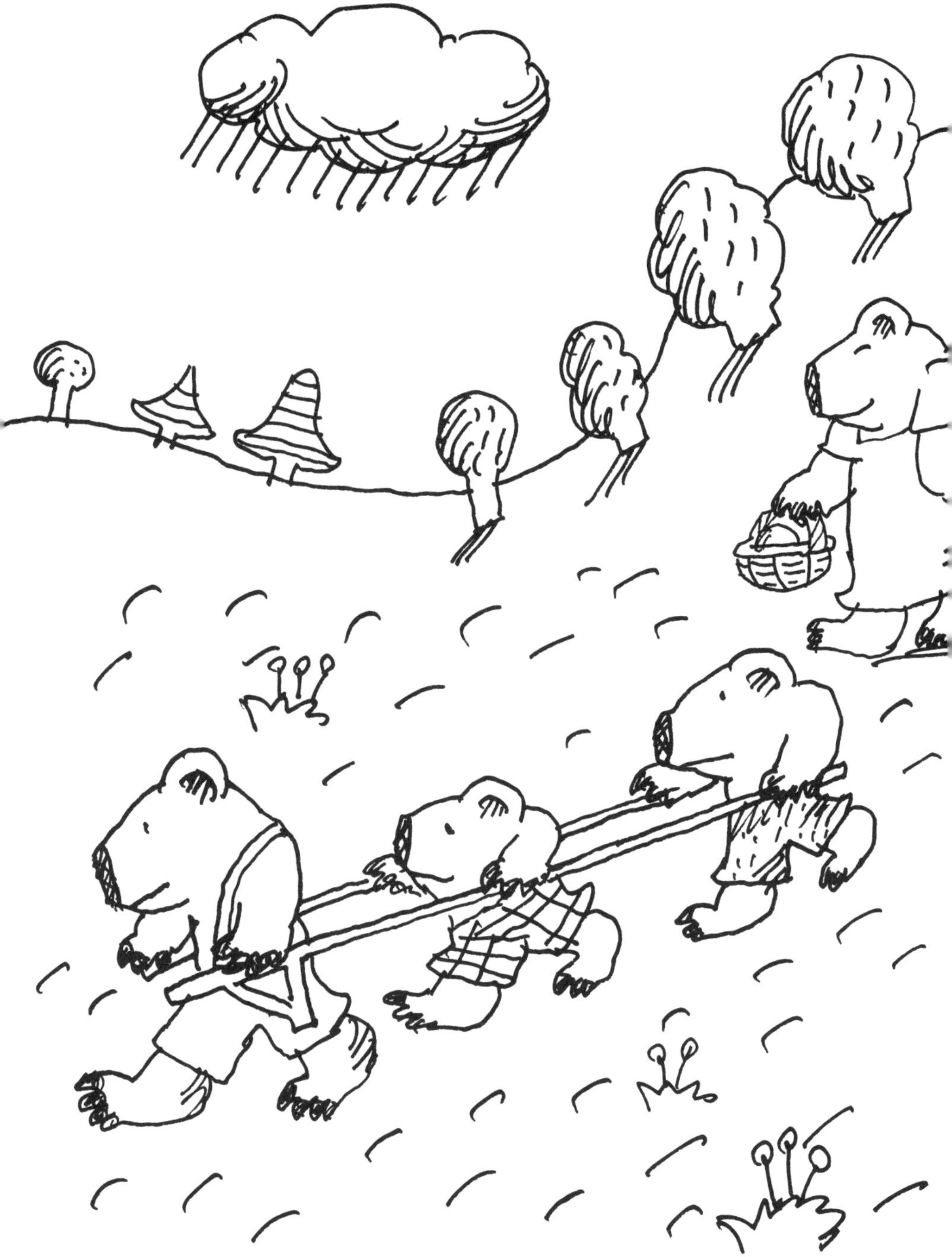

「ちびくんたち、さあ、ちゃんとたけにつかまって。しゅっぱつしんこう!」

「わーい。」

空《そら》は、ぴかぴか。

ウーフのこころも、ぴかぴかです。

たんじょう会《かい》みたいな日《ひ》

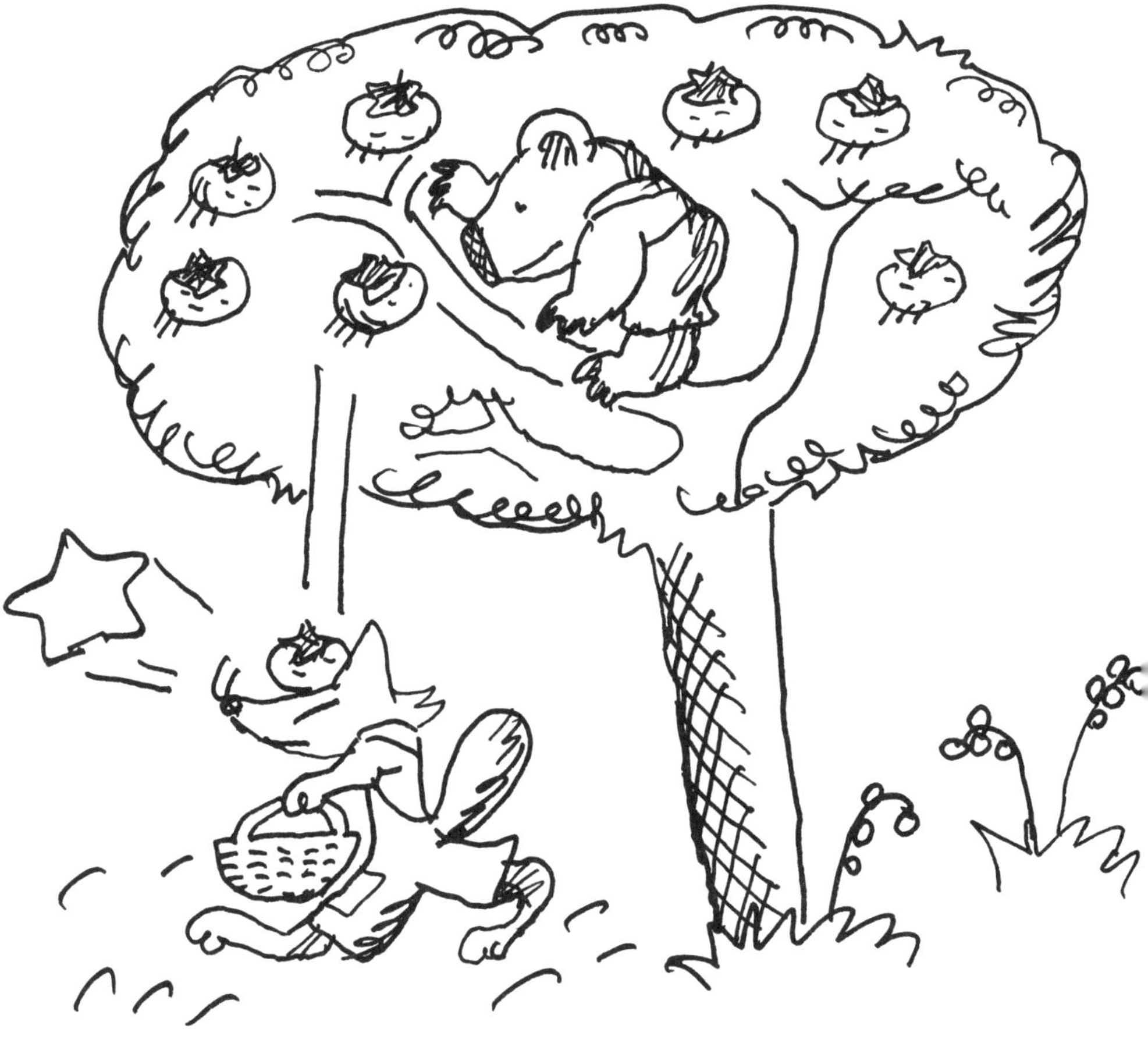

おつかいのかえり道《みち》、ツネタがウーフの家《いえ》のまえにくると、いきなり、頭《あたま》の上《うえ》にかきがおちてきました。

「いてて。」

「ごめん、ごめん、おっことしちゃった。」

木《き》の上《うえ》でかきをもいでいたウーフが、あやまりました。ツネタは、かきをひろって、ウーフになげかえしました。かきは、ウーフのかたにあたって、

「いたた。」

「これで、おあいこ。」

と、ツネタがいいました。

「ツネタくん、おつかいにいったの？　きょうは、なに買《か》ってきたの。」

と、ウーフがたずねました。

「へへ、気《き》になるんだろ。あててみろよ。」

「コロッケかな。たいやきかな？」

「はずれでした。ジャーン。なんと、アブラゲ二《に》ダースでーす。」

「そんなに買《か》ってどうするの。わかった。おいなりさんつくるんだ。でなきゃ、アブラゲどっさりいれた、きつねうどんだ。」

「おい、ウーフ、ともぐいだっていいたいのかよ。」

ツネタの口《くち》がまがりました。

「ともぐいって、なんのこと？　友《とも》だちといっしょにたべること？　おいなりさんも、きつねうどんも、ぼく、大《だい》すきだよ。ツネタくんとたべたいなあ。」

「ふっふ、そうかい。いつか、たべさせてやるよな。」

ツネタは、きげんをなおしました。

「かき、もいでるのか。そいつは、しぶがきだろ。」

「うん、おかあさんがほしがきにするんだって。」

「へえ、それで、おてつだいってわけ？　めずらしいね。いつもは、ミミちゃんとあそんでばっかりのくせに。」

「あのね、そのミミちゃんがね、このごろちょっとへんなんだよ。」

ウーフが、声《こえ》をひくくしていいました。

「なにがさ。」

「すぐ、どうしてどうしてって、ききたがるの。」

「へへ、そりゃ、ウーフ、じぶんのことだろ。」

「ミミちゃんだよ。きのうも、『ツネタちゃんは、きつねだからツネタ。あたしは、耳《みみ》が長《なが》いうさぎだから、ミミなのよ。でも、ウーフちゃんは、どうしてウーフって名前《なまえ》なの？　ねえ、どうして？』って。」

ウーフは、ミミちゃんの声《こえ》をまねしていいました。

「そんなこと、かんたん、かんたん。ウーフは、まぬけなくまの子《こ》でさ、しっぱいしては、みんなに、うふふって、わらわれるだろ。だから、ウーフって名前《なまえ》なのさ。きまってるじゃん！」

「それ、ちがうよ。」

ウーフは、首《くび》をふりました。

「ぼくがうまれたとき、ぼくの顔《かお》を見《み》て、おとうさんも、おかあさんも、うれしくてうれしくて、思《おも》わず、『ウー、フー』って、大《おお》きな声《こえ》をだしたんだって。だから、ウーフはうれしい声《こえ》なの。おかあさんに、ぼく、ちゃんときいたんだからね。」

「そうかい、そうかい。まぁ、にたようなものさ。おい、ウーフ、かきの木《き》はすぐおれるって、かあちゃんがいってたぜ。こんどはじぶんがおっこちないように気《き》をつけな。じゃ、ほしがきをたのしみにしてるぜ。バーイ。」

ツネタはウーフとわかれて、ミミの家《いえ》のまえまできました。さっきのウーフのことばが、ちょっぴり気《き》になります。

「ミミちゃん、どうしてるかな。」

ツネタは、まどに近《ちか》よりました。

「あれ、ミミちゃんたら、かがみを見《み》て、うっとりしてらあ。」

たしかに、ミミは、首《くび》をかしげたり、目《め》をパチパチさせたり、ねっしんにかがみにむかっています。

ツネタはつくり声《ごえ》をだしました。

「かがみよ、かがみ。せかいでいちばんうつくしいのは、だあれ？」

「いやあね。ツネタちゃんたら、のぞいてたの。」

まどがあいて、ミミが顔《かお》をだしました。

「のぞかなくても、おもてから、ようく見《み》えるよ。白雪《しらゆき》ひめのおきさきみたいに、なにやってるのさ。」

「あたしね、かんがえてたの。でも、かんがえると、よけいわかんなくなっちゃうのよ。かがみの中《なか》には、いつもあたしみたいな女《おんな》の子《こ》がいるのよね。」

「そりゃ、あたりまえだよ。じぶんがうつってるんだもの。」

「あたしがよこむけば、よこをむく。いーっだってすれば、いーっだって、あたしとおんなじことするけど、あの子《こ》はほんとうに、あたしなの？　かんがえてみたら、あたし、じぶんの顔《かお》って見《み》たことないのよ。ねえ、ツネタちゃん、あの子《こ》とあたし、おんなじ顔《かお》してる？もしも、あの子《こ》があたしなら、ここにいるあたしは、いったいだれなの？」

「きまってるさ。むこうはかがみのミミちゃんで、こっちがほんとのうさぎのミミちゃんだよ。」

ツネタはミミのかたを、ポンとたたいていいました。

「うさぎの、ねえ？」

ミミは、ふうーと、いきをつきました。

「あたし、うさぎなのよね。」

「そうですよ。」

「どうしてあたし、うさぎなの？　ウーフちゃんみたいにくまでなくて、ツネタちゃんみたいにきつねじゃなくて、どう

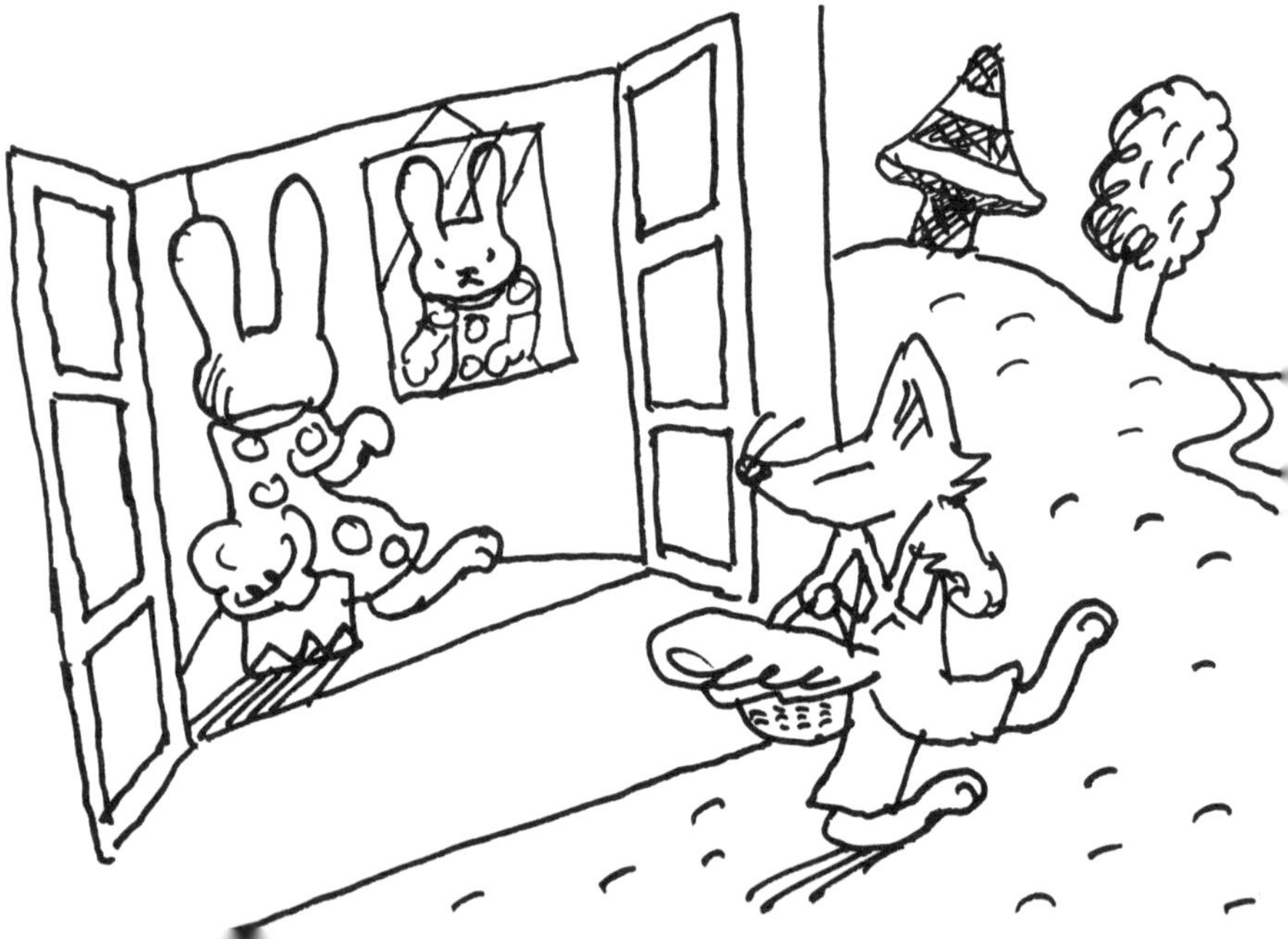

して、うさぎなの？」

「しっかりしてくれよ、ミミちゃん。うさぎからうまれたら、その子《こ》はうさぎ。くまからうまれりゃ、くまの子《こ》で、きつねからうまれりゃ、きつねの子《こ》だよ。かんたんなことさ。ミミちゃんはひまなんだよ。ぼくは、ミミちゃんとは大《おお》ちがい。いまも、おつかいのとちゅうなんだ。おそくなると、かあちゃんがうるさいから、もういくぜ。バーイ！」

ツネタは、まどからはなれました。歩《ある》きながら、首《くび》をひねりました。

「ウーフとつきあってると、ミミちゃんまで、おかしなことかんがえるようになるのかな。それにくらべると、このツネタくんはちがいますね。ぼくは、役《やく》にたつ男《おとこ》だから、役《やく》にたつことしかかんがえないよ。たいやきはどこの店《みせ》のが、あんこがいっぱいはいってるかとか、やきいもでも、なんでも、おまけをもらうタイミングとかね。」

いいちょうしで、うちへかえったとたん、

「おそかったね。どこでアブラうってたんだい。」

と、かあちゃん。

「あ、アブラゲ。はいはい、買《か》ってきましたよ。」

ツネタのさしだすアブラゲをうけとって、かあちゃんがつづけます。

「きょうは、山《やま》の村《むら》のおキンばあちゃんがくるから、より道《みち》しないで
かえっとくれと、いっただろ。」

「あ、しまった。」

「わすれたなんて、おキンばあちゃんは、おまえの名《な》づけ親《おや》なんだよ。

だいじにしないといけないよ。」

「名《な》づけ親《おや》？」

「そうさ。おまえのツネタって名《な》は、おキンばあちゃんがつけてくれ

たんだよ。ツネタじいちゃんの名《な》を、そっくりもらったわけさ。」
「へえー、そうだったのか。」
「ま、そんなことだから、きょうは、ばあちゃんたちが大《だい》すきだった
おいなりさんを、たっぷりたべてもらおうと思《おも》ってね。」
かあちゃんは、さっそく、アブラゲにほうちょうをいれながら、い
いました。
「ばあちゃん、もうくるのかい？」
「もうそろそろかね。年《とし》よりはせっかちだから、早《はや》くうちをでたかも
しれないね。おまえ、バスていまで、むかえにいっておくれよ。ばあ
ちゃんが道《みち》をまちがえるといけないからね。」
「よしきた。ぼくの名《な》づけ親《おや》なら、ぼくがむかえにいかなきゃね。」
ツネタははりきって、いまきた道《みち》をぎゃくもどりです。

よこちょうをでて、まつの木《き》のところのバスていで、おキンばあちゃんのバスをまちました。

けれど、なん台《だい》まっても、ばあちゃんはおりてきません。

「へんだなあ。」

首《くび》をかしげたツネタは、あっと気《き》がつきました。

まちがえたのです。山《やま》の村《むら》からくるバスのていりゅうじょは、ここではなくて、かどをまがった道《みち》のはんたいがわです。

「たいへんだ。ばあちゃんがまいごになっちゃう。」

ツネタは、あわててかけだしました。

「あれ、ツネタくん、そんなにいそいで、またおつかい？」

ふりむくと、ウーフとミミがわらっています。

「なんだ、ふたりであそんでたのか。このツネタくんは、いそがしくてね、いまも、おキンばあちゃんをむかえにきたんだけど、ばあちゃん、バスからおりて、このへん歩《ある》いてなかったかい？」

「おキンばあちゃんって？」

「ぼくの名《な》づけ親《おや》のばあちゃんだよ。山《やま》の村《むら》からバスでくるんだよ。」

「つえをついた、きつねのおばあちゃんなら、さっき、見《み》たわよ。」

と、ミミがいいました。

「どっちいった？　そのばあちゃん。」

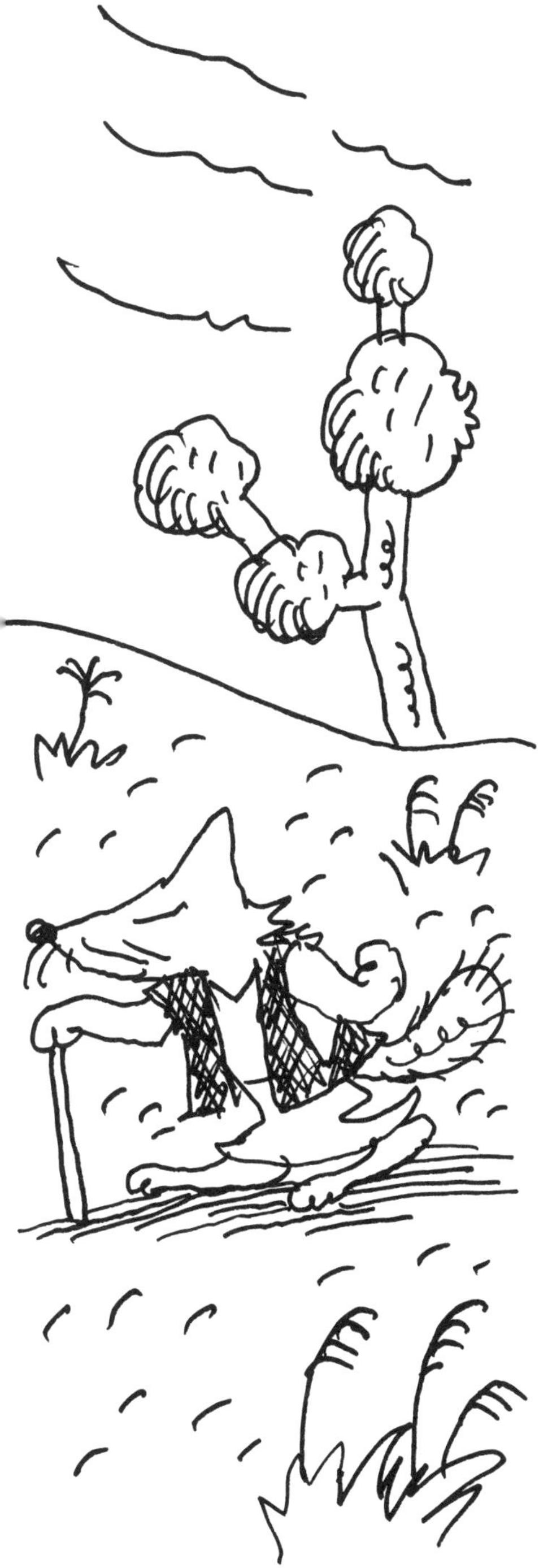

「へんねえ、ツネタちゃんちのほうじゃなくて、あっちへまがっていったわ。なんだかうれしそうに、ナリサン、ナリサンって、おねんぶつみたいのとなえてたわ。」

「そのばあちゃん、小《ちい》さくて、やせてて、しっぽが白《しろ》くなかったかい？」

「うん。小《ちい》さくて、しっぽが白《しろ》かったよ。」

と、ウーフがうなずきました。

「じゃ、まちがいなしだ。おいかけなくちゃ。ばあちゃん、まいごになっちまうよ。」

ツネタがかけだしました。

「ぼくたちも、いっしょにさがすよ。」

ウーフもミミも、かけだしました。

「このかど、まがっていったのよね。」

三人《にん》であとをおいかけたけど、どこにも、それらしいすがたは見《み》えません。

「へんだね。もっとさきへ、いったのかな。」

「そんなに足《あし》がはやいはずは、ないのにね。」

ウーフもミミも、きょろきょろしています。

「よわったなあ。ぼくがまちがえたから、いけないいんだ。ああ、おキンばあちゃんが、まいごになっちゃうよ。」

ツネタは、しょげてしまいました。

「だいじょうぶ。三人《にん》でさがせば、みつかるよ。」

「そうよ。すぐおいつくわ。そこらで、よっこらしょと、ひとやすみしてるかもよ。」

ところが、いくら歩《ある》いても、ばあちゃんのすがたは見《み》えません。

「ほんとに、この道《みち》へまがったのかな？　このままみつからなかったら、どうするんだよ。ああ、ああ。ばあちゃんよう、どこだよう。」

ツネタは頭《あたま》をかかえて、しゃがみこみました。

「ツネタくん、おなかすいて、力《ちから》がでないの？」

と、ウーフがたずねました。

「でも、バスできたそのおばあちゃんのほうが、もっとおなかがぺこぺこだよ。ツネタくんやぼくだったら、とっくにへたばってるよ。」

「なんだと？　ばあちゃんが、へたばってるっていうのか？　ゆきだおれになるってか？」

ツネタはぱっと、たちあがりました。

「どんなことがあっても、ぜったいにみつけるぞ。ばあちゃんを、ぶじにうちへつれてかえるんだ！　さ、いくぞ。」
「うん。いこう、いこう。」
元気《げんき》になったツネタをせんとうに、三人《にん》は、また歩《ある》きだしました。
「おキンばあちゃん、どこだよー。
おキンばあちゃーん、ツネタがきたよー。」
と、大声《おおごえ》でよびながらいくうち、ミミが
はっとたちどまり、どうじに、ツネタと
ウーフが、「あっ」とさけびました。
つい目《め》のまえの、くずれかけた石《いし》がきを
せに、うずくまった小《ちい》さなおばあちゃんは……、
「おキンばあちゃんだ。」
ツネタはむちゅうで、かけよりました。

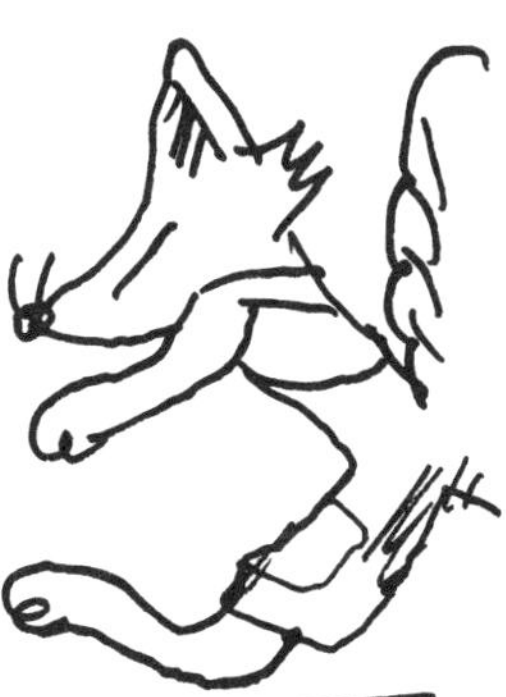

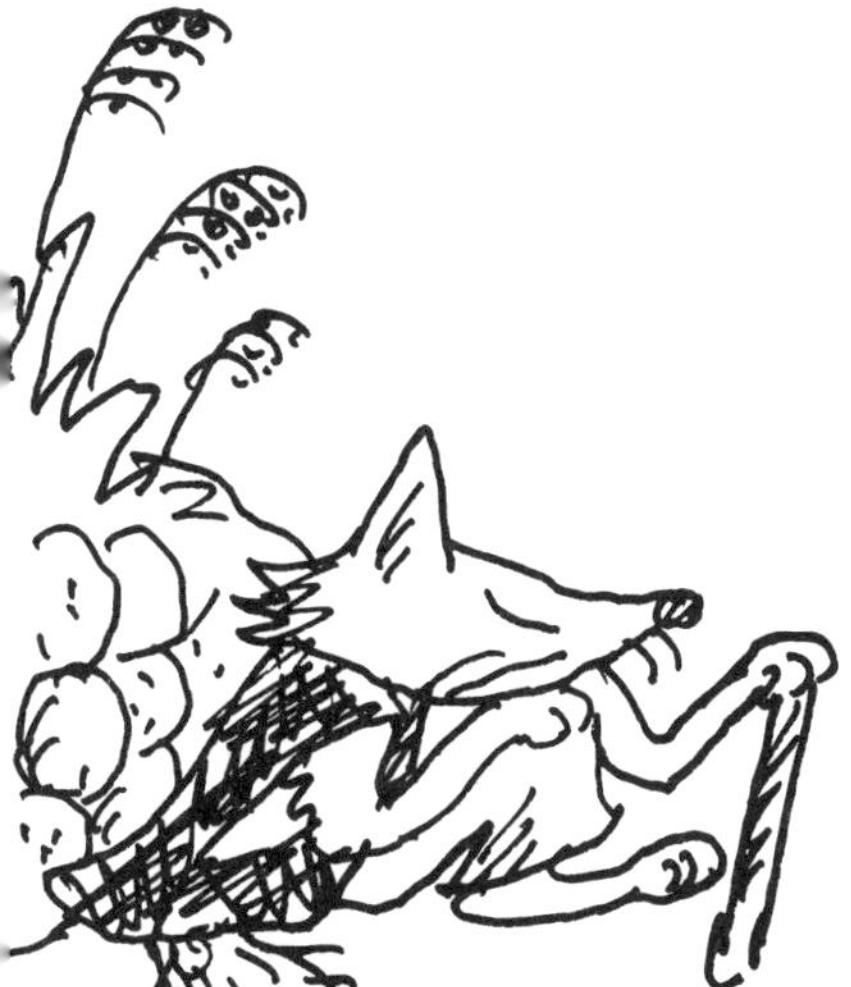

ちゃんちゃんこをきた、小《ちい》さなきつねのおばあちゃんは、ひざにあごをのせて、ぐったり目《め》をつぶっていました。

「ばあちゃん、やっぱりばあちゃんだ。」

ツネタは、ばあちゃんをゆすぶりました。

「だ、だれだ……い。」

ばあちゃんは、うっすらと目《め》をあけました。

「ぼくだよ。ツネタだよ。ばあちゃんをむかえにきたんだよ。」

「ツ、ネ、タだって?」

ばあちゃんは、ぼんやりした目《め》でしばらくツネタを見《み》ていましたが、その目《め》がぱっとかがやきました。

「そうだ。きょうはおまつりで、ツネタちゃんと、きんぎょすくいにいくんだったね。まってたよう。」

まるで小《ちい》さな女《おんな》の子《こ》みたいな口《くち》ぶりで、ばあちゃんは、ツネタの手《て》をとって、たちあがりました。

ツネタはめんくらって、

「ばあちゃん、ねぼけてるのかい。目《め》をさましてくれよ。」

「ツネタちゃん、きんぎょすくいだよう。早《はや》くいこ。」

と、ばあちゃんはつづけます。

「やっぱし、ねぼけてるんだ。おキンばあちゃん、うちへいくんだろ。かあちゃんが、おいなりさんをどっさりつくって、まってるんだよ。さ、早《はや》くいこう。」

おいなりさんときいたとたん、

「ナリサン　ナリサン　オイナリサン……」

ばあちゃんは、うたうように、くりかえしはじめました。

「あれれ、ナリサンナリサンって、おいなりさんのことだったんだ。そうか。そんなにたのしみだったたんだね。さ、ばあちゃん、いこ、いこう。」

ツネタはいきおいこんで、ばあちゃんの手《て》をひっぱりました。

「気《き》をつけて。」

ミミが、よろけたばあちゃんをささえました。

ツネタが、ばあちゃんの手《て》をひいて、ウーフとミミは、うしろにまわり、みんなは歩《ある》きだしました。

「おいなりさんが、まってるぞ。」

「さ、いこ、いこ。」

「おいなりさんが、まってるぞ。」

三人《にん》がうたえば、

「ナリサン　ナリサン　オイナリサン。」

と、ばあちゃんがうたいます。

うちが、だんだん近《ちか》づいてきました。

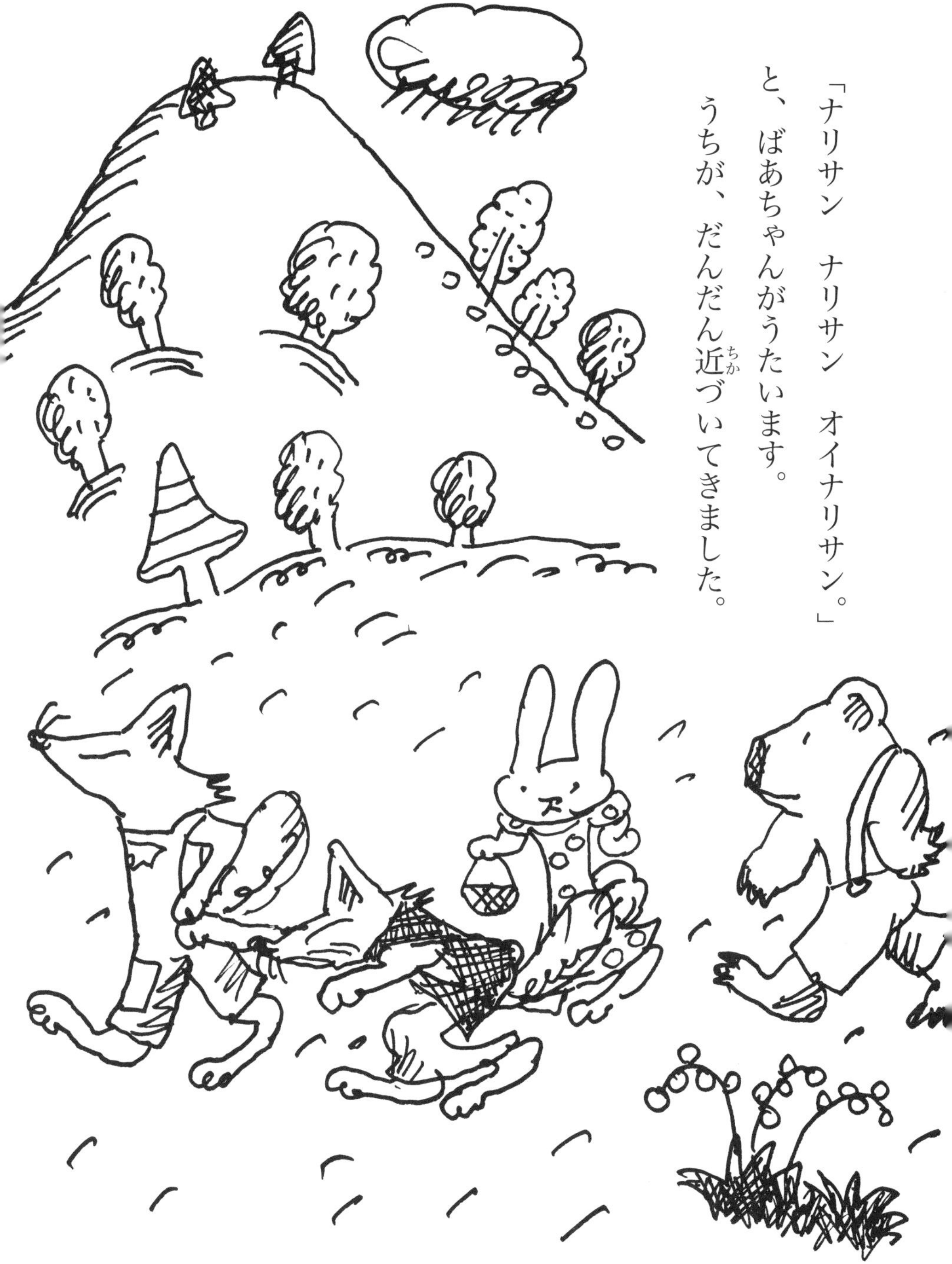

ツネタの家《いえ》では、ばあちゃんがなかなかやってこないので、そのまに、かあちゃんは、おいなりさんを山《やま》ほどつくることができました。

「さあ、ばあちゃん、いつでもきておくれ。」

山《やま》もりのおいなりさんを、おぜんにどんとのせた、ちょうどそのとき、

「きたよ、かあちゃん。おキンばあちゃんをつれてきたよー。」

と、ツネタの声《こえ》。

そしてまあ、げんかんにとびだしたかあちゃんの顔《かお》を見《み》るなり、

「おひさしぶりだねえ。あんたやツネタやみんなにあえるなんて、わたしゃ、うれしいねえ。」

おキンばあちゃんは、すっかりしゃんとして、あいさつしたのです。

ツネタもウーフたちも、目《め》をまるくしましたが、そんなことはちっ

ともしらない、かあちゃんです。

「まああ、ばあちゃんも元気《げんき》で、よくきなさった。おなかもすいたよねえ。さあ、あがってあがって。とうちゃんもそのうち、かえるからね。」

と、ばあちゃんをあがらせ、

「ウーフちゃん、ミミちゃんも、いっしょだったのかい。ちょうどよかった。おいなりさんがまってたよ。」

と、にっこりしました。

そこに、コンも、わーいと、とびだしてきました。

ばあちゃんは、大《おお》ざらに山《やま》もりのおいなりさんを見《み》ると、ほーっと、たかい声《こえ》をあげました。

「ばあちゃん、どうしたの。」

ツネタがびっくりすると、ばあちゃんは、またひといきついて、

「いや、おなかがすいてたろ。そこに、こんなにたくさんのごちそう見《み》たもんだから、たまげてね。ほい、ごちそうになりますよ。」

おいなりさんをつまんで、ぱくり。

「うんまい、うんまい。ああ、うまいねえ。」

と、大《だい》まんぞくのようすです。

それをよこ目《め》で見《み》て、ツネタはかあちゃんにほうこくします。

「かあちゃん、ばあちゃんたら、はじめはねぼけててね、おまつりだとか、きんぎょすくいにツネタちゃんといくんだ、とかいってたんだよ。」

すると、ばあちゃんはすまして、

「そんなこといったかねえ。いっしょにきんぎょすくいにいくんなら、

そりゃ、このツネタとじゃないよう。ツネタじいちゃんのことさ。子《こ》どものころ、ふたりして、よくあそんだからね。ホッホ。」

と、わらいました。

「そうか。ぼくが名前《なまえ》をもらった、じいちゃんのことか。」

「そうだよ。ツネタちゃんは、村《むら》いちばんのわんぱくだったけど、けっこうやさしいとこもあってね、かっこいい男《おとこ》だったんだよ。」

「じゃ、かっこいいとこも、ぼくがもらったんだよね。」

「ホッホッホ。」

ばあちゃんは、またわらって、ウーフたちを見《み》ました。

「そこの、もこもこしたくまの子《こ》ちゃん、りんごの花《はな》みたいなピンクの耳《みみ》したうさぎの子《こ》ちゃん、ふたりとも、ツネタのお友《とも》だちかい。」

「ええ。あたし、ミミというの。」

と、ミミがこたえました。

「ぴったりの名前《なまえ》だねえ。」

ばあちゃんは、目《め》をほそくしました。

「あかちゃんがうまれたとき、とうさんかあさんが、そのかわいい耳《みみ》を見《み》て、うれしくてうれしくて、つけた名前《なまえ》だよねえ。」

「うふふ。」

ミミがわらいました。すると、コンがまちきれないように、のりだしてきました。

「ぼくは、コンだよ。ぼくの名前《なまえ》はコンだよ。」

「コン、コン、かわいい名前《なまえ》だね。」

ばあちゃんがうなずくと、こんどは、かあちゃんがつづけました。

「コンのうまれた日《ひ》は、朝《あさ》から雪《ゆき》でね。ツネタが、雪《ゆき》やコンコンって、うたってたそのとき、あかんぼがうまれたんだよ。まあ、おまえの顔《かお》見《み》るなり、とうちゃんもツネタも、男《おとこ》のなかまがふえたって、大《おお》よろこびさ。雪《ゆき》やコンコン、こぎつねコンコン、うたっておどっちゃって。」

「それで、コンって名前《なまえ》になったの？」

と、コン。

「エヘン、ぼくが名《な》づけ親《おや》ってわけだ。」

と、ツネタ。

「そうか。よろこんで、コンコンうたって、コンちゃんの名前《なまえ》がついたんだ。ぼくのときは、うれしくて、ウーフーといったから、ウーフなんだよ。」

と、ウーフ。

「そう。うまれるのは、うれしいことだよねえ。」

おキンばあちゃんは、まごのような子《こ》どもたちの顔《かお》を見《み》て、ホッホッとわらいました。

「きょうは、おたんじょう会《かい》みたい！」

と、ミミが、手《て》をたたきました。

「こんなににぎやかに、おいなりさんをごちそうになるなんて、わたしゃ、うれしいよ。ほんとにたんじょう会《かい》みたいだよ。」

と、おキンばあちゃん。

「きょうはいい日《ひ》だねえ。」

と、かあちゃんがにっこりしました。

「ツネタとコンのこのかあちゃんが、うでによりをかけてつくった、おいなりさんだよ。さ、たんとたべておくれ。」

おいなりさんへ、またまた、五本《ごほん》の手《て》がのびて、

「ほんとに、いい日《ひ》だよね。」

「いい日《ひ》だねえ。」

ツネタとばあちゃんが、どうじにいって、顔《かお》を見《み》あわせて、わらいました。

なにやかや、いろんなことがあったけれど、ほんとうに、きょうはいい日《ひ》でした。

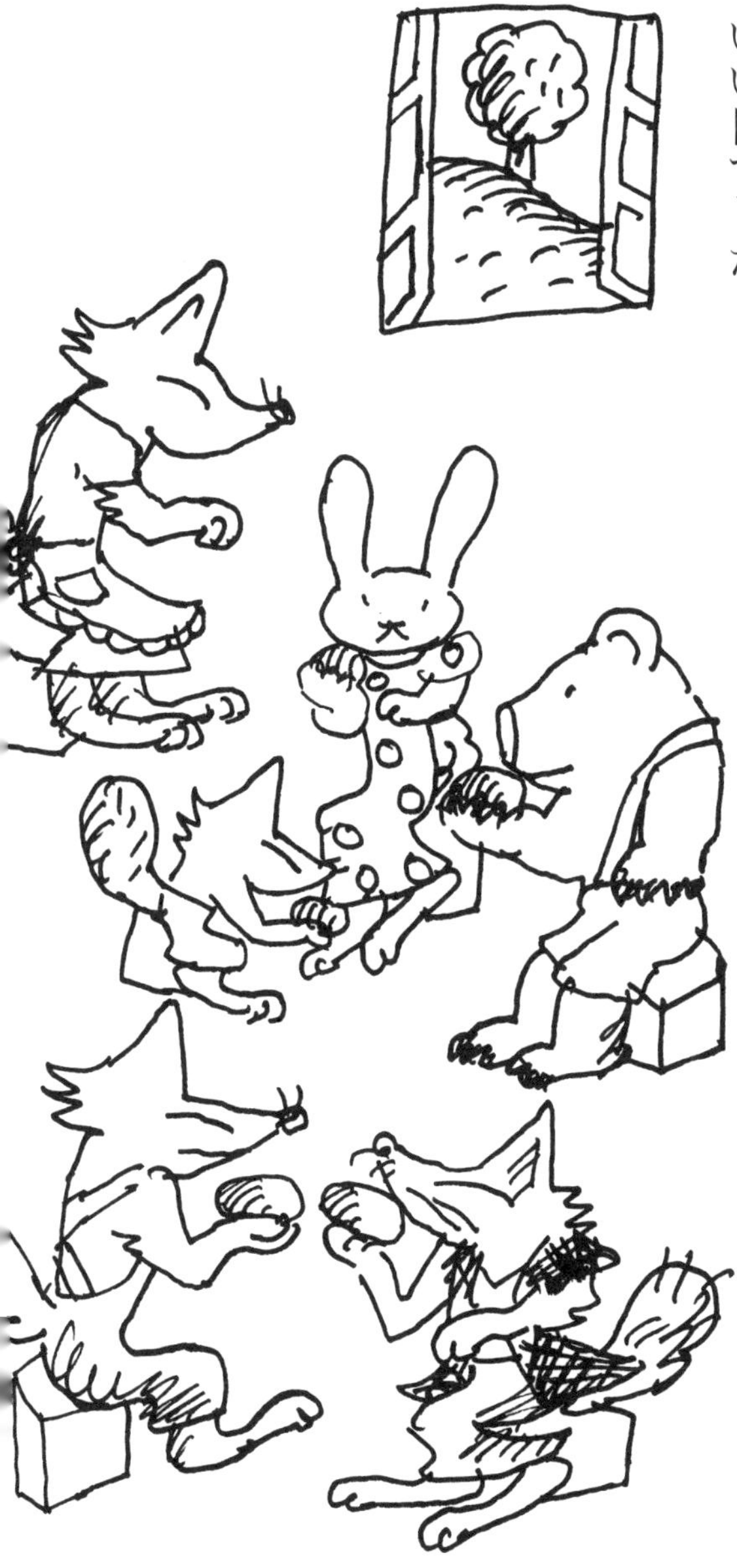

あとがき

ウーフちゃんへ　めんどりより

ウーフちゃん、はじめてお手紙《てがみ》かきます。

いいご本《ほん》ができて、おめでと。あたしのことも、ちゃんとかいてあって、うれしかったわ。これをよんだら、いろんなこと、思《おも》い出《だ》したの。

ウーフちゃんさ、お金《かね》もちになりたくて、自分《じぶん》の毛皮《けがわ》、うろうとしたでしょ。そして、毛皮《けがわ》がぬげずに、ないちゃったでしょ。

こ、こ、こ、け、けけけ。わらっちゃった。

あのね、めんどりのはねなら、一本《いっぽん》ずつぬけるわよ。でも、ないしょ。ぬかれちゃったら、あたしは、はだかんぼ。かぜひいちゃうもん。

ウーフちゃんだって、毛皮《けがわ》ぬいだら、かぜひくわよ。にがいおくすりのまされて、いたーいちゅうしゃされるわよ。だから、あつくてもがまんして、毛皮《けがわ》をきてなさいね。

ウーフちゃんは、毎日《まいにち》、あたしんとこへ、たまごもらいにくるでしょ？　そ

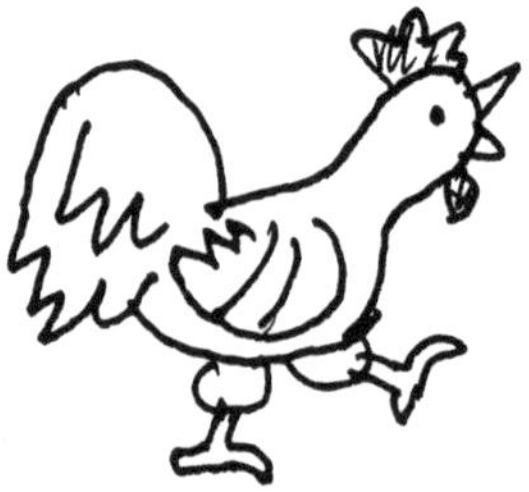

のたまご食《た》べて、大《おお》きくなったんでしょ？

だから、いくら大《おお》きくても、あたしの子《こ》どもみたいなものよ。力《ちから》がつよくても、いばって、あばれちゃだめ。「気《き》はやさしくて、力《ちから》もち」というひとが、みんなにすかれるのよ。

くまは力《ちから》もちなの。ウーフちゃんも、ほんとはつよいの。でも、力《ちから》を出《だ》すのは、「いざ」というときだけに、しなさいね。

ウーフちゃんは、しりたがりやね。なんにでも目《め》をまるくして、おどろいてるウーフちゃん。まんまるくしたその目《め》で、いろんなものをつぎつぎに発見《はっけん》するのよね。すると、世界《せかい》がどんどんひろがってゆくの。

わくわくしながら、あたらしい世界《せかい》へすすんでゆくウーフちゃんは、すてきよ！　この本《ほん》をよんで、ウーフちゃんの友《とも》だちになった子《こ》どもたち、みなさんもそうよね。

めんどりのあたし、うれしくて、空《そら》をとびまわりたいくらいよ。ここで羽《はね》をひろげ、こうやってぱたぱたさせて、おうえんしているわ。

作・神沢利子《かんざわとしこ》

一九二四年、福岡県に生まれ、北海道、樺太（サハリン）で幼少期をすごす。文化学院文学部卒業。詩、童謡、絵本、童話、長編と、児童文学の第一線で活躍を続けている。「くまの子ウーフ」シリーズ（ポプラ社）『ちびっこカムのぼうけん』（理論社）『うさぎのモコ』（新日本出版社）『ふらいぱんじいさん』（あかね書房）など、世代をこえて読み継がれている作品は数多い。日本児童文学者協会賞、産経児童出版文化賞大賞、日本童謡賞、路傍の石文学賞、巖谷小波文芸賞、モービル児童文化賞など、多数の賞を受賞している。

絵・井上洋介《いのうえようすけ》

一九三一年、東京に生まれる。武蔵野美術学校西洋画科卒業。子どもの本の仕事からタブロー制作まで、多彩な創作活動を精力的に続けている。一連のくまの子ウーフの童話や絵本の絵を担当するほか、自作の絵本に『まがればまがりみち』（福音館書店）『でんしゃえほん』（ビリケン出版）『ぎゅうぎゅうどうぶつえん』（芸術新聞社）など多数あり、画集に『木版　東京百画府』（京都書院）などがある。小学館絵画賞をはじめ多くの賞を受賞している。

掲載作品一覧

『くまの子ウーフ』　ポプラ社　二〇〇一年
『こんにちはウーフ』　ポプラ社　二〇〇一年
『ウーフとツネタとミミちゃんと』　ポプラ社　二〇〇一年

＊本書収録にあたり再推敲し、一部作品は加筆・改稿しました。（著者）

神沢利子のおはなしの時間1

二〇一一年三月　第一刷発行
二〇一二年二月　第二刷

作　神沢利子
絵　井上洋介
発行者　坂井宏先
編集　松永緑　佐藤友紀子
発行所　株式会社ポプラ社
〒一六〇-八五六五　東京都新宿区大京町二二-一
電話　〇三-三三五七-二二一二（営業）〇三-三三五七-二二一六（編集）
〇一二〇-六六六-五五三（お客様相談室）
FAX　〇三-三三五九-二三五九（ご注文）
振替　〇〇一四〇-三-一四九二七一
http://www.poplar.co.jp（ポプラ社）
http://www.poplarland.com（ポプラランド）
印刷所　瞬報社写真印刷株式会社
製本所　株式会社ブックアート

N.D.C.913/150p/21cm　ISBN 978-4-591-12280-8

子ども時代、そして一生の宝物……

神沢利子のおはなしの時間

全5巻

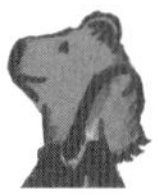

神沢利子のおはなしの時間1　絵・井上洋介

生きることの喜びや命の不思議をみずみずしく描いた「くまの子ウーフ」のおはなし、9編。

収録作品：「ウーフは おしっこでできてるか？？」「ちょうちょだけに なぜなくの」「おっことさないもの なんだ？」「？　？　？」「くま一ぴきぶんは ねずみ百ぴきぶんか」「おかあさん おめでとう」「ウーフは あかちゃんみつけたよ」「ぴかぴかのウーフ」「たんじょう会みたいな日」

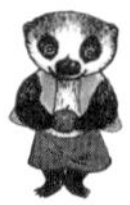

神沢利子のおはなしの時間2　絵・片山健

家族や友だちとかかわりながら成長する子どもたちの姿を愛情豊かに描いた7編。

収録作品：「なぁくんとりんごの木」「なぁくんと小さなヨット」（『あなぐまのなぁくん』より）、「となりのモリタ」「いっしょにあそぼう」「赤いくまに なりたかったの」「ごちそうができたよ」「もうすぐクリスマス」（『くまの子まこちゃん』より）

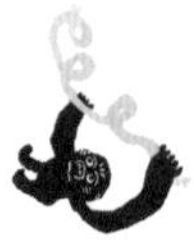

神沢利子のおはなしの時間3　絵・あべ弘士

大自然を舞台に、のびのびと遊び成長する子どもたちの姿をいきいきと描いた11編。

収録作品：「イタズラッコとおなべの星」「たからさがし」「大男のくれたにじ」（『いたずらラッコのロッコ』より）、「うさぎのたまごは 夕やけいろ」「とっくたっく とっくたっく」「海は見えるか 見えないか」（『うさぎのモコ』より）、「ゴリラのりらちゃん」「しりもちの池」「りらちゃんはおねえちゃん」「ごるちゃんがうまれたよ」「りらちゃんとごるちゃん」（『ゴリラのりらちゃん』より）

神沢利子のおはなしの時間4　絵・はたこうしろう

ユーモラスなナンセンスの世界がダイナミックに広がる、ユニークなおはなし、6編。

収録作品：「ふらいぱんじいさん」「みるくぱんぼうや」「はらぺこおなべ」「チコと雪のあひる」、「あべこべの日はしあわせいっぱい」「あらしのあとは 日本ばれ」（『しあわせなワニくん』より）

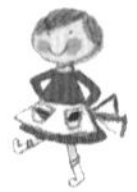

神沢利子のおはなしの時間5　絵・かわかみたかこ

子どもたちの心の世界や、日常の中の発見や喜びをみずみずしく描いた8編。

収録作品：「こねこのルナ」「リコとコブタのはなし」「わたしのおうち」「いいことって どんなこと」「キミちゃんとカッパのはなし」「バーブとおばあちゃん」「ゆうくんとぼうし」「パパがくまになるとき」